뼈·관절
힐링의 비밀

뼛속의 기억을 탐구하다

The Memory Palace of Bones: Exploring Embodiment Through the Skeletal System by David Lauterstein (Author), Dr. Rockwell, Jeff (Author), Christy Krames(Illustrator), Gil Hedley (Foreword)

Copyright ⓒ David Lauterstein and Jeff Rockwell 2023
Illustration Copyright ⓒ Christy Krames 2023
Foreword copyright ⓒ Gil Hedley 2023

First published in Great Britain in 2023 by Handspring Publishing,
an imprint of Jessica Kingsley Publishers
An imprint of Hodder & Stoughton Ltd
An Hachette UK Company

All rights reserved.

This Korean edition was published by Happiness Forum in 2024 by arrangement with HODDER & STOUGHTON LIMITED through Hobak Agency.

이 책은 호박에이전시를 통한 저작권자와의 독점계약으로 행복포럼에서 출간되었습니다.
저작권법에 의해 한국 내에서 보호를 받는 저작물이므로 무단전재와 복제를 금합니다.

> 나는 항상 전달할 수 없는 것을 전달하고,
> 설명할 수 없는 것을 설명하려고 노력한다.
> 내 뼛속에 있는 것을 말하고,
> 뼛속에서만 표현할 수 있는 것을 말하려고
> 노력한다.

프란츠 카프카(Franz Kafka)

서문

왜 '뼈, 기억의 궁전'인가? 이 책의 원제를 이해하는 것이 어떻게 여러분에게 도움이 될 수 있을까? 여기에 우리가 어떻게 그리고 왜 이 원제를 생각해 내고 영감을 얻었는지에 대한 이야기가 있다.

내 첫 책은 해부학, 운동생리학, 그리고 우리 삶에서 근육의 역할에 관한 것이었다. 「영혼을 다시 몸에 넣다」는 1984년에 출판되었다. 2020년 초 제프는 내게 비슷한 책을 공동 집필하고 싶다고 말했지만 우리는 뼈에 초점을 맞추었다.

우리가 글쓰기에 협력하기 시작하면서 '기억의 궁전'이라는 개념은 점점 더 흥미롭고 지속적인 것이 되었다.

'기억의 궁전'을 만드는 관행은 키케로(Cicero) 시대에 처음 기록되었다. 인쇄하기 전에 학습은 구전(口傳)되었다. 구전은 중요한 대화, 사건, 이야기, 노래 및 신성한 문구를 기억하기 위해 상당한 기술이 필요하였다. 그래서 자연스럽게 기억을 향상시키는 방법이 개발되었다.

근본적인 기법 중 하나는 마음속에 '기억의 궁전'이라는 가상의 구조물을 만드는 것이었다. 이것은 실제로 방문한 궁전 또는 단순히 상상한 궁전을 기반으로 할 수 있다. 이 궁전의 내부는 많은 방들로 구성되며 각각의 방은 특정한 기억을 떠올리게 하는 장면과 물체로 장식

되었다. 그것은 고등법원 재판에 앞서 진행 사건의 세부사항을 떠올리는 대기실의 극적인 장면일 수 있다.

그 장면이 극적이고 상세할수록 촉발되는 기억들은 더 오래 남을 것이다. "전통적 원천은 거의 믿을 수 없을 정도로 강한 시각적 인상에 기반한 내적 기법을 설명하는 것처럼 보인다."(Yeats 1966, p.4) 이 기법을 사용하여 기억은 놀라운 업적을 기록했다. "기억의 기술은 내면의 글쓰기와 같다. …내면의 체조, 보이지 않는 집중력의 노동에 달려 있다…."(Yeats 1966, p.16)

시간이 지남에 따라 '기억 궁전'의 개념은 진화했다. 성 아우구스티누스는 자신의 기억 속 모든 곳에서 하나님을 발견하는 것이 아닌, 하나님을 찾는 노력에 관해 명시적으로 썼다. 중세 시대에 교회는 기억, 예배 및 의로운 행동을 불러일으키기 위해 고안된 그림과 벽화, 즉 '미묘하고 영적인 의도의 육체적 유사성'(Yeats 1966, p.76)을 통합하기 시작했다. 14세기에 단테는 지옥, 연옥, 천국의 다양한 수준을 여행하는 것을 묘사한 「신곡」을 통해 문학에서 가장 위대한 기억 궁전 중 하나를 만들었다.

16세기에 우리는 실제 기억 궁전을 만들려는 최초의 적극적인 시도를 발견한다. 당시 이탈리아 철학자 줄리오 카밀로(Giulio Camillo)는 사람이 들어가면 즉각 모든 시간의 기억과 지식에 파묻히는 작은 건물을 만들었다고 주장했다. 기억의 기술에 관한 이론과 실제는 16세기 이탈리아 철학자이자 천문학자인 지오다노 브루노(Giordano Bruno)의 저서에서 중요한 역할을 했다. 그는 기억을 '우리가 세계의 영혼에

합류할 수 있는 기술'(Yeats 1966, p.259 인용)이라고 썼다. 프랜시스 예이츠는 대안적 지적 역사에 관한 걸작 「기억의 기술」에서 이 모든 것을 아주 자세하게 탐구한다.

20세기에 기억과 내면의 지식을 촉발시키는 장소의 건설에 관한 아이디어는 찰스 무어의 저술과 건축에서 구체화되었다. 무어는 자연적이든 인간적이든 모든 구조물이 기억과 지식을 불러일으킬 수 있다는 아이디어에 큰 영향을 받았다. 그의 저서 「몸, 기억 그리고 구조물」(Bloomer & Moore 1977)과 「기억 궁전을 위한 방」(Lyndon & Moore 1994)은 이 개념에 관해 자세히 설명한다.

제프와 나는 이 기억 궁전의 개념에 흥미를 느끼고 영감을 받았다. 우리의 몸, 기억, 임상 경험을 탐구할 때, 우리는 '몸 자체가 기억의 궁전이 될 수 있을까?'라고 궁금해 했다.

결국 우리 안에는 우리의 모든 기억, 모든 배움, 모든 삶이 살고 있다. 우리는 인간의 몸에 손을 댈 때마다 이 기억의 궁전을 지나가지 않는가? 그리고 만약 그렇다면, 어떤 기억들, 즉 고대 또는 최근의 기억들이 우리의 뼛속에 들어 있고 반영되어 있는가?

우리가 "나는 뼛속까지 알고 있어."라고 말할 때, 그것은 단지 비유적 표현일 뿐인가? 우리의 뼈가 우리에게 말해 줄 수 있는 것은 무엇인가? 즉, 평원에서의 고대 생활, 네 발로 걷는 것에서 두 발로 움직이는 것으로의 진화, 인간의 구조와 에너지의 균형에서 뼈가 하는 역할에 관하여?

기억의 궁전에 온 걸 환영한다! 우리는 여러분이 탐험을 즐기고, 뼈의 메시지와 기억이 여러분에게 말하고 여러분의 지혜, 여러분의 기억, 여러분의 삶, 그리고 여러분의 건강을 강력하게 지지하기를 바란다.

- 데이비드 라우터스타인

내가 어렸을 때 우리 가족은 시골로 이사했고 나는 숲과 들판을 배회하며 며칠을 보냈다. 나는 종종 토끼나 다람쥐의 두개골, 사슴의 갈비뼈, 심지어 가끔 새의 뼈대까지 발견했다. 나는 그것들에 매료되어 집으로 가져와 탐구하고, 나중에 그것들을 우리 집 옆에 묻어주는 '소박한 장례식'을 치러 주었다. 나는 결코 뼈나 두개골이 사악하다고 느끼지 않았고 그것들은 주목할 만한 예술품이었다.

이렇게 숲과 들판에서 시간을 보내는 외에, 나는 가톨릭 계통 학교에 다녔는데, 그곳에서 나는 우리의 몸이 신전이라는 것을 배웠다. 그러나 동시에 육체는 죄악이라는 가르침을 받았다. 이러한 모순된 가르침들은 수년 동안 나를 괴롭히고 내 육체를 박탈했다. 결국 나는 보디워크(bodywork: 대체의학의 일종)와 1970년대의 인간잠재력운동에 이끌렸다.

2019년 내내, 나는 2020년에는 최근 몇 년보다 우리의 신경계가 더 좋고, 더 부드럽고, 온화해지기를 바라고 희망했던 것을 기억한다. 나는 그것이 완벽한 전망이라고 친구들에게 말했다.

그런데 그렇게 되지 않았다. 코로나19가 미국에 왔다.

내가 살고 있는 캘리포니아의 베이 지역에서는 3월 17일 주(州) 차원의 자택 대기 명령이 내려졌다. 다른 모든 것들과 함께, 일상은 끼익 소리를 내며 멈췄다.

다행히 카이로프랙틱 치료사이자 정골(整骨)의사인 나는 필수 요원으로 간주되었다. 그러나 2주 동안 환자들은 치료를 받으러 오는 것은 말할 것도 없고 집을 떠나는 것조차 두려워했다. 나는 1년 뒤 내 직업이 어떤 모습일지 궁금했다. 나는 사람들이 원격 또는 정력적인 보디워크를 선호한다는 이야기를 들었다. 나는 회의적이었지만 장거리 정골요법에 관한 8주간의 강좌에 등록했다.

만약 사람들이 우려하는 대로 셧다운이 지속된다면, 아마도 나는 이런 식으로 서비스를 제공할 수 있었을 것이다. 그 강좌는 믿을 만한 강사에 의해 잘 운영되었지만, 나는 돈을 지불하는 환자에게 그것을 시도할 만큼 영감을 받거나 자신감을 느끼지는 못했다. 하지만, 나는 뼈와 골격 해부학의 상세한 시각화에 초점을 맞춘 평가와 기술이라는 선물을 받았다. 이것 봐라! 나는 다시 한 번 뼈와 사랑에 빠졌다.

정신 수련 및 자연 신비주의에 대한 새로운 관심과 함께, 뼈에 대한 나의 사랑으로 인해 나는 카이로프랙틱 의학에서, 나중에는 정골의학에서 경력을 쌓게 되었다. 어딘가에서 나는 데이비드가 도수치료의 원리에 관해 쓴 멋진 글을 읽었다. 그것에서 영감을 받아 나는 그의 책 「영혼을 다시 몸에 넣다」를 읽었다. 그 책은 시와 과학이 동등한 비율로 구성되어 있었다. 그것은 근육의 정지점 및 기시점에 덧붙여 고무적인 철학을 담고 있었다. 나는 근육 해부학에 대한 그의 시적이고 현상학적인 접근 방식이 마음에 들어 당시 내가 가르치던 카이로프랙틱 과정에 그것을 포함시켰다. 그리고 나는 그의 강의를 몇 개 들었다. 우리는 친구가 되었고 도수치료, 음악, 시는 물론 뼈에 대한 우리의 사랑을 결속시켰다.

내 온라인 강의가 끝난 후 나는 뼈에 관한 책을 쓰고 싶었다. 그것은 학술 교과서가 아니라 시와 비슷한 것이었다. 그리고 나는 그 일을 데이비드와 함께 하고 싶었다. 1980년대 초 MTV가 등장했을 때를 기억하는가? 그리고 'MTV-언플러그드'를 기억하는가? 그들은 너바나, 10,000 마니악스, 에릭 클랩튼을 골자만 갖춘 버전으로 연주하여 음악의 뼈대로 되돌려 놓았다. 과학과 시, 그리고 인체의 심오한 신성함을 사랑하는 두 인체 철학자가 쓴 책 「본즈 언플러그드(Bones Unplugged)」를 생각해 보자. 깊이 들어가라, 친구들아, 여러분의 뼈는 여러분을 환영할 준비가 되어 있다.

- 제프 로크웰

추천사

　기억하기 위해서는 그 기억의 바탕이 될 생각, 경험, 연관성을 가지고 있어야 한다. 저자들은 각자 자신의 신체를 탐험하고 환자, 학생들을 위해 일하며 전문적이고 개인적인 여행을 한 경험에서 비롯된 의식적인 연관성을 수십 년 동안 축적해 왔다. 저자들은 뼈로 된 '기억의 궁전'을 짓기 위해 준비된 최적의 사람들이다.
　그들이 우리와 공유하는 '기억의 궁전'은 내면의 세계이다. 현재도 계속 접촉하기를 원하는 일련의 생각, 의미, 대상을 상기시키기 위해 만들어진 내부의 성스러운 장소이다. 그들은 뼈에 마음을 두고, 우리를 위해 '기억의 궁전'을 만들었다. 그것은 우리를 잊힌 과거의 어떤 것이 아니라, 바로 이 순간 우리 모두에게 고유한 어떤 것과 연결하도록 만든다.
　인체의 가장 깊은 곳에 있고, 연결되고 연속적인 결정 구조들의 이 집합체는 우리에게 힘, 회복력, 고유의 완전한 귀속감, 삶의 내면에 관한 지식을 제공한다. 그러면 우리는 어떻게 하면 많은 시간을 들이지 않고 이 선물들을 감상할 수 있을까? 뼈의 기억 궁전을 뼈의 순수한 기쁨을 위해 고민하고, 탐구하고, 경험하거나, 그렇게 함으로써 다른 사람들에게 더 잘 봉사할 수 있는 능력을 심화하는 기회로 생각하라.

저자들은 우리 안의 거대한 골격계에 대한 존경, 감사, 경이감을 표현하기 위해 예술, 시, 이야기, 과학, 개인적인 성찰, 신체화 연습을 함께 사용한다. 우리는 "모든 뼈는 우리에게 줄 메시지를 간직하고 있다."라는 말을 듣는다. 저자들은 우리가 그 모든 메시지를 들을 수 있도록 돕기 시작했다. 이 책은 많은 정보의 캔디처럼 단순히 먹어 치울 종류의 책이 아니다.

오히려 저자들은 여러분이 자신의 뼈와의 만남을 즐기고, 뼈에 들러, 여러분 안에 있는 이 '기억의 궁전'과 지속적인 관계를 맺을 수 있는 기회를 제공한다. 우리에게 내재된 메시지를 듣는 시간을 가질 때, 그렇게 하지 않으면 우리가 당연시하거나 놓칠 수 있는 우리 자신과의 관계에 발을 들여놓는다. 멈춰 서서 여러분의 뼈를 느끼고, 뼈들의 목소리가 울려 퍼지도록 하라.

우리는 "뼈는 심장만큼이나 살아있다."라는 생각을 해 볼 것을 요청받는다. 그리고 피가 뼛속 깊은 곳에서 생명에 전달되지 않는다면, 어떤 피가 심장에서 시작되는 6만 마일에 달하는 혈관을 통해 회전하고 있을까? 이것은 뼈에 관한 책이 아니다. Skeletos는 '바싹 마르다'를 의미한다. 말라버린 뼈는 상당 부분 뼈와 인체의 경험에서 빠져 있다. 그 뼈들은 소리를 내지만 우리와 다른 추상적인 것이다. 만약 그것이 우리가 뼈와 관계를 맺기 위해 들여다보는 거울이라면, 그 관계는 큰 손해를 보는 것이다.

저자들은 우리를 그 관계로 초대하지만 저쪽에 죽어 있는 무언가와 관계를 맺게 하지는 않는다. 그들이 우리를 부르는 관계는 우리 안에 있는 우리 자신의 삶과 관련이 있고, 맥박이 뛰고, 물이 차고, 녹색이 되고, 회복력이 있고, 음악적이고, 진실하다.

이 책은 지적 호기심과 심적 만족감으로 가득 차 있다. 저자들은 많은 훌륭한 스승들이 제공하는 풍부한 가르침에 흠뻑 빠졌다. 그들은 후스 후(Who's Who)에 등재된 도수치료 분야 전문가들의 지적, 임상적 유산을 전달한다. 그 전문가들은 아이다 롤프(Ida Rolf), 버키 풀러(Bucky Fuller), 프리츠 스미스(Fritz Smith), 에밀리 콘래드(Emily Conrad), 앤드류 테일러 스틸(Andrew Taylor Still), 다니엘 데이비드 팔머(Daniel David Palmer), 윌리엄 서덜랜드(William Sutherland) 등이다. 그들의 '기억의 궁전'은 그들의 경험뿐 아니라 일생에 걸쳐 여러 가지 생각과 실천에 참여한 결과로 지어졌다.

각자 뼈와 정교한 관계를 맺는 이런 관행은 우리 안에 살고 있는 이 경이로운 존재들과의 관계를 파헤칠 수 있는 훨씬 큰 지렛대를 제공한다. 우리는 뼈가 부러지기를 기다릴 필요가 없다. 우리는 저자들이 그들의 스승들과 함께 하는 풍부한 경험으로부터 지도와 혜택을 받을 수 있다

우리는 우리의 살아있는 뼈뿐 아니라 여전히 뼈를 사랑하는 전통과도 관계를 맺을 수 있다. 이 책이 안내하는 여행에 온 것을 환영한다. 이 거울의 방에서, 여러분은 자신을 더 또렷하게 볼 수 있을 것이다. 즐겨라!

- 길 헤들리(Gil Hedley) 박사

목차

서문	4
추천사	10
제1장 발이 체중 97%를 지탱하는 원리	17
제2장 노래하는 정강이뼈·종아리뼈	33
제3장 슬개골과 무릎관절	47
제4장 가장 길고 큰 뼈, 대퇴골	59
제5장 골반, 뼈들의 기하학	73
제6장 인체의 정중앙, 엉치뼈·꼬리뼈	87
제7장 요통의 오해와 진실, 허리뼈	101
제8장 심장을 닮은 12개의 등뼈	115
제9장 복장뼈, 가슴 앞쪽의 칼 한 자루	131
제10장 호흡을 조종하는 미세 칼돌기	139
제11장 90개 관절, 24개 뼈로 구성된 갈비뼈	147
제12장 어깨뼈, 공중에 떠 있는 삼각형	163

제13장	쇄골, 유일하게 긴 수평 뼈	177
제14장	말보다 더 언어적인 위팔뼈	191
제15장	아래팔의 회전 원리, 자뼈·노뼈	203
제16장	창조력을 위한 손뼈·손목뼈	213
제17장	머리와 몸을 잇는 7개 목뼈	223
제18장	태초에 턱뼈가 있었다	235
제19장	광대뼈는 어떻게 미소를 만드나	247
제20장	쉼 없이 움직이는 두개골	257
제21장	이마뼈, 외부 세계로의 연결 통로	271
제22장	두개골 속 나비 한 마리, 나비뼈	279
제23장	귓속뼈, 인체 속 작은 바다	289
제24장	영혼의 요람, 후두골	301
참고문헌		310

제1장
발이 체중 97%를 지탱하는 원리

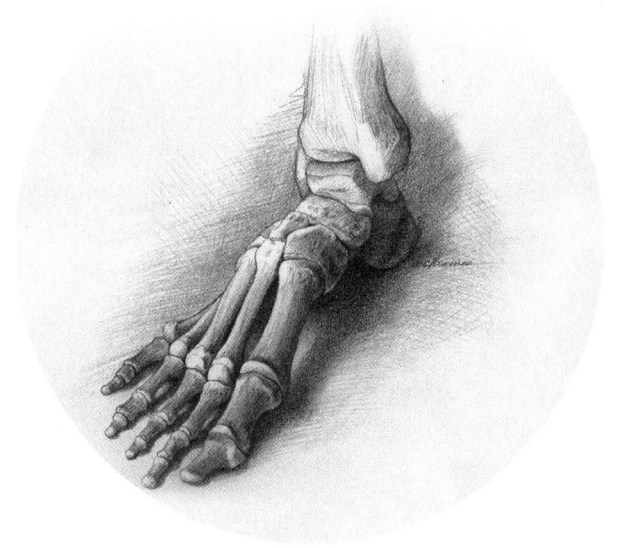

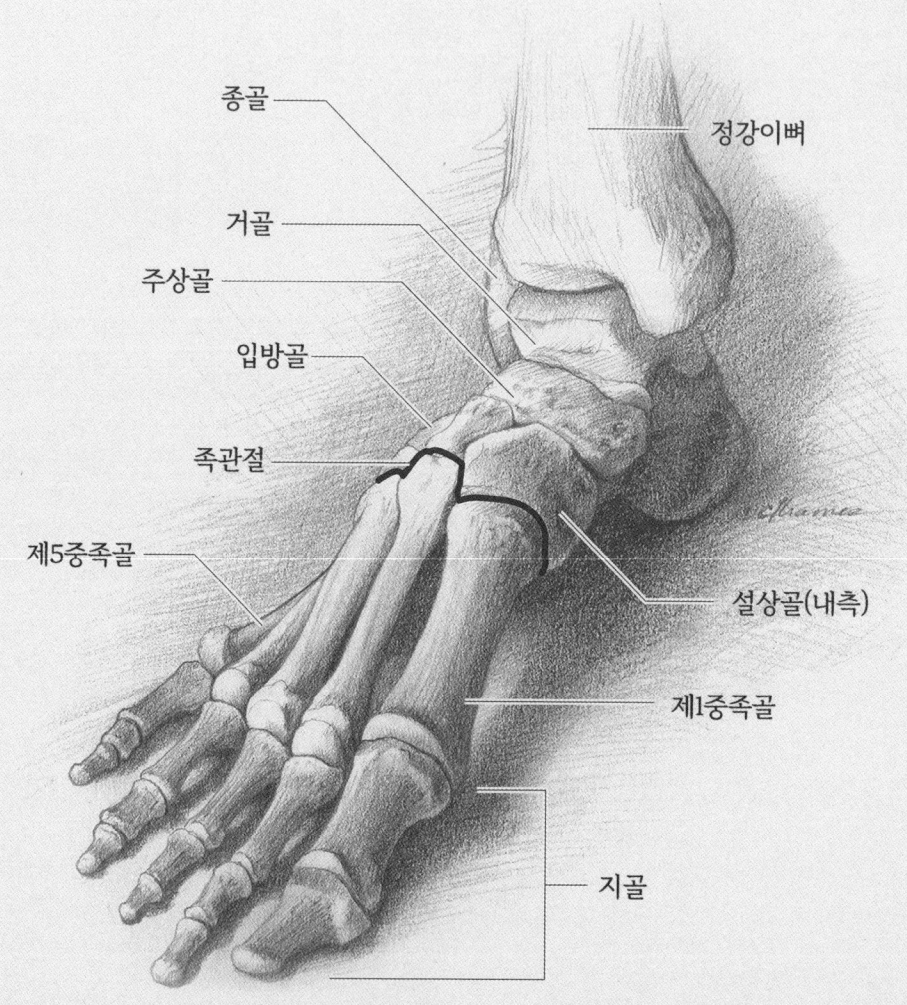

인체의 가장 큰 신비 중 하나는 인체 무게의 3%만 차지하는 발이 어떻게 체중의 97%를 지탱하는가이다. 발은 서 있을 때 체중 균형을 잡아줄 뿐 아니라 뼈, 인대, 힘줄, 근육의 복잡하고 역동적인 상호작용을 통해 걷고 뛰고 춤출 수 있게 해준다.

발을 통해 우리의 영혼 및 발바닥에 연결되기 위해 춤으로 시작해보자. 우리의 발이 지구의 몸을 리드미컬하게 칠 때 우리가 구현하는 기쁨은 가장 초기의 축하, 의식, 심지어 의사소통의 본질이다.

아메리카 원주민의 스톰프 댄스, 스페인의 플라멩코 댄스, 아시아의 바라트나트얌(인도 남부의 전통 춤), 아프리카의 마사이 점프 등 모든 문화권에서 다양한 종류의 발소리가 지구상에서 중요한 역할을 한다.

물론 많은 동물들은 짝짓기와 의사소통에 발을 사용한다. 코끼리들은 지진파 통신의 일부로 발을 구르고 목소리를 내며, 우리의 청각 수준보다 훨씬 낮은 진동을 지하로 다른 코끼리들에게 보낸다. 멀리 있는 코끼리들은 매우 민감한 발로 그 신호를 듣는다. 따라서 발을 고막의 일종, 지구의 몸을 전달 매개체로 생각해도 지나침이 없다.

발은 무엇보다도 먼저 감각 기관이며 나중에 운동 기능을 습득한다. 끊임없이 신발을 신는 '문명'에서 우리는 춤을 추고 발로 확실하게 들는 능력을 제약했다! 이제 발바닥과 영혼이 우리에게 말하는 것을 들어야 할 때다.

우리가 발을 탐험할 때 뼈는 살아 있다는 것을 항상 기억하자. 피에 의해 영양분을 공급받고, 신경을 통해 연결되고, 다른 모든 인체 부위와 마찬가지로 인체의 60%를 구성하는 물속에서 떠다닌다는 것을 기억하자. 뼈는 움직임, 나이, 또는 생리적 상태의 변화에 따라 수축하거나 성장한다. 뼈는 우리가 자신을 바르게 사용하는지, 또는 오용하는지를 '듣고' 말대꾸를 한다!

발을 통해 전달되는 다양한 의사소통은 아치를 통해 전신의 무게를 지탱하는 기적적인 능력에 달려 있다. 건축에서 아치는 무게를 분산시키도록 설계된, 구조물의 곡선형 개구부이다. 아치는 매우 큰 무게를 지탱할 수 있기 때문에 큰 건물에서 사용된다.

아치는 본질적으로 교회, 회교 사원, 회당의 꼭대기를 장식하는 돔이다. 우리는 이 살아있는 돔들이 골반, 호흡기, 흉부, 입천장, 두개골에 적용되고 있다고 상상할 수 있다. 해부학적 돔의 이러한 유기적 배열은 발에서 시작된다.

발에는 3개의 아치가 있다. 내측 세로 방향, 외측 세로 방향 및 가로 방향의 아치가 그것이다. 아치는 발이 레버 역할을 하는 데 필요한 단단함을 제공하여 다리 근육에 의해 생성된 힘을 지면에 밀어 넣는다. 동시에 아치는 스프링처럼 기능하고 기계적 에너지를 저장·방출하기 위한 충분한 유연성을 제공한다.

발 가로 아치의 쐐기돌은 내측, 중간 및 외측 설상골(쐐기뼈)로 알려진 3개의 뼈이다. 설상골은 쐐기를 뜻하는 라틴어에서 왔다. 기원전 4,000년대의 수메르인에게로 거슬러 올라가는, 문자를 통한 의사소통의 가장 초기 형태는 설형문자 또는 쐐기 모양의 문자를 사용했다.

그래서 발과 특히 설형문자에 관해 우리가 알아야 하는 것은 최초로 쓰인 대본과 같은 형태로 기록되고 공유된다. 원래 설형문자의 첫 기록 형태가 촉촉한 점토 평판에 눌려 존재했던 것처럼, 우리의 발뼈가 지면을, 우리가 생겨난 점토를 밀어 넣는 것을 상상해보라.

각 설상골은 뾰족한 끝이 아래쪽을 가리키는, 거꾸로 된 작은 피라미드와 같다. 아랫부분이 윗부분보다 좁아지면서 아치 통로를 형성한다. 아치 통로는 발의 중간에 있는 입구로, 우리에게 발의 건축, 특히 가로 아치를 위한 골격 원형을 제공한다.

라틴어 navis 또는 보트에서 기원하여 명명된 주상골(navicular: 발배뼈)이 선박의 승객과 거의 비슷하게 설상골에 앞선다. 강하게 오목한 몸쪽 표면을 가진 주상골은 거골(목말뼈)을 통해, 설상골을 통해 첫 번째에서 세 번째 중족골(발허리뼈)과 지골(발가락뼈)에 힘을 전달하고 분배한다. 이들은 함께 인체의 지지, 움직임, 유연성, 탄력성에서 필수적인 역할을 하는 내측 세로 아치를 구성한다. 옆으로, 우리는 종골(발꿈치뼈), 입방골(입방뼈), 그리고 네 번째와 다섯 번째 중족골에 의해 만들어진 외측 세로 아치를 가지고 있다. 세로 아치는 족근중족관절을 가로질러 대각선으로 달리는 가로 아치의 기둥 역할을 한다.

중족골은 작은 대퇴골(전능한 작은 나뭇가지)처럼 생겼고 '긴 뼈'로 여겨진다.

발가락의 작은 뼈는 '많은 사람들이 공동의 대의를 위해 뭉쳤다'를 뜻하는 라틴어 phalanx에서 파생된 지골이다. 발가락은 우리의 최전선에 있고, 몸에서 가장 앞쪽에 있는 뼈이며, 우리 삶의 최전선에 있는 백부장(百夫長)이다. 또 우리는 각 지골을 귀중한 보석으로 볼 수 있다. 지골은 종종 발가락 반지 또는 아름답게 칠해진 발톱으로 장식되어 단순한 유용성을 뛰어넘는 초월성을 상기시킨다. 존 버거(John Berger)가 쓴 것처럼, "보석은 정의상 작지만 그 안에는 무한에 대한 메시지를 주는 찬란한 빛남이 있다."(Berger & Christie 1999, p.70)

발 자체는 우리 몸, 마음, 정신의 균형과 건강에 크게 기여하는 버팀목이다. 발의 뼈는 주변의 인대와 근육에 의해 더욱 부력을 받는다. 이것들은 활시위처럼 작용하여 뼈에 의해 만들어진 자연적인 아치를 향상시킨다.

전체적으로 발은 텐세그리티(tensegrity)*이다. 여기서 부드러운 부분(근육 및 결합 조직)은 신경계와 소통하고, 모든 움직임의 기초가 되며 인체를 지지하는 작은 돔(삼각형의 복잡한 네트워크로 구성된 반구형 공간 프레임 구조)을 함께 만든다. 그러므로 삶에서 발의 복잡하고 심오한 역할을 존중하고 인정하자. 그리고 우리의 기적적인 발을 축하하고, 우리의 삶에 더 많은 감사와 즐거운 발걸음과 춤을 더하자.

- 데이비드 라우터스타인

• 역자 주: 장력, 무게, 모멘트 등 전체 합이 0이 되도록 설계하여 구조물이 무너지지 않게 만든 구조체

> 지렛목은 (1) 레버가 달려 있거나 지지되는 지점, 회전의 중심이 되는 축 (2) 활동, 사건 또는 상황에서 중추적 또는 필수적인 역할을 하는 것으로 정의된다. 이 책에서 우리는 단어의 두 가지 의미에서 '지렛목'이라는 용어를 사용한다. 우리가 보디워크(bodywork)에서 지렛목을 만질 때, 휴식 지점, 회전축, 환자가 반응하는 차분한 경험을 만들어낸다. 이것은 환자에게 다시 적응할 수 있는 기회를 주는 구조적이고 활기찬 입력이다. 그들은 자신의 신체 부위 그리고 그 부위에 연결되어 있는 감정, 생각 또는 신념에 적응할 수 있다. 지렛목은 우리가 '아웃사이드 인(outside-in)'의 기술을 사용하지 않는다는 것을 의미한다. 지렛목은 무의식적 또는 의식적으로 '인사이드 아웃(inside-out)'에서 벗어나는 기회 즉, 균형점을 제공한다.

만약 우리가 들을 수 있는 귀를 가지고 있다면, 발은 몸의 다른 모든 부위와 마찬가지로 스스로 말한다. 우리 분야의 어떤 사람들은 배나 골반에서 더 많이 구현해야 한다고 가르치는데, 나는 반대하지 않는다. 하지만 우리의 접근법을 시도해 보라. 우리를 지구에 심는 충실한 하인들, 발부터 시작하라.

D. H. 로렌스는 몸, 특히 발을 사랑했다. 그는 이렇게 썼다.

달을 내 발에 달라
신(神)처럼 내 발을 초승달 위에 올려라!
오, 내 발목이 달빛에 씻기게 하라,
해가 뜨고 달이 뜨고,
시원하고 밝은 발
내 목표를 향해.

(Lawrence 1930, p.56)

우리 사회에서 발이 무시되고 종종 악의에 찬 대우를 받는 것은 슬픈 일이다. 순전히 해부학적인 관점에서 보더라도 발은 그 자체로 하나의 우주다. 후족부, 중족부, 전족부는 주술사의 상, 중, 하계의 축소판이다. 전통에 따르면, 우리 위에는 도움과 치유의 세계가 있고, 우리 아래에는 무조건적인 사랑과 보호의 세계가 있으며, 우리 안에는 고대 지혜의 세계가 있다. 발의 세 부분이 인체의 더 큰 구조의 일부를 구성하는 것처럼, 이 세계는 하나의 보편적 에너지의 일부이다. 발꿈치, 발바닥, 발가락 순서로 디디며 걸으면서, 나는 조상들의 세 가지 활기찬 세계를 인정한다. 그리고 이 경험은 발을 통해서만 할 수 있다는 것을 기억한다.

할머니는 "발이 아프면 온몸이 아프다."라고 말하곤 했다. 물론 발은 그 위에 있는 모든 것을 지탱한다. 그녀는 또 이탈리아에서는 남자들이 특히 여자의 발에서 매력을 찾고, 여자가 지나갈 때면 그녀의 발을 향해 휘파람을 불곤 했다고 내게 말했다.

아마도 우리가 발을 폄하하는 이유 중 하나는 발이 우리 문화가 하대(下待)하는 대지와의 접촉을 의미하기 때문일 것이다. 말 그대로, 비유적으로 지구와 더 많이 접촉하는, 북반구 선진국을 제외한 지역에서는 대개 지구의 에너지를 느끼기 위해 맨발로 다닌다. 우리는 발을 통해 우리가 이 행성의 인간임을 인식하게 된다.

인도에서 발이 신성한 은혜의 통로로 간주되며, 발을 만지는 것은 축복이다. 보드가야(Bodhgaya) 사원에는 돌에 새겨진 부처의 큰 발자국이 도착하는 순례자들을 맞이한다.

이 이야기는 부처님이 출생 후 각 방향으로 7걸음씩 걸은 뒤 발자국을 남겼고, 나중에 방황하는 성도들이 그것을 내세의 스승이 남긴 것이라고 확인한 것에 관한 것이다. 오늘날 우리는 스승-제자 관계를 '스승의 발자취를 따르거나 그 발자취를 밟아가는 관계'라고 말한다.

그러나 중요한 것은 성현이나 지혜로운 스승의 발만이 아니다. 예수가 제자들의 발을 씻겨 주면서 새로운 시대를 위한 가치관 변화를 알린 사실을 생각해 보라. 도로가 먼지투성이이고 여행자들이 샌들을 신거나 또는 신발을 전혀 신지 않는 나라들에서 발 씻을 물을 제공하는 것은 전형적인 환대의 풍습이다. 하지만 특별한 손님들은 역사적으로 여성이 그들의 발을 씻어 주었을 수도 있다. 예수는 그러한 '여성적인' 일을 자신의 방식으로 수행하면서 로마 제국의 '남성적인' 기대를 뒤집었다. 그의 사랑의 종교는 로마의 권력 숭배에 대한 정확한 심리적 대응이었다. 오늘날 지도자들이 무자비한 지배에 얼마나 매혹되어 있는지를 보는 것은 슬픈 일이다. 그 무자비함은 마치 예수가 존재한 적이 없고, 산상수훈이 결코 전해지지 않은 것 같다.

나는 모든 발뼈의 실용적인 예술성을 높이 평가하지만, 특히 거골을 좋아한다. 그것은 다른 많은 뼈들과 연결되어 있기 때문에, 대부분 반짝이는 유리연골로 덮여 있다. 유리연골은 몸의 신전을 고정시키는 아름다운 수정 같다.

거골은 다른 면에서도 주목할 만하다. 나는 카이로프랙틱 교육에서 거골을 발목의 핵심으로 여긴다. 그런 생각으로 발목과 발을 보라. 우리는 또한 거골의 영향을 받는 발목이 무릎 통증의 80%와 허리 통증의 상당한 부분을 설명한다고 배웠다.

대부분의 뼈와 달리, 거골에는 근육이 붙어 있지 않다. 종골의 꼭대기에 있고 정강이뼈와 종아리뼈의 말단 사이에 자리 잡고 있는 거골의 위치는 바이오텐세그리티*(biotensegrity)를 잘 반영한 것이다.

나는 맨발로 걷는 것을 좋아한다. 고등학생이자 유능한 장거리 달리기 선수였을 때, 나는 맨발로 달리는 것을 즐겼다. 이는 1960년 올림픽 마라톤에서 맨발로 로마 거리를 질주하며 우승한 에티오피아의 고 아베베 비킬라(Abebe Bikila)에게서 영감을 받은 것이다.

나는 신발 없이 돌아다닐 때 더 큰 자유를 느낀다. 그것은 지지나 안정의 정신적 동반자인 독립심이다. 맨발로 걷다 보면 발에 내재된 작은 근육들이 깨어난다. 관(나는 신발을 의미한다) 속에 갇혀 고통 받으며 살고 있는 근육들이 깨어난다.

나는 얼마나 많은 족부 전문의들이 도수치료사들과 협력하는지 궁금하다. 사실상 무시되지만 인정받기를 원하는 일련의 근육들이 있다. 혀 또는 골반 바닥의 근육, 그리고 작지만 강력한 중족골·지골의 근육을 포함한 발의 내재적인 근육.

우상 타파적인 재즈 마스터 선 라(Sun Ra)는 「스페이스 이즈 더 플레이스(Space is the Place)」라는 제목의 앨범을 녹음했다. 내 몸에서 발, 특히 중족골과 발가락보다 더 특별한 곳은 없다. 때때로 걸을 때, 나는 내 몸무게가 내측에서 외측 아치로, 다시 뒤로 옮겨지는 것을 탐구한다. 비로소 내 몸의 무게가 양쪽 아치 위에 즐겁게 분포되어 있는 것을

• 역자 주: 텐세그리티 구조와 생물학적 시스템의 특성을 결합한 것

발견한다. 다른 때에는 중족골의 기저부에서 움직임의 기원을 느끼려고 발가락을 멈추고 흔들 것이다. 두 경우 모두, 나는 발에서부터 머리 꼭대기까지 에너지가 흐르는 느낌을 좋아한다. 그렇게 함으로써 나는 밑바닥에서부터 꼭대기까지 내 핵심 자아와 연결된다.

과학자 제임스 오슈만(James Oschman)은 지구를 하나의 거대한 항염제, 수면촉진제 및 활력제로 간주한다(Oschman 2016, p.301). 나는 발가락을 자유롭게 하고 발가락을 지구와 접촉함으로써, 땅의 에너지와 우리 몸 사이에 중요한 전기 교환을 활성화할 것을 제안한다. 발가락은 시장에 나가는 작은 돼지 10마리보다는 안테나 10개에 가깝고, 지구의 에너지를 더 큰 결합 조직 시스템으로 끌어들여 필요한 곳으로 옮길 수 있다.

족부 전문의 고 윌리엄 로시(William Rossi)는 1993년 "발바닥과 발가락에만 평방인치(약 6.45㎠)당 약 1,300개의 감각신경 말단이 풍부하게 분포해 있다."라고 썼다.(Rossi 1993, p.39) 내부감각 수용 인식 훈련과 함께, 도수치료 및 운동치료를 통해 우리는 세상 즉, 생명과의 연결을 최대한 활용할 수 있다. 이전과 다르게 사는 것이 무엇을 의미하는지 알 수 있다. 이것을 탐구하기 위해 발에 있는 두 개의 뼈 즉, 주상골과 입방골로 가보자. 주상골은 우리가 육지에서 우아하게 떠 있을 수 있게 해주는 작은 배와 같다. 또 발 안쪽 아치의 중앙 부분으로 우리를 하늘로 받쳐 올린다. 그리고 발 바깥쪽에 있는 튼튼한 정육면체 모양의 입방골은 우리가 땅을 단단히 딛게 도와주고, 우리와 우리 자신의 삶이 넘어지는 것을 막아준다. 또 매 걸음마다 우리가 지상의 천국에

도달할 수 있게 해준다.

입방골은 입방체와 같다. 그래서 그 이름이 생겼다. 그것은 안정성과 영속성의 상징이다. 그것과 대응하는 주상골은 물 위를 미끄러지는 것의 상징이다. 심지어 그것은 발의 다른 어떤 뼈보다 더 오래 액체성을 띠고 마지막으로 골화(骨化)한다. 주상골은 내측 아치의 동굴에 숨겨져 있어 우리의 발걸음에 탄성을 준다. 입방골은 자전거의 보조 바퀴와 거의 흡사하게 인접한 다섯 번째 중족골의 기저부와 함께 발 바깥쪽에서 튀어 나와 있다.

나는 이 뼈들, 이 충실한 하인들에게서 영감을 받아 시를 쓴다.

> 화성인에게 설명해보라
> 우리가 걷는 방법을
> 아니면 우리가 삼키는 방법을.
> 당신 생각엔
> 우리가 정말 알 필요가 없는 것인가?
> 우리가 걷는 방법은
> 수수께끼가 아니지만
> 우리의 위대한 사랑,
> 혹은 그것의 결핍,
> 우리의 삶을 위해서.
>
> — 제프 로크웰

발이 땅에 닿을 때마다 나는 어머니가 나와 함께 있다는 것을 알았다. 나는 이 몸이 내 것이 아니라 어머니와 아버지, 조부모와 증조부모를 비롯한 내 모든 조상의 연속된 삶이라는 점을 알고 있었다.

'내' 발이라고 본 발들은 사실 '우리의' 발이었다. 엄마와 나는 함께 축축한 흙 속에 발자국을 남기고 있었다. …어머니를 잃었다는 생각은 더 이상 존재하지 않았다. 내가 해야 할 일은 손바닥을 보고, 내 얼굴이나 발밑의 땅에 부는 바람을 느끼는 것뿐이었다. 그래서 어떤 경우이든 항상 어머니가 나와 함께 있다는 것을 기억하는 것이다.(Hanh 2003, p.5)

발 강화법

중국의 시인이자 철학자인 노자는 "천 리 길도 한 걸음부터"라고 썼다. 그러나 현실에서 그 말은 전혀 사실이 아니다. 여행은 땅 위의 지렛목처럼 출발점에 서 있는 것에서 시작한다.

첫째, 일어서서 전신의 무게가 발에 의해 미묘하고 끊임없이 균형을 이루는 것을 느낀다. 그리고 그 인식을 살아 있는 발뼈의 구성원들에게 전해 준다. 뼈들은 모두 잘 어우러져 분리된 뼈들을 느끼지 못할 수도 있다. 뼈들을 최대한 시각화하고 뼈들이 심장처럼 살아 있다는 사실을 기억한다!

다음으로, 여러분의 인식을 아랫다리 아래의 거골과 그 아래의 종골로 가져간다. 거골에서 더 나아가 주상골과 3개의 설상골을 차례로 시각화하고 느낀다. 그리고 그것은 안쪽 3개의 중족골과 엄지, 두 번째, 세 번째 발가락으로 이어진다. 여러분의 인식을 옆으로 옮기면, 종골을 느끼고, 네 번째와 다섯 번째 중족골, 네 번째 발가락, 그리고 새끼발가락으로 이어진다.

일단 여러분이 이런 필수 부위에 대한 감사와 깊은 의식을 확장했다면, 천천히 앞뒤로 몇 걸음 내딛는다. 발을 디딜 때마다 26개의 뼈가 땅으로 떨어지는 것을 느껴 본다. 영어의 모든 단어가 26개의 철자로 만들어지듯이, 우리의 모든 발걸음은 26개의 뼈로 만들어진다.

발목 관절 강화법

정강이뼈와 거골 사이의 관절을 발목 또는 장골관절이라고 한다. 그것은 전형적으로 경첩 관절로 간주되지만, 정확히 말하자면 정강이뼈가 거골 위에서 앞뒤로 미끄러지는 활공 관절이다.

거골과 종골 사이의 관절은 목말밑관절이라고 불리며 굴곡과 확장을 허용하는 경첩 관절이다. 여기에 작은 크기의 개폐를 허용하는 여분의 후방 반기초 관절이 있다는 사실은 많은 사람들이 깨닫지 못하고 있다. 이 동작은 모든 기초 관절에서와 마찬가지로 매우 중요하다. 움직임에 대한 안정성을 선호하는 관절은 그 움직임이 있어야 하며, 관절을 가로지르는 큰 근육(이 경우 아킬레스건과 햄스트링)은 그 움직임을 위해 종종 불필요하게 수축할 것이다.

여러분의 아킬레스건이나 햄스트링은 꽉 조이는가? 이 운동은 여러분이 필요로 하는 것일지도 모른다.

서서 천천히 허리를 앞으로 구부려 발가락을 만진다. 양쪽의 팽팽함에 의해 여러분이 동작을 멈추는 곳을 주목한다. 앉아서 한쪽 다리를 다른 다리 위로 교차한 채 한 손으로 종골을, 다른 한 손으로 그 바로 위에 있는 거골을 움켜잡는다. 두 뼈 사이의 작은 움직임을 장려하기 위해 종골을 아래로 당기는 동안 거골을 계속 잡는다. 엄격하게 5초 동안 유지한다. 방금 여러분이 한 일을 신경계가 '따라잡을' 수 있도록 몇 초 동안 정지한다. 두 번 더 반복한다. 한쪽에서만 이렇게 한다는 것을 명심한다. 일어서서 발가락을 다시 만져본다. 종종 이제 발가락에 닿는 것이 상당히 쉬워질 것이다. 1분 정도 걸어 다닌다. 두 발의 차이, 그리고 현재 다리와 골반에 나타나는 변화에 주목한다. 그런 다음 다른 발에서 이 과정을 반복할 수 있다.

> 발은 인체의 기초이며, 제로 밸런싱(Zero Balancing: 골격 구조를 조작하는 치료법)에서 말하는 기초 관절들을 포함하는 것이 특징이다. 어깨, 팔꿈치, 고관절 같은 자유롭게 움직일 수 있는 관절과 달리 기초 관절은 운동 범위가 매우 제한적이지만, 그 안정성 때문에 힘을 전달하는 데 더 능숙하다. 발은 모든 족근골(발목뼈) 사이에 기초 관절을 가지고 있는데, 그 사소한 정렬 불일치는 몸 전체의 균형을 무너뜨릴 수 있다. 좋은 소식은 발의 재균형은 사소한 것이라도 인체 전반적으로 더 건강한 에너지 흐름과 더 큰 안락함을 가져올 수 있다는 것이다.

제2장
노래하는 정강이뼈·종아리뼈

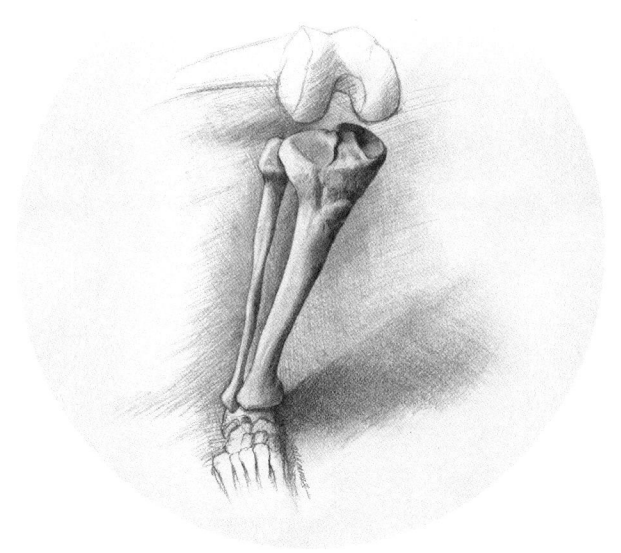

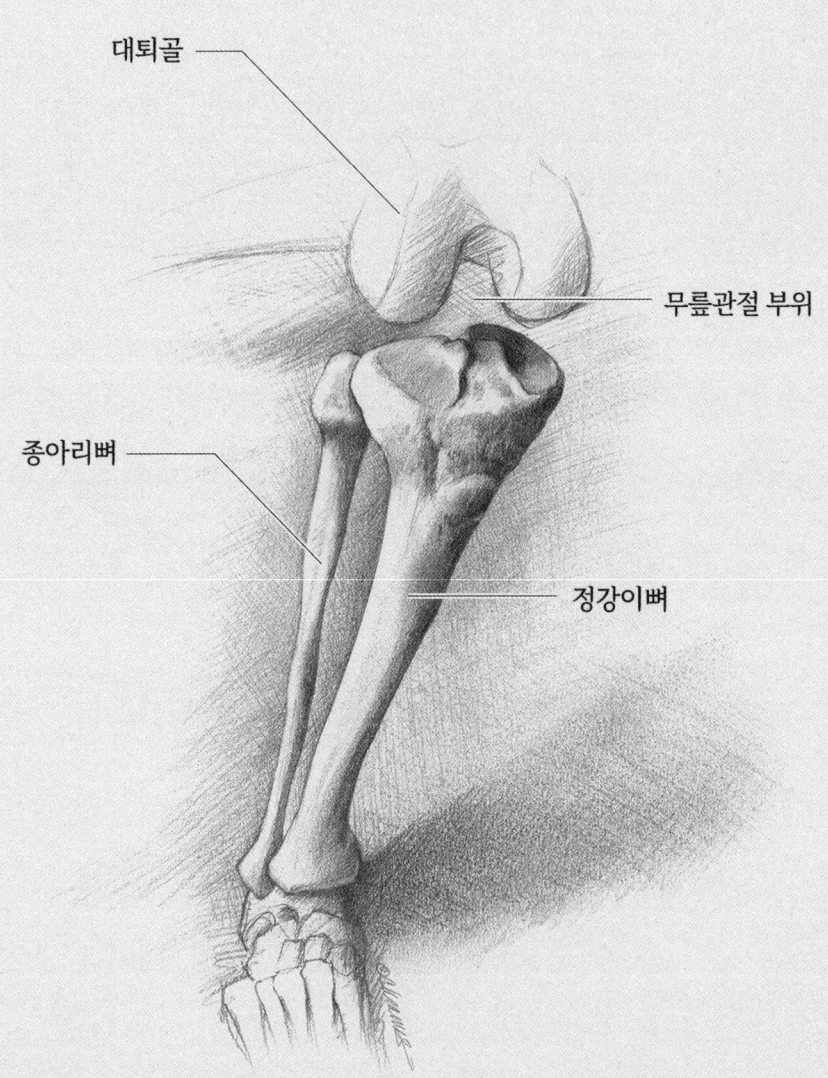

브라이언 도일(Brian Doyle)은 저서 「크레도(Credo)」에서 이렇게 썼다. "나는 나이 들면서 두 가지 일에 완전히 몰입하게 된다. 철저하든 부족하든 사랑, 그리고 어려운 상황에서의 은총. 오직 그 두 가지."(Doyle 1997, p.57)

내가 보기에 그 말은 옳은 것 같다. 과학자들이 '메타시스템(meta-systems: 다양한 시스템들이 상호작용하거나 계층적으로 조직되어 있는 것) 위기'라고 부르는 것에 직면할 때, 평범한 사람들은 생존을 위한 피난처를 만들고 부유한 사람들은 화성을 식민지화하려고 한다. 그리고 그들 모두는 인류의 멸종 전망에 흥분한다. 이럴 때 내가 합당하다고 느끼거나 내게 호소하는 유일한 것은 사랑이다. 즉 서로에 대한 사랑과 지구에 대한 대담한 사랑이다. 여기서 결국 나는 어려운 상황에서의 은총을 받게 된다.

나는 유타주 남부에 있는 에스칼란데-그랜드 스테어케이스 국립 기념물에서 하이킹을 마치고 막 돌아왔다. 몸이 안 좋았지만 2주 동안 하이킹을 했다. 왜? 지구에 있는 이 장소를 사랑하기 때문이다.

첫 하이킹은 즐겁지 않았다. 내 근육은 일찍 피로해지고 경련이 왔다. 근육이 나를 실망 시켰을 때, 나는 더 깊고 믿을만한 것, 즉 내 뼈를 활용했다. 나는 부들부들 떨리는 종아리 근육이 아니라 아래쪽 다리의 길고 고상한 뼈로 그 길을 걸으려고 했다. 땅이 땅을 만나듯이.

몸에서 두 번째로 큰 뼈인 정강이뼈(경골)는 나에게 가장 도움이 되었지만, 때로는 모래가 많고 때로는 바위가 많은 지형에서는 더 섬세한 종아리뼈(비골)가 많은 도움이 되었다. 해부학자들은 종아리뼈가 인체의 큰 무게를 지탱하지는 않는다고 믿는다. 그러나 다리 아래쪽에 위치한 종아리뼈는 자전거의 훈련용 바퀴와 유사하여 자전거 초보자를 안정시킨다. 또 그것은 발의 입방골 및 다섯 번째 중족골과 비슷하다.

그 후의 하이킹은 더 쉬웠고, 나는 뼈들에게 감사한다. 우리 대부분과 달리 그들은 철저히 용서한다. 심지어 우리가 그들을 손상할 때에도, 그들은 그 어느 때보다도 더 강하게 치유된다. 그 여행에서 그들은 어려운 상황의 은총이었다.

정강이뼈는 골간막에 의해 종아리뼈와 연결되어 인대 결합이라고 불리는 섬유 관절을 형성한다. 그것은 움직임을 거의 허용하지 않지만 두 뼈가 지면의 힘과 기계적 응력을 흡수하도록 도와준다.

라틴어로 fibula라는 단어는 걸쇠 또는 브로치를 의미하며 걸쇠와 (혹은 현대 안전핀에 훨씬 더) 비슷하기 때문에 종아리뼈에 사용된다. 형용사 peroneal은 같은 의미의 그리스어이다. 이 안전핀이 없다면, 종아리뼈는 물건을 잘 붙들 만큼 단단하게 눌려지지 않아 가장 쉬운 산책조차 할 수 없을 것이다. 나는 이 막(뼈가 아닌 뼈)으로 작업하는 것이 다리 통증, 림프관 울혈, 때로는 안절부절못하는 다리를 완화하는 데 큰 도움이 되는 것을 알게 되었다.

나는 또한 종아리뼈의 머리 부위에 신경 쓰는 것을 좋아한다. 그것은 매우 불규칙한 표면을 가지고 있으며, 뾰족한 돌기 또는 줄기 모양의 돌기를 가지고 있다. 이것이 대퇴이두근의 힘줄뿐 아니라 무릎 관절 외측측부인대의 시작점이 된다.

정강이뼈는 플루트를 뜻하는 라틴어를 따서 지어졌다. 플루트가 정확하게 가장 굵은 악기는 아니지만 정강이뼈 자체는 몸 전체의 무게를 지탱할 만큼 강하다.

뼈를 평평하거나 완만하게 둥글다고 생각할 수도 있지만, 뼈는 능선과 돌기, 파인 구덩이와 구멍으로 채워져 있다. 정강이뼈도 다르지 않다. 정강이뼈의 꼭대기에 있는 우수한 관절의 면은 다이아몬드의 크고 작은 면들처럼 두 개의 작은 면을 나타낸다. 타원형 내측 면은 좌우로 오목하다. 거의 원형인 외측 면은 좌우로 오목하고 뒤쪽으로 약간 볼록하다. 그들은 대퇴골의 둥근 돌기와 소울메이트이고, 무릎의 반월상 연골을 지지한다. 우리 모두가 "밑창에 다이아몬드가 달린 신발을 신는다."라고 할 수는 없지만, 우리 발 위의 뼈에는 다이아몬드가 풍부하게 주어졌다. 우리는 보석으로 장식된 보석이다!

정강이뼈는 근육 부착의 보물창고이며, 능력 있는 도수치료사는 그곳에서 많은 시간을 보내는 법을 배웠다. 이 뼈에 부착되어 있는 근육의 목록을 부분적이나마 살펴보자. 대퇴사두근, 봉공근, 박근(두덩정강근), 내측 햄스트링, 슬와근(오금근), 가자미근(비장근), 그리고 당연히 정강이뼈근이 있다.

유대교에서는 염소의 정강이뼈가 유월절 만찬 접시에 사용된다. 접시에 배열된 여섯 가지 음식은 각각 이 식사 의식의 초점인 유월절 이야기, 즉 '이집트 엑소더스'를 다시 말해주는 특별한 의미를 갖는다. 그것은 만찬 접시의 유일한 고기로, 유월절 희생 또는 어린 양을 상징하기 때문에 특별하다. 그것은 어린 양의 희생을 상징하는데, 어린 양의 피는 노예가 된 이스라엘 사람들의 집 출입문에 칠해졌다. 그래서 전염병이 발생했을 때 하나님의 은총이 그 집을 빠뜨리지 않았을 것이다.

내 하이킹 여행은 나에게 또 다른 유형의 은총을 기억하게 했다. G.R.A.C.E.는 선(禪) 지도자 조안 할리팩스(Joan Halifax)가 개발한 과정으로, 스트레스 상황에서 일하는 의료 제공자들을 돕기 위해 개발되었다.(Halifax 2012, p.4) 이것은 우리 모두가 난제 해결에 활용할 수 있는 기억 방법이다. 구체적으로 다음과 같다.

- G(gathering attention)—주의 집중 (긴 하이킹 후 누워있을 때, "내 다리는 지독하게 아프다")
- R(recalling intention)—의도 회상 ("내가 이 행성에서 고통을 덜어주는 데 도움이 될까")
- A(attunement to self & other)—자신과 다른 사람과의 조율 (내가 아픔보다 더 깊은 주의를 기울일 때, 나는 '터치'를 통해 뼈의 치유력[쉽게 혼란스럽지 않은 안정적인 평화]을 높인다. 여기서 나는 고통 받는 모든 이와 함께 내 고통을 공감하며 견딜 수 있다. "모

든 존재가 고통에서 해방되기를")

- C(consider what will serve)—무엇이 도움이 될 것인지 고려 (기도, 명상, 다른 사람 돕기, 베이 에어리어[Bay Area]의 죄수와 노숙자에게 보디워크 제공)
- E(engagement)—참여 (캘리포니아로 돌아올 때, 나는 지역 사회를 돕기 위해 세 가지 프로젝트를 시작할 것이며, 그 중에는 내가 사는 카운티의 위험에 빠진 땅이 포함된다.)

운명이 그렇게 한 일이지만, 나는 그 하이킹 중에 사슴의 해골 잔해를 발견했다. 거대한 붉은 바위들, 그림문자들, 폭포 사이에서, 나는 그 뼈들의 힘과 아름다움(그것들의 꾸밈없고 부끄럼 없는 존재감)에 매료되었다. 하이킹 하는 다른 사람들이 서둘러 지나가는 동안 나는 묵묵히 서 있었다. 뼈들은 "여기 나 이외에 아무도 없어?"라고 묻는 것 같았다.

- 제프 로크웰

많은 문화권에서 노래하는 뼈의 이야기가 전해진다. 한 가지 버전은 두 형제가 야생 멧돼지를 잡으러 떠나는 '그림 형제'(Brothers Grimm) 이야기이다. 왕은 먼저 멧돼지를 잡는 사람에게 상으로 자신의 딸과 결혼할 기회를 주겠다고 하였다. 동생이 멧돼지를 찾아 잡았지만, 시기심 많은 형은 돌아가는 다리에서 동생을 때려 죽였다. 그리고 형은 멧돼지를 가지고 왕에게 가서 왕의 딸과 결혼하게 되었다.

여러 해가 지난 뒤, 그 다리 위를 걷던 양치기는 다리 아래의 모래에서 눈처럼 흰 작은 뼈 하나를 보았다. 그는 그것이 악기의 좋은 취구(吹口)가 될 것 이라고 생각하고 그 뼈를 주워 자신의 호른의 취구로 만들었다. 그가 처음 그 호른을 불자, 놀랍게도 뼈가 스스로 노래하기 시작했다.

오, 친애하는 양치기여,
그대는 내 작은 뼈를 불고 있어.
내 형제가 나를 죽였고,
나를 다리 아래에 묻었어.

"놀라운 호른이구나!" 양치기는 "스스로 노래하다니. 이것을 왕께 가져가야겠다."라고 말했다. 그가 호른을 왕에게 가져가자, 호른은 다시 노래하기 시작했다. 왕이 그 내용을 잘 이해하고 다리 아래의 땅을 파자, 살해된 동생의 뼈가 전부 드러났다. 악한 형은 자신의 행동을 부인할 수 없었다. 그는 자루 안에 봉인되어 산 채로 물에 던져져 죽었다. 살해된 동생의 뼈는 교회 묘지의 아름다운 무덤에 안장되었다.

인체와 동물의 많은 뼈들이 음악에서 사용되었다. 갈비뼈는 의심할 여지없이 최초의 실로폰이었을 것이다. 뼈로 가죽을 두드리는 것은 최초의 드럼이었다. 동물과 인간의 비어 있는 긴 뼈는 그림 형제의 전설처럼 관악기로 사용될 수 있었다. 그래서 우리 몸의 모든 뼈는 각자의 방식으로 각자의 노래, 음악을 갖고 있다. 작곡가 구스타프 말러는 초기 작품 '탄식의 노래'를 노래하는 뼈의 전설을 바탕으로 작곡했다.

이로써 정강이뼈와 종아리뼈에 관한 논의로 이어지게 된다. 정강이뼈와 종아리뼈는 아랫다리에서 누이와 남동생의 관계이다.

정강이뼈는 인체에서 대퇴골 다음으로 두 번째로 강하고, 두 번째로 큰 뼈이다. 중앙에는 골수를 생성하고 저장하는 골수강이 있다. 죽음 후에는 골수가 분해되어 골수강의 공간이 비워지며, 피라미드 모양의 탑처럼 삼각형 관 모양으로 남게 된다. 이것은 관악기로 작용할 수 있다.

정강이뼈라는 단어의 어원은 이 같은 사용을 함축하고 있다. 정강이뼈는 고대 그리스에서 관악기였다. 고고학적 발견과 남아 있는 도해에 따르면 그것은 현대 오보에와 유사하게 리드(입 대고 부는 곳)가 두 개인 악기였지만, 더 큰 취구를 가지고 있었으며 아르메니아의 두둑과 비슷했다고 보인다.

전통적인 서양 음악에서 정강이뼈는 아름답게 이름 붙인 '오보에 다 모레'(사랑의 오보에)에 가장 상응한다고 할 수 있다. '사랑의 오보에'는 18세기에 발명되었으며 바흐, 텔레만(Telemann) 등이 자신들의 협주곡에서 사용했다.

다른 아랫다리 뼈는 더 얇은 종아리뼈이다. 종아리뼈는 관악기로는 폭이 너무 좁지만, 바이올린 활과 매우 비슷한 모습이다! 이것은 흔히 하악골 재건을 위한 수술 시 채취하여 사용하며, 이 뼈가 말과 노래에 핵심적인 하악골과 연결되면 이 두 뼈 사이에 음악적 연결이 이루어진다. 종아리뼈의 몸통쪽 머리는 대퇴이두근(가장 바깥쪽 햄스트링)의 부착부로 작용한다. 또한 종아리뼈는 긴종아리근(장비골근이라고도 함)의 기원이며, 이 근육은 발 아래쪽까지 이어지고 발의 가장 깊은 힘줄을 형성하여 최종적으로 내측 설상골과 첫 번째 중족골로 삽입된다. 또한 종아리뼈에는 발가락을 펴주는 근육들과 발의 밑바닥으로 삽입되는 아랫다리의 깊은 후면부 근육들이 붙어 있다.

종아리뼈와 정강이뼈는 아래팔의 노뼈·자뼈와 마찬가지로, 두 뼈를 안정화시키면서 그 사이에 약간의 유연성을 허용하는 광범위한 뼈 사이 막을 통해 연결된다. 종아리뼈의 말단부에서 정강이뼈, 종아리뼈 및 거골이 발목 관절을 형성한다. 정강이뼈는 형태와 강도 덕분에 상체의 전체 무게를 지지하고, 걸을 때 발이 착지하는 과정에서 발생하는 다양한 스트레스를 흡수하는 역할을 한다. 몸과 마음은 우리가 생각하는 것 이상으로, 우리가 필요로 하는 용도에 따라 뼈를 형성한다.

나는 정강이뼈 없이 종아리뼈만 가진 상태로 태어난 소년에 관한 글을 읽었다. 종아리뼈는 몸무게를 지탱하는 뼈가 아니기 때문에 소년의 부모는 소년이 걷지 못할 것이라는 말을 들었다. 그러나 몇 년 후 소년은 자유롭게 걷고 뛰어 다녔다. 부모는 소년을 다시 의사에게 데려갔고, 놀란 의사는 아랫다리를 X선 촬영했다. 그런데 이제 소년은 정강이뼈만 있고 종아리뼈가 없었다. 소년의 몸은 걷기에 필요한, 두껍고 강한 뼈를 형성하기 위해 종아리뼈를 재구성했다. 기능이 형태를 결정한 좋은 예이다. 뼈를 포함한 생명은 우리가 만들어내는 것이다!

우리는 신발을 신기 때문에 자연이 발의 26개 뼈에 부여한 다양성과 충격 흡수 능력이 결핍되어 있다. 아래쪽이 위로 영향을 미친다는 원리처럼, 유연성이 없는 발은 스트레스를 차상위 뼈로 전달한다. 따라서 정강이뼈도 너무 많은 압력을 받으면 종종 자신의 몫 이상의 스트레스를 흡수하고 반사한다.

모든 뼈는 우리 삶에서 각각 독특한 위치와 역할을 가지며 각자 할 말이 있다. 정강이뼈와 종아리뼈로부터 우리는 사람이 어떻게 몸, 감정, 마음 및 영혼으로 그들의 삶과 그들이 걸어 다니는 지구와 관계를 맺는지, 어떻게 그들의 말을 의미 있게 실천하는지에 대한 소중한 정보를 얻는다.

이 아름다운 남매인 정강이뼈와 종아리뼈는 노래하는 뼈와 활처럼, 우리에게 힘과 섬세함을 동시에 제공하며 우리 삶의 분위기를 만든다. 그것들은 대개 큰 주목 받는 일 없이 이 일을 해낸다.

이 글과 내 생각, 감정으로 인해 우리가 정강이뼈와 종아리뼈를 더 큰 존경심과 경외감, 그리고 동정심으로 바라보고 만질 수 있기를 바란다. 월트 휘트먼은 "나는 전기가 통하는 몸을 노래한다."(Whitman 2007, p.72)라고 썼다. 우리는 정강이뼈와 종아리뼈를 노래할 수 있기를 바란다. 노래와 화음, 정강이뼈와 종아리뼈의 노래로써 탄생한 듀엣은 우리 삶의 여정에 깊이 영감을 줄 수 있을 것이다.

- 데이비드 라우터스타인

구름처럼, 모든 뼈에는 은빛 외피가 있다. 이것이 투명하고 은빛이 돌며, 조밀하고 불규칙한 연결 조직인 골막이다. 기본적으로 뼈의 피부인 골막은 관절 표면을 제외하고 모든 뼈를 완전히 덮는다. 골막은 사실상 여러분 안에 있는 2개의 생명력 있는 층이다. 바깥의 섬유층은 결합 조직 또는 근막이다. 인체 다른 부위의 근막과 마찬가지로 섬유아세포라는 살아있는 세포를 포함하고 있다. 이 세포들은 불규칙하게 엮인 콜라겐 섬유를 생성하여 모든 뼈의 피막에 강도와 유연성을 제공한다. 그러나 더 깊이 들어가면, 라틴어로 '변화하다'는 뜻인 형성층이 있다. 뼈 생성 능력이 있는 이 형성층은 골모세포(조골세포)들을 통해 뼈를 성장시키고 수리하는 역할을 한다. 골막은 뼈로 혈액을 공급하기도 한다. 뼈 내의 골수강은 순환력이 매우 높아, 수혈받는 사람들은 필요한 경우 뼈 내부로 직접 영양을 공급받을 수도 있다. 골막은 극도로 민감한 신경 말단을 포함하고 있어, 우리가 골막을 멍들게 할 때('타박상'이라고 함) 통증을 명확하게 감지하고 찾을 수 있다. 뼈 자체는 일반적으로 통증을 감지하는 신경을 포함하지 않으므로 골막이 이 가치 있는 정보를 제공하는 역할을 수행한다. 제로 밸런싱(Zero Balancing)에서는 '본 골드(bone gold)'라는 용어를 사용하여 뼈와 골막의 두께가 불규칙한 곳을 설명한다. 근신경계의 긴장을 풀어줌으로써 삶에 더 많은 에너지를 얻는 것처럼, 본 골드의 이완은 놀라운 내부 자원(골격계와 골막)을 깨운다. 심지어 금도 은빛 테두리를 가지고 있는 것으로 판명되었는데, 여러분 내부의 이 깊고 생명력 있는 보물인 골막이 그것이다!

아랫다리 강화법

정강이뼈와 종아리뼈는 골막으로 둘러싸여 있고, 발은 전체 몸무게를 분산시키는 26개의 뼈를 가지고 있다. 반면 아랫다리는 종아리뼈가 거의 몸무게를 지탱하지 않기 때문에 정강이뼈만 그 일은 하고 있다. 정강이뼈는 자기 몫 이상으로 압력, 압축 및 스트레스를 훨씬 많이 흡수하며 뼈를 통한 에너지 흐름을 제한한다. 이는 그것을 둘러싸고 있는 근막 및 다른 조직(종아리뼈, 골간막, 아랫다리 근육 및 그와 관련된 신경과 혈관)에까지 영향을 미친다.

  이 압력을 완화하는 가장 좋은 방법 중 하나는 아랫다리의 골막을 풀어주는 것인데, 특히 정강이뼈 골간부 내측 경계의 넓고 평평한 표면에서 풀어주는 것이다. 아랫다리 골막은 뼈 표면과 매우 가까워 아랫다리가 과중한 긴장을 받을 때 그 골막은 꽉 조인 묶음처럼 된다. 이때 정강이뼈는 플라스틱 랩에 싸인 플루트처럼 구멍도 없고 숨 쉴 여지도 없어진다!

  아랫다리 골막을 풀어주려면, 앞뒤로 몇 걸음 걸으면서 아랫다리가 어떻게 느껴지는지 주목한다. 그런 다음 한쪽 다리를 보통 의자나 등받이 없는 의자에 올려놓는다. 반대쪽 손을 사용하여 아랫다리 골막이 정강이뼈의 뼈 표면 및 그 골막, 아랫다리 골막 및 피부 위에서 더 자유롭게 미끄러질 수 있게 한다. 엄지, 손가락 또는 손꿈치로 평평한 표면을 눌러 골막에 영향을 미친다. 작은 반원과 좌우 이동 동작 또는 직관이나 느낌으로 움직여 본다.

  이 동작을 연속해서 한다. 무릎 바로 아래부터 시작하고 손을 뗐다가 2.5~5cm 정도 낮추어 한다. 그렇게 반복하여 골막이 정강이뼈 표면 위에서 더 자유롭게 미끄러질 수 있게 한다. 그렇게 발목 바로 위까지 5~7군데에서 아랫다리 골막을 풀어준다.

  다른 쪽 다리에 대해서도 같은 작업을 수행하기 전에 짧게 걸어본다. 이제 두 다리가 얼마나 다르게 느껴지는지 주목한다. 아마도 한쪽 다리가 숨을 쉴 수 있거나, 에너지가 더 자유로이 흐르거나, 더 활발한 것을 느낄 수 있을 것이다. 그런 다음 다른 다리의 아랫다리 골막에서 같은 작업을 반복한다. 다시 걸으면서 그 경험을 즐긴다. 이제 여러분 아랫다리의 '플루트'는 공기를 위한 더 많은 공간, 숨쉬기 위한 더 많은 공간, 여러분이 생명을 지향할 때 즐겁게 지원받을 수 있는 더 많은 공간을 갖게 되었다. 정강이뼈의 플루트는 우리의 삶에서 아름다운 멜로디를 연주할 수 있다!

만약 여러분이 다른 사람에게 이 작업을 수행하면, 그는 누워 있기 때문에 아랫다리의 긴장이 풀리면서 그 느낌이 온몸 전체로 더 확산되는 것을 느낄 수 있다. 두 손을 동시에 양쪽 아랫다리에 올려놓고 엄지나 손꿈치를 사용한다.

제3장
슬개골과 무릎관절

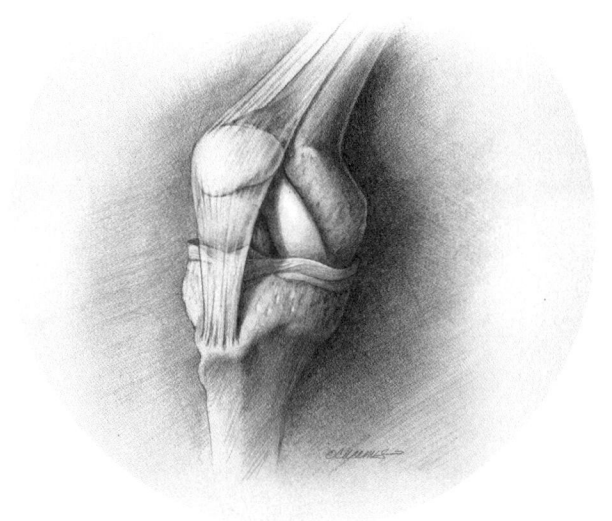

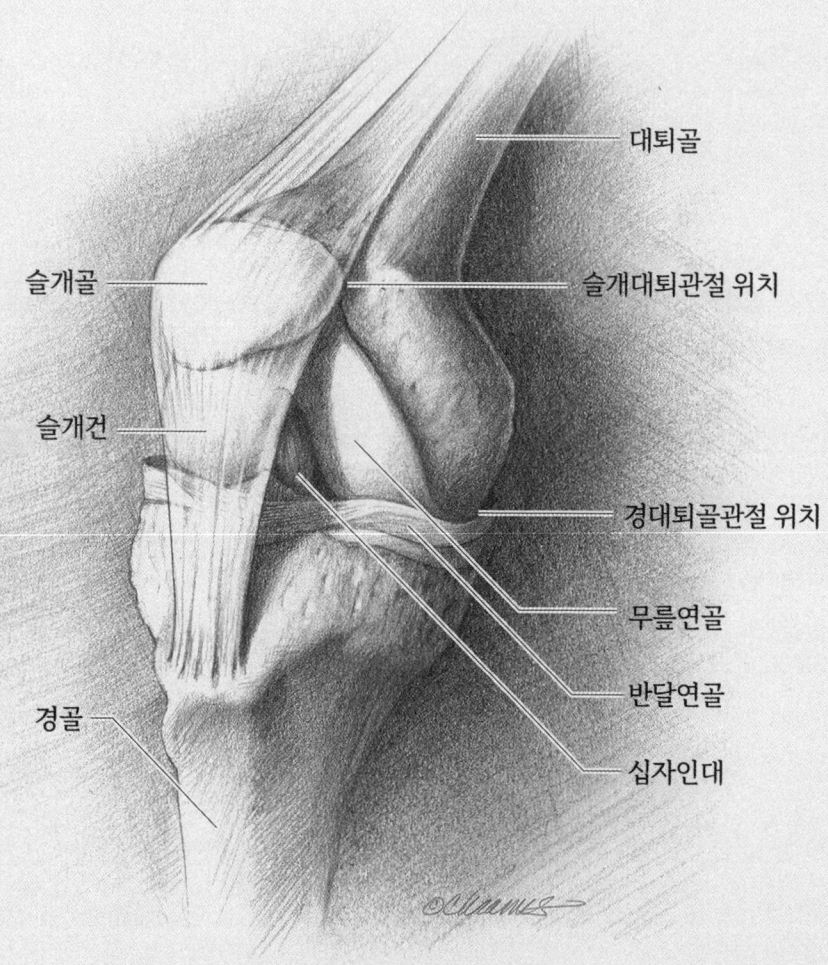

각각의 뼈는 병에 담긴 메시지나 병 속의 배처럼, 우리에게 메시지를 전달한다. 이러한 메시지, 배 그리고 주변의 바다는 개별적이면서도 고대적인 성격을 지닌다. 슬개골(무릎뼈)도 예외가 아니다. 대퇴사두근 건에 떠 있고 허벅지와 엉덩이의 모든 움직임이 관여하는 이 뼈는, 몸에서 가장 큰 종자골*이다. 견갑골을 종자골로 취급하는 사람들은 이 뼈를 두 번째 큰 종자골로 여긴다. 종자골은 아랍어로 참깨를 의미하는 sesamun에서 유래했다. 따라서 여기에는 메시지, 배, 그리고 씨앗이 함께 있는 것이다.

슬개골의 정확한 메시지는 개인에 따라 다를 수 있지만, 일반적으로 보호에 관한 것이다. 무릎은 인체에서 가장 크고 복잡한 관절이고, 슬개골은 무릎 내부와 주변의 깊은 안정성을 의미한다.

무릎은 관절액, 연골, 뼈, 힘줄, 인대 등으로 이루어진 윤활 관절이다. 그것은 적어도 2개의 관절 즉, 슬개대퇴(무릎넙다리)관절과 경대퇴골(정강넙다리)관절로 구성되어 있다고 생각하라. 무릎 안에는 충격을 흡수하는 반달연골과 십자인대가 관절액에 떠 있다. 이것들은 X자 모양을 하며 교차(cross), 핵심(crux)과 어원을 공유한다. 이들은 외부 측

---

* 역자 주: 인대 또는 건(腱) 속에 형성되어 움직이는 난원형의 작은 뼈

부인대와 내부 측부인대로 둘러싸여 있고 뒤쪽에 슬와근(오금근)이 있는데, 이는 무릎에 강도(强度)와 손상 대비 잠재력을 부여하는 놀라운 구조이다.

여기서 주요 움직임은 구부리기와 늘이기이며, 무릎을 구부린 상태에서는 작은 정도의 내외 회전이 가능하다.

무릎의 늘이기와 구부리기에서 슬개골의 역할은 하지부 전방대퇴골의 홈에서 미끄러지는 것이다. 슬개골은 태어날 때부터 완전히 연골로 이루어져 있으며, 이로 인해 영유아는 쉽게 기어 다닐 수 있다. 이것은 단단해지기까지 꽤 오랜 시간이 걸리며, 약 5세 정도에 완전한 뼈가 된다.

슬개골 위에 슬개상낭이 있는데, 무릎 뚜껑이 움직일 때 마찰을 줄이는 역할을 한다. 여기에는 무릎관절근이라는 작은 근육이 연관되어 있다. 이 근육은 슬개상낭의 유사한 움직임과 협조하여 슬개골과 대퇴골 사이의 활액막이 끼이는 것을 방지하는 등 슬개골의 상하 이동을 현명하게 조절한다.

슬개골은 정강뼈거친면(경골조면)에 부착된 대퇴사두근 건에 의해 둘러싸여 있다. 대퇴사두근 건의 끝 부분은 한 뼈에서 다른 뼈로 이어져 있기 때문에 종종 인대로 불린다.

'병 속의 보트'라는 은유의 근거는 슬개골이라는 단어인데, 이 명칭은 라틴어로 '얕은 접시나 그릇'을 의미하는 단어에서 나왔다. 이 메시지를 통해 모든 뼈는 물 위에 떠 있고, 내부나 주변에 물이 찬 그릇이라는 지식이 전달된다. (뼈 자체는 1/3 정도가 물이다.) 슬개골은 무릎 앞쪽에 떠 있으며, 내부에서도 관절액이 적셔 주고 쿠션처럼 역할한다.

씨앗을 닮은 종자골은 마치 '씨앗 음절'(seed syllable: 만물의 무한한 의미를 단 하나의 음절로 압축한 것) 같다.

인체의 모든 뼈는 동작, 생명, 의식의 씨앗으로 볼 수 있다. 말이 우리에게 이해 가능한 문법을 제공하는 것과 마찬가지로, 뼈와 관절은 움직임 또는 운동 감각적인 문법을 제공하는 해부학의 일부이다.

아시아 언어에는 비자(bija)라고 알려진 씨앗 음절들이 있다. 이것들은 우리의 업보를 포함한 모든 것을 생성시키는 소리 진동으로 여겨진다. 가장 잘 알려진 것은 성스러운 주문(呪文) 옴(om)이다.

우리가 모든 뼈를 각각 궁극적으로 골격계의 생생한 현장에 기여하는 씨앗이라고 여기면 어떨까? 사실 우리의 살아있는 뼈는 시간이 지나면서 성장하고 개화하여 성인의 형태를 갖추게 된다. 갓 태어난 아기는 300개의 뼈(많은 부분이 연골)를 가지고 태어나며, 연골이 뼈로 바뀐 성인은 206개의 뼈를 가지게 된다.

각각의 뼈는 뼈들 사이의 비언어적 의사소통에서 씨앗 음절, 주문으로 간주되며, 결국 우리 골격계의 생명의 화환에 기여한다고 생각해 보라. 그것들은 함께 신체, 정신, 영혼의 활기찬 생명의 영역에 기여한다.

- 데이비드 라우터스타인

옛날 우리 모두는 슬개골이 있는 곳에 작은 냄비나 접시, 작은 그릇 등을 가지고 있었다. 실제로 이런 단어들이 슬개골의 어원적 기원이 된다. 슬개골은 대퇴사두근* 그룹의 힘줄에서 발달하였다. 그것은 앞면과 뒷면, 3개의 테두리, 꼭대기가 있다. 피부 아래 앞면은 모든 방향에서 볼록하고, 영양분을 가진 혈관이 통과하도록 작은 구멍이 뚫려있다. 그리고 그 부위를 대퇴사두근의 말단 부위에 잘 고정하기 위해 다수의 거친 세로 줄무늬로 표시되어 있다. 이것은 피부로부터 분리되어 여러 활액낭에 둘러싸여 있다.

뒷면은 두꺼운 연골로 덮여 있으며 두께가 4~5mm까지 된다. 이것은 힘의 분산을 도와주지만 닳고 갈라질 수 있으며 마찰음(관절 잡음)과 통증을 유발할 수 있다.

기저부 또는 상부 테두리는 두껍고 거칠며 뒤로부터 아래쪽으로 기울어져, 대퇴직근과 중간광근에서 파생된 대퇴사두근 부위에 부착한다. 내측 및 외측 테두리는 더 얇고 아래로 수렴되는 형태이며 대퇴사두근 건이 부착되는 곳이다. 꼭대기는 뾰족하며 슬개하(下)인대를 부착한다. 이완된 서있는 자세에서는 꼭대기가 무릎 관절 라인보다 조금 위에 위치한다. 슬개골은 대퇴골과 연결되어 슬개대퇴관절을 형성한다. 이것은 진정한 활액 관절은 아니지만, 견갑골이 흉곽에 연결된 방식과 유사하게 밑에 있는 대퇴골과 연결되어 있다.

슬개골은 주로 대퇴사두근을 위한 도르래 역할을 한다. 이것은 근육을 펴는 과정에서 지렛대를 늘임으로써, 무릎의 구부림을 훨씬 더 효율적으로 만들고 대퇴사두근의 힘을 35~50% 증대시킨다. 그러나 이

• 역자 주: '넙다리네갈래근'이라고 한다. 대퇴의 앞쪽에 있는 강하고 큰 근육. 4개 근육으로 구성된다.

것은 한때 사람들이 생각했던, 마찰이 없는 도르래가 아니다. 슬개골은 대퇴사두근 부착 부위와 대퇴골 돌기 사이에 끼워져 있어, 사이 공간을 벌리는 역할을 한다. 그리고 마찰과 압축 스트레스를 줄이고 흡수함으로써 슬개인대를 보호하고, 그러한 힘을 아래에 있는 뼈로 전달한다. 아이다 롤프(Ida Rolf) 박사가 말했듯이 "사람은 단시간에 달릴 수도 있고, 평생 걸을 수도 있다."(Rolf 1977)

슬개골은 태반이 있는 포유동물과 조류에서도 발견된다. 하지만 나는 왜 새들이 무릎으로 자신들을 건드리는지 알지 못한다(농담이다). 대부분의 유대류(육아낭을 지닌 포유류) 동물은 초보적이고 미성숙한 슬개골, 물렁물렁한 슬개골을 가지고 있다. 왜 그럴까?

현존하는 양서류 및 대부분의 파충류를 포함하여 더 원시적인 네 다리 동물들은 윗다리의 근육 힘줄이 직접 정강이뼈에 부착되며 슬개골이 존재하지 않는다. 그러나 2017년에 개구리 커밋(Kermit the Frog)과 그의 가족 모두가 슬개골을 가지고 있다는 것이 발견되었다(물론 커밋은 인형이며, 그의 복장에 담길 수 있는 만큼 많은 슬개골을 가질 수 있다). 후속 연구에서 모든 개구리들이 슬개골을 가지고 있다는 사실이 확인되었다. 슬개골은 4억 년 전 네 다리 동물이 처음 등장했을 때 생겨났지만, 일부 동물들에서는 사라진 것으로 알려져 있다.

흥미롭게도 타조들은 4개의 슬개골을 가지고 있는데, 아마도 그 때문에 다리를 빠르게 펼 수 있지만 더 많은 힘이 필요할 것이다. 생물학자들은 이것이 타조가 빠르게 달리는 데 도움이 된다고 믿는다.

그럼에도 불구하고 여전히 한 가지 의문이 남는다. 왜 우리 팔꿈치에는 슬개골 같은 뼈가 없을까? 그것은 다리의 움직임이 구부리고 펴는 방식으로 상대적으로 일관되기 때문이다. 또 슬개골은 지렛대의 힘을 증가시키고 물체를 정렬하는 데 도움이 되기 때문이다. 하지만 팔꿈치에는 이런 문제가 없다. 왜냐하면 팔꿈치는 일반적으로 큰 힘을 다루지 않으며 동작 범위가 더 크기 때문이다.

무릎에 관한 많은 오해가 있다. 예를 들어, 무릎 통증은 무릎에 문제가 있다고 여기는 경우가 있다. 사실 무릎 통증은 실제로 허리, 엉덩이, 발목, 허벅지에서 기원할 수 있으며 거기서 무릎으로 방사될 수 있다.

또 다른 오해는 무릎 통증은 불가피한 노화 현상이라는 것이다. 「신념의 생물학」(The Biology of Belief, 2016)의 저자인 브루스 리프턴(Bruce Lipton) 박사는 노화로 인해 몸이 쇠퇴하는 것은 기대와 더 관련 있는 문제라고 지적한다. 만약 늙어가면서 일을 더 적게 할 수 있을 것으로 기대하면, 우리는 자기 성취 예언을 만들고 실망하지 않게 된다. 나이가 들어가면 무릎 문제를 초래하는 위험 요인이 증가할 수는 있지만, 나이가 들어가는 것 자체가 문제의 원인은 아니다. 이러한 위험 요인에는 무릎에 추가적인 스트레스를 가하는 체중 증가, 골다공증 위험이 증가하는 여성의 갱년기 변화, 그리고 통증을 참으면서 하는 무리한 달리기나 하이킹에 의한 '마모'가 포함된다.

어떤 사람들은 '느슨한' 슬개골을 가지고 태어나거나 유발할 수 있고, 이로 인해 슬개골의 불균형 및 이탈 위험이 증가할 수 있다. 가장 흔한 경우는 무릎을 굽힐 때 슬개골이 이동하는 통로인 대퇴골의 홈

(도르래)이 충분히 깊지 않은 것이다. 이를 활차(滑車) 이형성증이라고 한다. 슬개골이 홈 안에 고정되지 않으면 외측 무릎으로 미끄러지는 경향이 있는데, 이런 일은 한 번 발생하면 대개 다시 일어나기 마련이다.

보다 일반적으로, 대퇴골 내에서 내측광근이 긴장도가 높고 그 동반자인 외측광근이 상대적으로 약할 때, 슬개골은 홈의 내부로 끌어당겨져 연골을 마모시키게 된다. 이를 슬개골 연골연화증이라고 하는데, 이런 경우 물리치료, 도수치료, 그리고 펠든크라이스(Feldenkrais)의 움직임을 통한 자각 치료(ATM)나 한나(Hanna)의 소마틱스(Somatics: 신체적인 체험과 인식에 중점을 둔 접근법) 같은 마음챙김 행동요법이 큰 도움이 될 수 있다.

한때 로마의 신에 파텔라나(Patellana)라는 신이 존재했다는 주장이 있었다. 그녀는 농작물, 특히 옥수수를 담당하는 신으로서 각 옥수수 가지를 펼치고 열어 이삭이 밖으로 튀어나올 수 있게 한 것으로 묘사된다. 우리 슬개골이 신성한 것처럼 보인다는 사실을 제외하면, 여기서 깊은 의미를 찾아보기는 어렵다고 본다.

그리고 무릎을 굽히는 행위에 관한 이야기가 있다. 기원전 328년경 알렉산더 대왕은 자신에게 존경심을 표시하도록 이미 페르시아와 인도에서 실천되던 무릎 굽히기를 궁정에 도입하였다. 비잔틴 제국에서는 심지어 원로원 의원들도 황제에게 무릎을 굽혀야 했다. 중세 유럽에서는 왕이나 귀족에게 존경을 표현하기 위해 왼쪽 무릎을 굽혔으며, 일어나라는 말을 들을 때까지 그런 자세를 유지했다. 이 동작은 전통적으로 서구 문화에서 결혼 프로포즈를 하는 사람들이 실천했다. 전사한 참전용사에게 바치는 접은 국기를 유가족에게 전달할 때, 유가족이 앉아 있으면 전달하는 장교는 왼쪽 무릎을 꿇을 것이다. 이는 또 기독교의 일부 형태로 흔히 있는 일이다.

기독교 성경 구절 어딘가에서 겨자씨에 대한 믿음을 갖는 것이 도덕적, 영적 성장의 선행 조건으로 논의된다. 슬개골이라고 불리는 소박한 씨앗을 다시 생각하며, 왕과 신들에게 절하지 말고 삶 자체에 절하는 것이 어떨까.

- 제프 로크웰

슬개골 강화법

짧게 걸은 뒤 여러분의 의식을 슬개골에 집중해 보라. 평소 슬개골은 대체로 원활하게 작동하기 때문에 이 부위에 신경을 쓰지 않는 경우가 많다. 하지만 여기에 집중하면 놀라운 점을 발견할 수 있을지도 모른다.

슬개골은 몸의 표면에 가까우며 대부분의 뼈와 달리 근육이 아닌 힘줄에 둘러싸여 있다. 힘줄은 근육 부분에 비해 혈액 순환이 더 적게 이루어지므로, 슬개골의 주변 환경은 대부분의 다른 뼈에 비해 조금 더 낮은 온도를 유지한다.

먼저 여러분의 양손을 슬개골 위에 올려놓고 따뜻함을 느껴본다. 손이 슬개골을 감싸고 있을 때 슬개골이 이례적으로 따뜻함에 둘러싸인 것을 느낄 것이다.

　그런 다음 슬개골의 움직임을 부드럽게 탐구한다. 여기서 움직임은 점술판의 움직임과 유사하다. 마치 여러분의 손이 슬개골 아래의 조직에 의해 미묘하게 움직이는 것처럼 느껴진다. 매우 천천히, 숨을 들이마시는 속도보다도 더 느리게 슬개골의 부드러운 슬라이딩 움직임을 탐구한다. 아래로, 위로, 좌측, 우측, 대각선으로 움직임을 천천히 시도한다.

　슬개골의 중앙으로 돌아와 손을 약하게 눌러 슬개골이 슬개골 아래에 있는 대퇴골과 정강이뼈를 느낄 수 있게 한다. 무릎 관절 내부에서 슬개골 뒤에 떠 있는 관절액의 따뜻함을 상상한다.

　이제 슬개골이 우리를 위해 하는 알려지지 않은 모든 일에 대해 따뜻한 감사를 느끼며 슬개골이 쉬게 한다. 그리고 여러분의 손을 편히 쉬게 한다. 서서 다시 몇 발짝 걸어 본다. 지금은 어떤 기분인가? 무엇을 느끼는가? 슬개골을 포함한 여러분의 몸속에서 어떤 변화가 나타나는지 관찰해 보라.

제4장
가장 길고 큰 뼈, 대퇴골

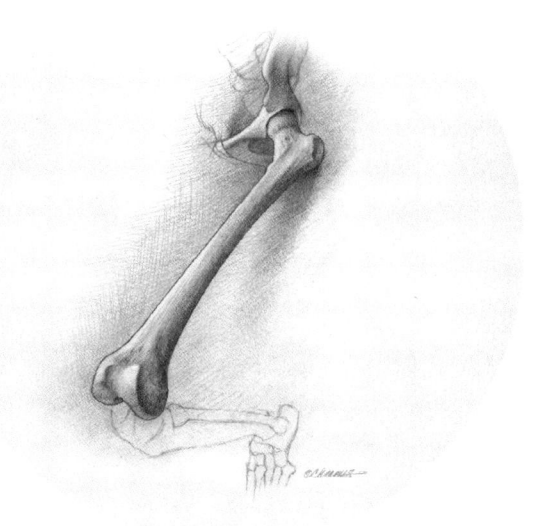

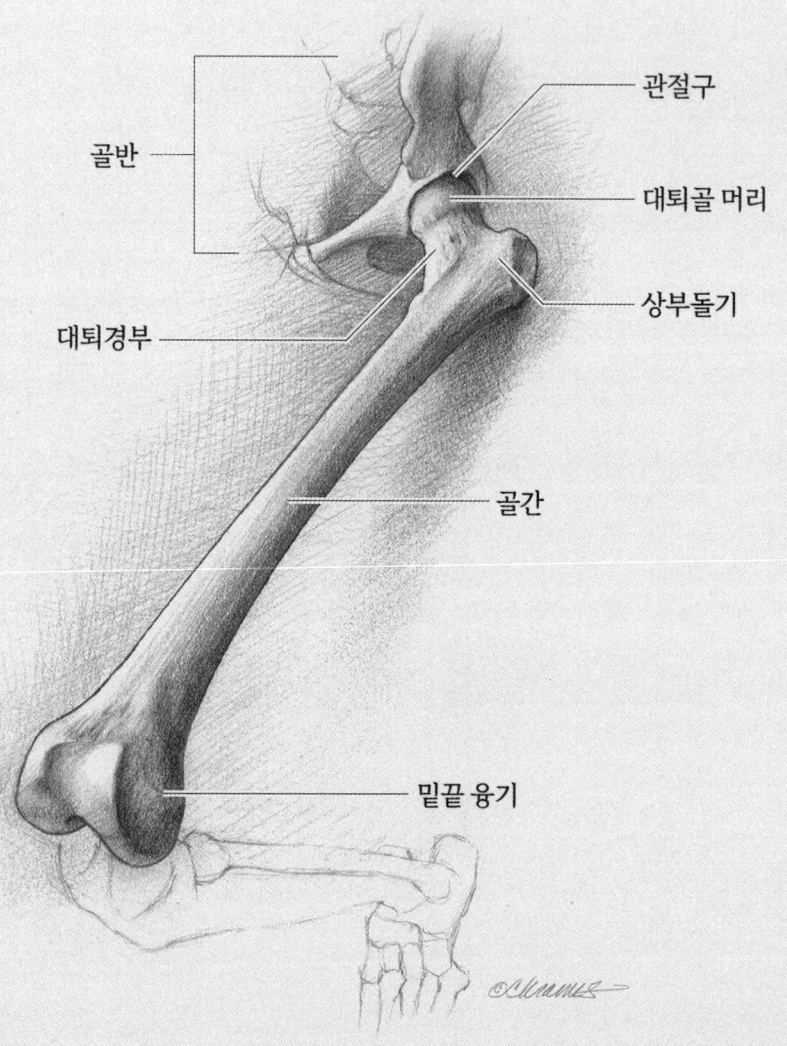

인체에서 가장 아름답고 감각적인 뼈 중 하나인 대퇴골(넙다리뼈)에 관해 이야기하기 전에 오래된 스핑크스 수수께끼를 다시 생각해보자.

오이디푸스는 여행 중 테베(Thebes)를 지나갔다. 그곳에 위대한 스핑크스가 앉아서 그 도시에 들어가려는 모든 사람들에게 수수께끼를 내었다. 스핑크스는 수수께끼를 푸는 사람에게는 입장을 허용했지만, 풀지 못하는 사람은 먹어 치웠다. 아무도 그 수수께끼를 푼 적이 없었는데, 그것은 "아침에는 네 개의 발로 움직이고, 낮에는 두 개의 발로 움직이며, 저녁에는 세 개의 발로 움직이는 것은 무엇일까?"였다. 정답은 사람이다. 사람은 인생의 아침에는 아기로서 네 개의 발(손과 무릎)로 기어 다니고, 인생의 낮에는 성인으로서 두 발로 걷지만, 황혼기에는 지팡이의 도움을 받아 세 개의 발로 걷게 된다. 오이디푸스가 그 수수께끼를 정확히 풀자 스핑크스는 너무 분해 기절하고, 오이디푸스는 안전하게 테베에 들어갔다고 한다.

이 스핑크스의 수수께끼의 답은 왜 우리가 늦은 나이에 그토록 쇠약해져 지팡이를 의존해야 한다고 가정하는지에 관해 검증하지 않았다. 사람은 나이 들면 이런 생활을 하게 된다는 가정이 자기충족적 예언이 되어버렸다. 많은 사람들이 늙어가면서 운동이나 탐구적 행동, 또는 규칙적인 산책조차 중단하기 때문에 '사용하지 않는 것'을 잃어버린다. 노화의 신화는 이렇게 실현된다.

나이 든 내 환자들 중 다수(일부는 40·50대에 불과하다)는 그들의 의사로부터 나이 때문에 정원 일을 그만해야 한다는 충고를 받았다. 내가 늘 듣는 변명은 "당신은 예전만큼 젊지 않아요."이다. 젠장! 2살 때보다는 젊지 않은 건 사실이다! 하지만 움직임이나 신체 활동을 더 적게 하라고 처방하는 것은 환자에게 퇴화를 권고하는 것이다.

앞서 언급한 세 번째 다리는 대퇴골을 연상시킨다. 긴 막대기나 위에 손잡이가 달린 지팡이, 땅에 닿는 긴 자루, 안정성을 위한 나팔 모양의 밑면 등이 그렇다. 사실 대퇴골은 걷고, 달리고, 탐험하고, 춤추기 위한 지팡이다. 이 같은 행동은 대퇴골을 강화하고 일생 동안 사람의 이동 능력을 유지하며 노화의 신화의 허를 찌른다.

대퇴골은 아름다울 뿐 아니라, 심오한 어떤 것처럼 '다양성을 가지고 있다'. 그것은 축소된 완전한 인간이다. 머리, 목, 팔을 나타내는 두 개의 상부 돌기, 몸의 숲을 통해 구불구불하게 흘러가는 긴 축, 발 같은 두 개의 돌기.

대퇴골의 머리는 공처럼 생겼으며 골반의 구멍인 관골구(식초 잔 또는 그릇 모양)와 관절을 형성한다. 이 관절 내부에서 원형 인대가 나온다. 이것은 관절에 일반적인 것은 아니지만 매우 높은 이동성을 가진 고관절은 이 추가적인 해부학적 부위를 사용하여 추가적인 안정성을 얻는다. 이 인대는 매우 제한된 영역에서 혈액 공급을 받아 움직인다. 우리가 자주 앉는다는 사실과 결부하면, 이 인대 때문에 우리가 움직이는 것이 더욱 중요해진다.

보디워크(bodywork)의 원칙은 우리가 상상하는 것이 우리가 만지는 것이라는 것이다. 초기 그리스 의사 갈렌(Galen)의 시대에서 기원한 '표식자 원리'(the Doctrine of Signatures)라는 이론이 있다. 이 이론에 따르면 인체의 다양한 부위를 닮은 약초들은 약초학자들이 인체 해당 부위의 질병 치료에 사용할 수 있다고 한다. 나는 허벅지를 만질 때 온전한 인간과 접촉한다고 느낀다. 이 느낌은 모든 뼈, 근육, 기관에 해당할 수 있지만, 나는 특히 대퇴골과 접촉할 때 이 느낌을 가장 강하게 느낀다. 누군가에게 최대한 깊게 다가가고 싶을 때, 나는 강하게 만지지 않고 상상력이라는 임상 기술로 뼈에 접촉하려고 한다. 뼈를 상상하면 내 환자는 뼛속 깊은 수준에서 내 손길을 느낀다. 온전한 사람에게 안전과 웰빙을 전달할 때 나는 그런 마음으로 그의 대퇴골과 접촉한다. 그러면 대개 그 환자는 충족감을 느낀다.

공학적 관점에서 대퇴골은 놀랍다. 23개의 근육이 연결되어 있는데, 그 중에는 요근, 3개의 둔근, 귀찮은 이상근, 4개의 내전근, 3개의 사두근, 햄스트링 중 1개, 종아리 근육인 비복근 같은 슈퍼스타 근육들이 포함된다. 이것은 몸통쪽 끝에서 고관절을 형성한다. 아이다 롤프는 이 관절이 신체의 대칭을 결정한다고 말했다.(Rolf 1989, p.141)

또 다른 수수께끼는 수십 년 동안 정골(整骨)의사들에게 선문답 같은 역할을 해왔다. 나는 이를 '대퇴골의 수수께끼'라고 부른다. 정골의학의 창시자인 A. T. 스틸(Still) 박사는 대퇴골을 들고 학생들에게 그것이 무엇인지 물어보곤 했다. 명백한 대답은 대퇴골이지만, 스틸 박사는 학생들이 더 깊이 파고들게 하고 싶었다. (실제로 종종 스틸 박사는 일반적으로 정골의사[Doctor of Osteopathy]의 약자로 사용되는 'D.O.'의 의미가 은유적으로 'Dig On'으로 해석된다고 말하며 지속적인 학습을 추구하라는 의미라고 말했다).

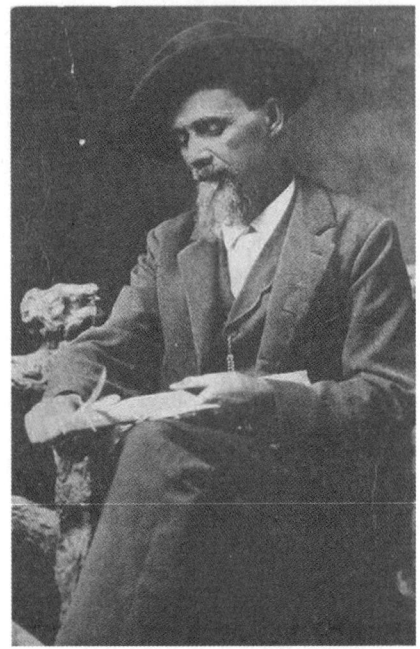

대퇴골을 들고 있는 A.T. 스틸 박사

그 질문에 대한 답변은 '알파와 오메가'였다. 그렇다. 그는 단순한 대퇴골을 손에 들고 있었지만, 그 뼈는 모든 사람과 우주를 나타내면서도 겸손한 뼈로 위장하고 있다. 그는 '인체 대퇴골이 제기하는 모든 질문에 답하려면 영원을 열었다가 닫아야 할 것'이라고 썼다.(Still 1992, p.224)

우리가 일상적으로 관찰하는 마사지 치료, 정골 치료, 카이로프랙틱, 롤핑(근막이완술) 등 다양한 형태의 신체·마음 작업에서, 무엇이 긍정적인 변화를 가져오는가? 내게는 압력, 힘 또는 다른 기계적인 조치가 아니라 인식이 중요하다. 내가 대퇴골이나 그 주변을 시술할 때, 엉덩이나 허리 통증을 다룰 수 있다. 아마도 어떤 형태든 골반 기능 장애를 완화하려는 의도일 것이다. 또한 이 뼈가 대변하는 다른 더 깊은 측면(영토 안정성, 가족적인 유대, 방향을 잃고 되찾는 여정 등)을 포함하기 위해 내 인식을 연다. 그러나, 무엇보다 앞서 나는 온전한 인간, 인간 형상화의 기적 같은 완전성을 내 인식에 담는다.

- 제프 로크웰

최근 내 친구 2명, 조반니 페스체토(Giovanni Pescetto)와 힐마르 무어(Hilmar Moore)가 세상을 떠났다. 그리고 내 꿈에는 죽음과 관련된 더 많은 이미지와 사건들(호텔에서의 일시적인 숙박, 중단된 여행, 호랑이의 위협 등)이 나타났다. 그래서 나는 죽음에 약간 '두려움'을 느끼며 친구들의 상실과 그들의 사랑을 느낀다. 조반니와 나는 30년 이상 제로 밸런싱 훈련을 통해 가장 가까운 동료였다. 힐마르 무어는 다방면에 걸쳐 교양 있는 신사로서 독서가, 음악가이자 정원사, 교육자, 보디워크 전문가였다. 나는 이제 70대인데, 내가 일반적으로 하는 일이 의미를 가질 수 있기를 바란다. 그리고 그것은 이 책에서도 마찬가지이다. 마치 각각의 뼈가 그것들을 자라게 한 생명의 증거인 것처럼, 각각의 글 조각은 이제 일종의 의지와 방법이 되었다.

A. T. 스틸이 대퇴골을 보고 있는 유명한 사진에는 그를 바라보는 대퇴골의 속성이 있다. 그것도 그가 대퇴골을 대하는 것만큼이나 많이. 그의 무릎 위에 있는 목소리 마술사의 인형이나 아기와 달리, 그와 대퇴골은 언어를 사용하지 않는 대화를 하고 있다.

아마도 대퇴골과 스틸 박사는 우리 모두처럼 답을 찾고 있는 것일지도 모른다.

대퇴골 "박사님, 당신의 삶에 대해 말씀해 주세요."
스틸 박사 "당신은 나를 위해 어떤 신비와 진리를 가지고 있나요?"

삶과 죽음에 관하여 어떤 메시지를 받을 수 있을까? 인체에서 가장 긴 뼈는 그것에 흐르는 가장 긴 이야기를 전달한다. 그것은 시보다는 소설이다. 그리고 골수에서 살아 있는 동안 쉼 없이 생성되는 적혈구 세포를 통해 가장 깊은 생명력이 운반된다. 그 일이 끝나도 그 형태는 여전히 남아 있다. 삶의 과정에서 고관절이 만드는 춤, 걸음, 뜀은 우리가 필요로 하는 안정감과 자유를 준다. 사실 누군가는 스틸 박사가 승리의 몸짓으로 대퇴골을 머리 위로 들어 올리는 장면을 상상할지도 모른다. 대퇴골의 승리, 그것은 인생의 모든 순간에서 대퇴골이 한 역할을 축하하는 것이다.

우리가 골간(骨幹)을 통해 무릎으로 내려갈수록 골반과 엉덩이의 관계는 온몸과 땅의 관계로 흘러간다. 그것은 골반, 허벅지, 다리, 발과 지구 사이의 살아 있는 대화이다. 지구는 전형적인 동맹이자 모든 동물에게 공통의 기반을 제공한다.

절구와 공이 부위에서부터 목, 상부 돌기, 길고 우아한 골간, 부풀어 오른 부위, 무릎 상단을 구성하는 대퇴골 밑끝 안팎 융기까지. 대퇴골의 우아함은 우리가 살아가는 데 필요한 힘을 준다. 뿐만 아니라 대퇴골이 없다면 우리는 지금 같은 지지와 움직임을 느끼며 살아갈 수 없다. 이미 언급한 대로 스핑크스의 유명한 수수께끼에 대한 오이디푸스의 답은 "사람. 아기일 때 사람은 네 다리로 기어 다니며, 성인이 되면 두 다리로 걷고, 노년에는 보행용 지팡이를 사용한다."였다.

우리가 스핑크스와 오이디푸스가 틀렸다고 말할 때, 충격 받지 않기를 바란다! 대부분의 노인들은 대퇴골 덕분에 지팡이가 필요하지 않다. 오이디푸스 이야기대로 그가 틀린 것은 그것이 처음이 아님은 확실하다!

대퇴골은 허벅지의 강하고 섹시한 근육, 전사(戰士)의 둔부가 치장하고 있는, 다소 가느다란 통로이자 우아한 생명의 줄기이다. 사랑과 새 생명의 시작에 관련된 허벅지 부위의 이런 형태들은 우리에게 생명의 언어로 말하는 것이다. 그것은 언어가 아니라 진정하고 분명한 관계에 의해, 시간을 통해 마치 한 생명과 다른 생명 사이에 있는 것처럼 전달되는 끝없는 이야기이다. 이 관절들은 우리가 마지막 긴 걸음을 걸을 때까지 우리를 연결하고, 한 사람에서 다른 사람으로, 태어날 때부터 죽을 때까지, 한 시대에서 다른 시대로 뻗어나게 한다,

- 데이비드 라우터스타인

엉덩이와 다리 강화법 [1]

앞서 언급한 대로, 원래 움직임이 그리 많지 않은 관절들은 일반적으로 더 자유롭게 움직이는 관절들보다 움직임을 먼저 잃는다. 예를 들어 치골결합 부위*는 거의 항상 엉치엉덩관절**보다 먼저 움직임을 잃게 되며, 엉치엉덩관절은 일반적으로 허리엉치관절***보다 먼저 움직임을 잃게 된다. 이로 인해 이러한 관절을 가로지르는 근육과 근막의 광범위한 단축이 발생하며, 뇌와 신경계는 이러한 제한을 수정하려고 필사적으로 노력한다.

고관절(대퇴골두와 관절구의 접합 지점)은 분명히 자유롭게 움직이는 관절이다. 그러나 얼마나 많은 시간을 앉아 있는지에 따라 고관절 신전(extension)은 굽히기와 내외 회전보다 적게 일어난다. 이것은 결국 엉덩이 문제를 일으킬 수 있다.

요가 매트나 부드러운 카펫 위에 엎드려 눕는다. 무릎을 쭉 편 채 한쪽 다리를 부드럽게 든다. 그 느낌이 어떤지 주목한다. 다리를 얼마나 쉽게 얼마나 높이 들 수 있나? 다른 쪽도 반복한다.

다음은 고유 감각적 및 내부 감각적인 운동의 결합이다. 이제 똑바로 눕는다. 무릎을 쭉 편 채 한쪽 다리로 바닥을 누른다. 그리고 뇌는 혁신적이고 안전한 자극에 의해 발전하고 향상되므로 천천히 진행한다. 먼저 고관절이 어떻게 느껴지는지 주목한다. 대퇴골의 골간까지 인식을 확장할 수 있다. 허벅지를 약간 움직이거나 한 손으로 뼈를 만

- 역자 주: 골반 부근 좌우의 치골(두덩뼈)이 모여 섬유성 연골판 조직으로 결합되는 관절 부위
- ●● 역자 주: 엉치뼈와 엉덩뼈 사이의 관절
- ●●● 역자 주: 허리뼈(요추)와 엉치뼈 사이의 관절

질 수도 있다. 이어 3초 동안 무리하지 않고 하지(下肢) 부분으로 바닥을 누른다. 수축을 해제하는 데 추가로 3초가 걸린다. 고관절로 마음을 옮기고 인식에 나타나는 감각에 주목한다. 이런 과정을 반복한 다음 다른 쪽 다리로 이러한 단계를 반복한다.

또 다시 엎드려 누운 자세로 돌아가 다리를 뻗는다. 이제 무엇을 느끼는가?

엉덩이와 다리 강화법 [2]

대퇴골은 아름다운 뼈로, 길고 날렵하며 곡선을 이루고 손으로 쉽게 느낄 수 있다. 수 세기 동안 일부 문화권에서는 이 뼈를 악기로 사용해 왔다. 여러분이 대퇴골을 탐구하면서 어떤 음악을 만들어낼 수 있는지 살펴보자.

이 내재 감각적 운동은 하이킹이나 자전거 타기 후 특히 즐겁다. 그때 여러분의 다리는 피로를 느낀다. 이는 우리가 이 우수한 뼈의 힘과 복원력에 접근하는 데 도움이 된다.

앞서 우리는 지렛목이 무엇이며 어떻게 적용하는지 설명했다. 지렛목은 일 또는 움직임 또는 성장이 발생할 수 있는 정적인 지점이다. 인체 일부에 지렛목을 배치하려면, 여러분이 다루려고 하는 조직을 만날 때까지 천천히 그리고 마음속으로 압력을 가하여 손으로 밀어 넣는다. 몇 초 또는 그 이상 유지하고, 몇 초 동안 일시 정지(이것이 중요하다)한 다음 계속한다.

서서 여러분의 발에 이어 하지, 허벅지에 대한 감각의 목록을 만든다. 천천히 걸으면서 뼈의 더 깊은 감각에 주목한다. 여러분의 전신을 포괄하기 위해 의식을 확장한다.

팔걸이 없는 의자에 편안하게 앉는다. 먼저 양쪽의 지렛목을 양쪽 허벅지 상단의 뭉툭한 부분인 대퇴골 상부 돌기에 놓는다. 5~7초 동안 유지하면서 유발된 감각을 즐긴다. 천천히 풀고 일시 정지하며 느끼는 모든 감각에 주목한다. 손가락 끝이나 손바닥을 이용하여 양다리 바깥쪽 전체에 지렛목을 계속 적용한다. 이 작업을 할 때 손을 확실히 편안하게 한다.

양쪽 허벅지의 피부, 근육, 근막 안에 있는 뼈의 감각과 만나는 손가락뼈의 느낌에 집중한다. 풀어준다. 멈춘다. 주목한다. 반복한다.

여러분이 대퇴골의 밑에 도달하면 뼈가 허벅지 바깥쪽과 안쪽으로 튀어 오르는 것을 발견할 수 있다. 이것은 안쪽과 바깥쪽 융기로 큰 근육들의 부착점이다. 지렛목을 이들 융기의 안쪽과 바깥쪽에 동시에 적용한다. 잡고, 풀고, 멈추고를 여러 번 반복한다. 감지된 감각에 순응한다. 판단은 허용되지 않는다. '초보자의 마음'을 사용하여 호기심의 지렛목을 적용하고, 이어서 다른 허벅지의 대퇴골 융기 부위에 비슷한 지렛목을 적용한다.

슬개골까지 아래쪽으로 약간 이동한다. 이 뼈는 지렛목의 일부는 아니지만, 지렛목과 항상 직접적인 관계가 있다. 여러 손가락 끝을 이용하여 슬개골의 꼭대기에 몇 초간, 그리고 이어서 그 중간과 아래 부위에 지렛목을 놓는다. 한쪽 다리가 끝나면, 다른 쪽 다리로 이동하여 발생하는 모든 감각이나 감정에 주의를 기울인다.

결론적으로, 여러분이 '걷는 명상'을 했을 때처럼 다시 걸어본다. 무엇이 다르게 느껴지는가? 여러분은 더 쉽게 경험에 집중하고 더 쉽게 경험을 땅 위에 내리는 뼈를 지각할 수 있는가? 편안함이나 안도감을 느끼는가? 다리에 기운이 더 솟는 것을 느끼는가? 그 밖에 어디에서 안도감을 느끼는가? 우리가 관심을 기울이는 영역이 클수록 뇌는 더 많은 이득을 얻는다.

제5장
골반, 뼈들의 기하학

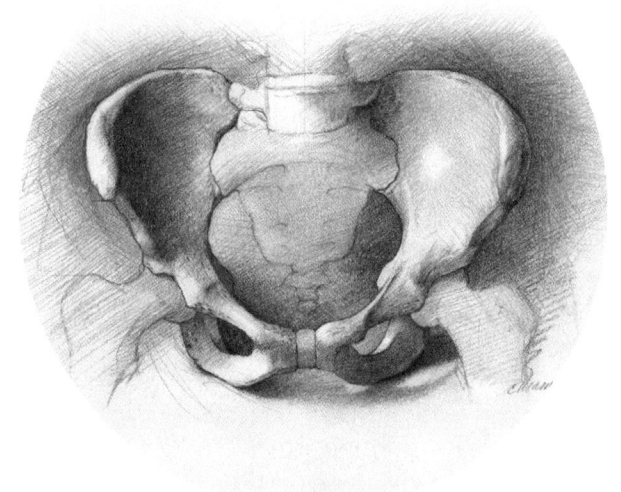

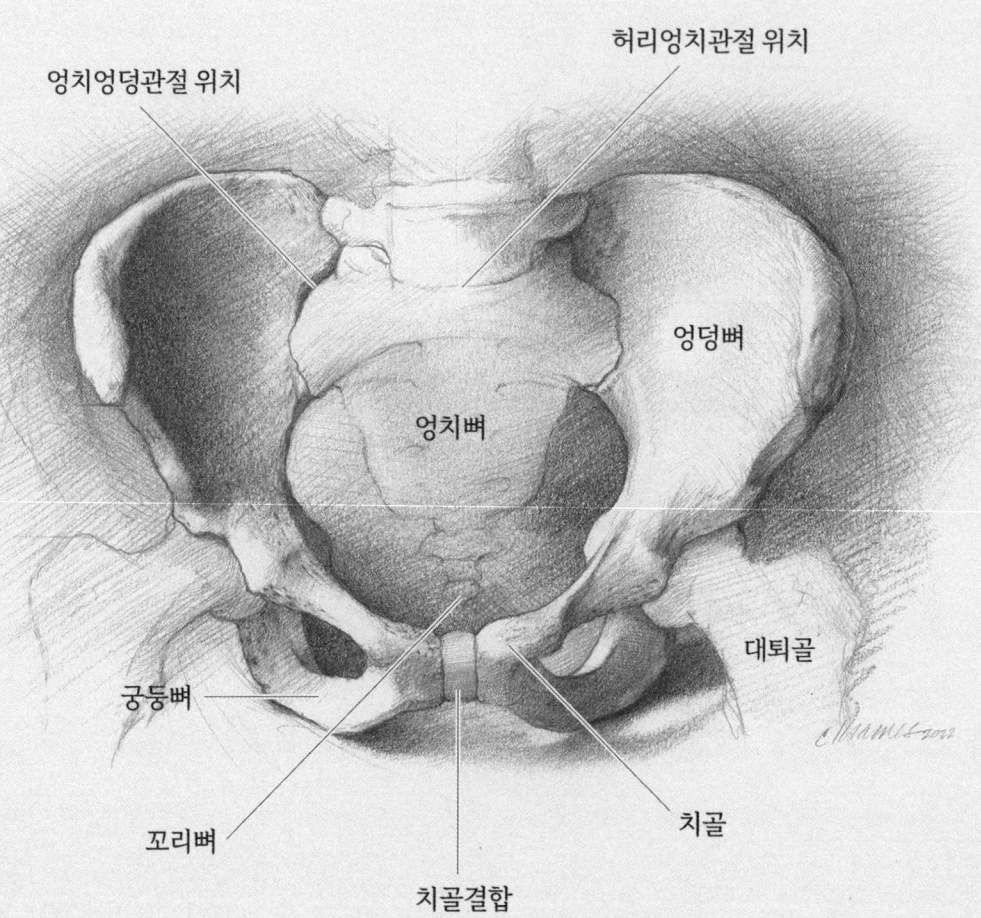

'골반'이라는 단어는 용기(容器)를 의미하는데, 16세기 해부학 서적에 처음 등장했으며 제3의 뇌실(腦室) 내 깊은 구멍을 가리켰다. 1615년에 현재의 실용적인 용도인 '창자, 방광, 자궁을 담는 접시'로 사용되었다.

골반은 음식을 취급하는 용기, 팬, 그릇이다. 또한 첫 번째 차크라(인체에서 기[氣]가 모이는 부위)인 물라다라(Muladhara: 우리가 성장하는 기반이자 시작점)의 고향이다. 우리의 생명 에너지는 여기에서 시작하며, 중추신경계는 이곳에서 후두부까지 성장한다. 장기들은 성장하여 척추에서 떨어져 나간다. 그것은 생명을 요리하고 제공하는 과정이다.

골반은 열정적으로 "나는 여기에 속해 있는가? 번창할 수 있을 만큼 안전한가?"라고 묻는다. 그것과 관련성이 가장 큰 요소는 대지이다.

자연에 기반을 둔 사람들은 대지로부터 그리고 우리의 내면적 통제로부터 분리되면, 가장 깊은 내면의 선물로부터 단절된다는 것을 인식한다. 이런 선물들 중 가장 중요한 것은 자연 세계와의 상호관계이다.

골반은 어둡고 종종 무서운 지하실로 생각될 수 있다. 하지만 대지의 목소리(실제로 뼈의 목소리)는 이 어두운 신비의 세계, 우리가 시작된

자궁으로 내려갈 것을 요청한다.

골반은 나쁘고 더러운 곳이라고 가르친 설교자들을 내쫓고, 상승을 위해 이 낮은 부위를 초월해야 한다고 가르치는 스승들을 무시하자. 우리의 삶은 골반 안에서 자유로웠고 모든 아이들도 뼛속 깊이 이 사실은 안다.

골반에 대한 사람들의 양면성은 그것을 어떻게 부를지 혼란을 일으켰다. 엄밀하게 말해 골반은 엉치뼈(천골)와 20대 초반에 융합되는 무명뼈들(즉 좌골, 장골, 치골)을 합친 것이다. 엉덩이뼈, 무절제한 뼈, 무명뼈, 골반뼈 등 다양한 이름으로 불리는데, 하체에 있는 이 뼈는 상체의 날개인 견갑골과 상동기관이다. 무명뼈는 단어를 직역한 표현이고 실제로는 여러 가지 이름을 가진 뼈이다.

이 부위가 가르쳐주는 것은, 그것이 다양한 구조적 연결을 가진 뼈라는 점이다. 대퇴골, 엉치뼈와 연결되고 그리고 인대들의 부착을 통한 허리뼈 하단부와 연결되어 있다. 그 뼈 자체는 뼈 3개의 접합 내지 연결이다.

또한 그것은 생물학적인 그리고 활력적인 힘이 있는 부위이다. 이곳에 열정의 힘이 있다. 수태에서 임신, 출산까지 생명이 이곳에서 만들어진다. 엉치뼈 신경얼기와 꼬리뼈 신경얼기, 그리고 첫 번째와 두 번째 차크라가 여기서 생겨난다. 많은 샤머니즘 전통에서 골반은 2번째 두개골, 여성 두개골, 또는 골반 성배(聖杯)로 언급된다.

골반이 전하는 메시지는 바로 진정한 힘은 우리의 연결과 관계 속에 있다는 것이다.

응용사회의학 아카데미 원장인 가브리엘 크람(Gabriel Kram)은 자신의 직업을 '연결 현상학자'라고 설명한다. 연결 현상학은 다음과 같다.

우리 자신, 서로, 그리고 살아있는 세계와의 연결을 일깨우는 예술과 과학 … 인간 문화의 기초가 바로 연결이기 때문에, 이것은 문화 그 자체의 함축적인 역사적 기반이다. 근대성의 탄생은 이런 고대의 인식에서 벗어난 것이다.(Kram 2011, p.50)

이런 관점에서, 우리는 보디워크(bodywork: 우리 피부 안팎의 상호연관성에 대한 인식을 강화한다)를 문화적 복원의 중요한 한 형태로 간주할 수 있을지도 모른다. 그것에다 우리를 인도하는 조상의 지혜가 우리 뼛속에서 맴돈다는 합리적인 가정을 더하면, 1960년대의 희망적 사고의 일부는 우리의 문화적 구조에서 찢긴 여러 부분들을 치료하는 유효한 도구가 된 것 같다.

나는 언제나 상반되어 보이지만 실제로는 동전의 양면 같은 것들을 좋아한다. 예를 들어 골반기저근(골반의 양쪽을 연결하는 부드러운 조직)은 본질적으로 모순적인 기능을 가지고 있다. 하나는 골반과 복강을 닫아 내부 장기의 하중을 견뎌 내는 것이고, 다른 것은 아기와 배설물을 내보낼 수 있게 하는 것이다.

나는 이것이 케겔 운동의 유용성 여부에 관한 혼란이 발생한 한 가지 이유라고 생각한다. 정말 그렇다. 나는 "이 세상에는 두 종류의 진실이 있다. 사소한 진실과 깊은 진실."(Murdoch 1989, p.130에서 인용)이라고 말한 사람이 물리학자 닐스 보어(Niels Bohr)라고 알고 있다. 인체는 많은 것들의 집합체이고 그 중에서도 중요한 것은 깊은 진실이다.

우리는 속담에 나오는 눈을 가지고 볼 수 있어야 한다. 축소주의의 눈이 아닌 통합적인 눈을 가져야 한다.

현대 인간은 대부분 양쪽 다리를 사용하여 걷는 기동성과 큰 뇌를 가진 것이 특징이다(그것을 항상 잘 활용하는 것은 아니지만). 골반은 보행과 출산에 매우 중요하기 때문에, 자연선택은 넓은 산도(産道)와 보행 효율성이라는 두 가지 상반된 요구에 직면해 왔고, 이것은 '산과적 딜레마'라고 불린다. 여성의 골반은 출산을 위해 최대한 넓게 진화했으나, 더 넓은 골반은 여성들이 걷지 못하게 할 수 있다. 반면 남성의 골반은 출산 필요성에 구애받지 않아 두 발 보행에 최적화되어 있지만, 무용에 대해서는 종종 그렇지 않을 수 있다!

인접한 엉치뼈, 대퇴골, 그리고 현란한 근육군(群)의 주된 역할과 마찬가지로 무명골들의 주기능은 앉아 있거나 서 있을 때 상체의 무게를 견디는 것이다. 이것들은 서 있거나 걸을 때 그 무게를 몸통뼈대(주축골격)에서 하부 부속 골격으로 전달하고, 보행과 자세를 위한 강력한 근육들의 부착 부위를 제공한다. 다리이음뼈는 팔이음뼈와 비교하면 강하고 딱딱하다. 얕은 관절와(관절의 오목하게 들어간 부위)와 어깨뼈(상완골)의 튼튼한 머리로 인해 어깨 탈구가 흔하게 발생한다. 그러나 엉덩이 탈구는 드물다.

대퇴골두는 상당히 크지만, 그것과 상응하여 관절을 형성하는 골반의 절구도 그렇다. 절구는 깊이가 충분하기 때문에, 만약 여러분이 아주 작은 인간이고 음료를 식초 한 컵으로 제한한다면, 그 속에서 매우 작은 규모의 파티를 열 수 있을지도 모른다.

치골결합부는 작지만 주로 연골 원판의 강도 덕분에 골반 관절 중 가장 안정적이다. 하지만 본질적으로 허리엉치관절이나 엉치엉덩관절보다 움직임이 작기 때문에 골반에서 움직임이 가장 먼저 사라지는 관절이다. 치골결합부는 고전적인 기초 관절이므로, 뇌는 이를 움직이기 위해 이 영역의 큰 근육을 동원하여 골반의 움직이는 부위들 사이의 조화를 유지한다. 문제는 이것이 허리 통증이나 골반 통증 같은, 생체역학적 문제와 에너지 문제를 일으킬 수 있다는 것이다. 이런 이유 때문에 나는 허리 통증이나 골반 통증을 치료할 때 치골결합부에서 시작한다.

엉치뼈의 귀 모양 표면과 2개의 무명뼈 사이에 형성된 2개의 엉치엉덩관절도 거의 움직이지 않는 관절로, 매우 팽팽한 관절 캡슐에 둘러싸여 있다. 이러한 관절의 상부나 하부(또는 둘 다)에 지렛목을 놓으면 허리 통증, 골반 통증과 후(後)대퇴부 통증을 완화하는 데 도움이 된다. 또한 엉치엉덩관절의 가장 중요한 보조 인대인 엉치가시인대(천극인대)와 엉치결절인대(천골결절인대)에 지렛목을 놓는 것도 도움이 된다. 이들은 반쪽 골반을 엉치뼈에 안정시키고 엉치뼈곶이 전방으로 기우는 것을 방지한다. 장요인대(흉요근막의 하부 경계) 또한 종종 부드럽고 사랑이 담긴 지렛목들이 필요하다.

하부 허리 통증 치료에서 내가 선호하는 비밀 무기는 활배근(넓은등근)의 아랫부분이다. 그것은 주로 상체의 주요 근육 중 하나로 간주되며, 엉덩뼈능선의 뒤쪽 3분의 1에서 발생하고, 허리 통증의 유발점이 될 수 있다.

또 흔히 무시되는 하부 허리 통증의 원인은 복근으로, 이들 대부분은 치골(두덩뼈) 또는 엉덩뼈에 부착되어 있다.

왜 병원 출산은 대부분 여성이 반듯하게 똑바로 누운 상태에서 이루어지는가를 일반인에게 물어보면, 그들 대부분은 표면상 여성의 복지와 관련한 과학적 이유를 제시하려고 한다. 몇몇은 그 자세가 의사에게 편하기 때문이라고 말할 수도 있다. 하지만 그것이 허구보다 더 기이한 사실의 전형적인 사례이다.

역사적으로 1만 9,000년 전 고대 이집트에서 여성들은 출산을 위해 쪼그려 앉는 자세를 취했다. 수 세기 후 상이집트(Upper Egypt: 기원전 70~30년경)의 에스네 사원에서 발견된 조각에 따르면, 클레오파트라는 여러 여성들 앞에서 무릎을 꿇은 채 출산하는 모습을 보여준다. 고대 그리스에서는 조산사들이 출산 의자를 사용했는데, 산모는 이 의자에 앉아 의자의 구멍을 통해 아기를 낳았다. 조산사들이 산모의 배를 마사지하는 동안 조산사 중 한 명은 출산 의자 아래에서 팔을 벌려 아기를 받았다.

출산용 의자의 존재는 4,000년 전 바빌로니아 문화로 거슬러 올라가며, 그 후로 계속 사용되어 왔다. 역사를 통해 전통적인 문화권에서 여성들은 전형적으로 무릎을 꿇거나, 쪼그려 앉거나, 또는 그냥 앉아 출산한 사실이 발견된다. 내 외할머니는 조산사들의 도움을 받아 부엌에서 쪼그려 앉은 채 8명의 건강한 아이를 출산했다. 이는 그녀가 태어나고 자란 이탈리아에서 일반적인 관행이었다. 그리고 그녀의 모든 아이들은 그녀와 마찬가지로 90대까지 살았다.

18세기 초에 수평분만 자세가 일반적으로 적용되기 시작했다. 누가 이를 시작했는지는 아직 확실하지 않지만, 많은 사람들은 자신의 여자들이 출산하는 모습을 정면 가까이서 완전하게 보고 싶어한 변태적인 한 왕의 욕망에서 이 관행이 시작됐다고 믿고 있다.

심한 바람둥이였던 프랑스의 루이 14세는 자신의 애인들이 출산하는 모습을 관찰하고 싶어했지만, 출산용 의자가 그의 시야를 가려 답답해했다. 그는 더 큰 스릴과 만족을 추구하기 위해 새로운 방법을 모색했다. 분만 중인 여성이 누워서 다리를 벌리는 자세를 취함으로써, 그가 무슨 일이 일어나는지 더 가까이서 살펴볼 수 있었다. 그는 이것에 대해 매우 만족하였고 그의 환상을 충족시키는 특별한 침대가 디자인되었다. 그리고 프랑스 왕의 의사들이 새로운, 더 발전된 분만 방법을 사용한다는 소문이 유럽 전역으로 퍼졌다. 보라! 이것이 현재까지 이어져 오는 '과학적 진보'의 출생(의도한 말장난)이었다.

우리가 멈춰 서 골반에 귀를 기울이면, 골반이 하는 말을 느낄 수 있을지도 모른다. "노래를 불러라. 친구야, 계속 노래를 불러다오."

- 제프 로크웰

골반은 균형의 중심이자 우리 몸의 내부 도시이다. 이곳을 통해 우리 에너지가 흘러 다닌다. 골반은 상체와 하체의 강력한 움직임을 균형 있게 조율한다.

골반이 몸에서 가장 매혹적인 곳이라고 주장할 수 있다. 나는 한 요가 블로그에서 '빈 공간보다 더 매혹적인 곳은 없다'는 문구를 읽은 적이 있다. 불행하게도 골반에 대한 태도는 종종 성적 욕망과 인체에 대해 사람들이 느끼는 애매모호함을 반영할 수 있다.

그릇의 아름다움은 형태뿐 아니라 빈 공간을 포용하고 담는 방법에 있다. 대부분의 그릇과 마찬가지로 골반은 주로 액체로 채워져 있다. 골반은 배설과 분만의 통로일 뿐 아니라 방광, 생식기 같은 내부 장기를 수용한다. 골반은 '물 근육'(80%가 물로 이루어져 있다)들과 접해 있으며, 이들 근육에는 둔근(볼기근), 대퇴근막장근(넙다리근막긴장근), 엉덩근(장골근)과 요근(허리근), 골반기저근, 그리고 깊은가쪽돌림근이 포함된다. 또한 서해부 인대, 장요인대, 엉치가시인대, 엉치결절인대 같은 인대들도 포함된다.

처음에 나는 골반의 복잡한 뼈 기하학을 시각화하는 데 어려움을 겪었지만, 어린 시절의 애정 어린 추억이 도움이 되었다. 그것은 바로 동화「코끼리 바바르」였는데, 어린 시절 함께 한 동물들과 마찬가지로 나는 바바르를 친구로 여겼다.

바바르의 귀는 골반의 엉덩뼈 날개 같았고, 비록 높은 곳에 있지만 그의 왕관은 치골이 될 수 있었다. 궁둥뼈(좌골)는 그의 상아가 있는 곳에 자리하며, 엉치뼈는 왕관 아래에 있을 것이고, 그것의 너비는 두 눈에 의해 표현될 수 있다. 날아다니는 엉덩뼈 날개의 멋진 면모를 잘 담은 또 다른 사랑스러운 코끼리는 덤보(Dumbo)이다. 덤보는 큰 귀를 이용해 날아다니는 것으로 유명하다.

건강한 인간의 경험상 골반은 비록 날지는 않더라도 분명히 떠다닌다. 골반이 너무 자주 몸속에서 지나치게 고정되어 있으며, 주변 근육들이 불필요하고 만성적인 긴장을 유지하는 경우가 많다. 아이다 롤프(Ida Rolf)는 골반이 자유롭게 움직이는 성질을 매우 높게 평가하여 롤핑(Rolfing: 근막이완술)의 10개 세션 중 3개를 하단, 상단, 후방에서 골반의 건강한 위치와 움직임을 복원하는 데에 할애했다. 그리고 나서야 척추의 다른 쪽 끝인 머리와 목을 해방시키는 롤핑 세션으로 이어진다.

> 골반이 균형을 이루지 못할 때, 우리는 상승 추력을 가지지 못한다. 상승 추력은 몸에서 경험할 수 있는 무중력감인 제로 균형을 만드는 것이다. 골반이 정상에서 일탈했을 때 평형 즉, 균형 잡힌 골반에서 가능한 경험상의 평온을 가질 수 없다. 균형 잡힌 골반에 작용하는 결합된 힘은 0에 가까운 관성의 순간에 있다. 골반은 항상 역동적인 작용을 하지만 힘의 균형은 거의 0에 가깝다. (Rolf 1990, p.40)

골반의 감각적인 영역은 마음과 관련성이 더 큰 두개골 영역보다는 우리의 신체화(embodiment)에 더 많은 역할을 한다. 첫 번째와 두 번째 차크라(인체에서 기가 모이는 부위)와 연관되어, 골반은 우리가 지구에서 안전하다는 느낌을 경험하게 해준다. 자유로워진 골반이 각각의 다리, 발목, 그리고 발을 통해 힘과 에너지가 아래로 이동하도록 허용하기 때문에, 우리는 땅을 밟을 수 있게 된다. 골반은 인간의 모든 새로운 삶을 위한 통로일 뿐 아니라 성적 욕망과 연결되어 있다. 골반은 배뇨와 배변을 위한 통로를 가지고 있다.

두 번째 차크라는 성적 욕망과 연관되어 있을 뿐 아니라, 생명과 전반적인 흥분성을 창조하는 생식력과 관련되어 있다.

골반은 척추에서 가장 큰 뼈인 엉치뼈와 연결되어 있는데, 엉치뼈는 5개 척추골(등골뼈)의 융합이므로 가장 큰 활력을 갖고 있다. 그래서 골반의 거부할 수 없는 흥분은 때때로 마음을 눌러 강력한 갈등, 스캔들, 공격과 함께 최고의 쾌락을 초래할 수 있다.

골반의 근육들, 특히 둔근(볼기근)을 통해 우리는 가장 깊은 욕망에 말을 건네는 매혹적인 흔들림을 가지고 있고, 그것을 통해 가장 멋진 만족감을 약속한다. 골반이 우리 삶의 많은 면에서 중심에 있기 때문에 골반에 대한 사회적 시선은 논란이 되고 있다. 만약 우리가 골반 영역을 친구로 여기지 않으면 많은 감정들―부끄러움, 사랑, 욕망, 끌림, 흥분, 혐오―이 무의식적으로 우리 안에 머물러 불안감을 느끼게 할 수 있다.

우리 각자의 세계의 중심에 있고 우리 삶의 아름다움과 의미에 광범위하게 기여하는, 매력적이고 대부분 비어 있는 이 골반을 환영하길 바란다.

- 데이비드 라우터스타인

골반 강화법

이 장의 처음에 있는 골반 그림을 보고 여러분 안의 아름다운 뼈들을 느껴본다. 부엌에서 그릇 하나를 가져와 그릇을 잡고 여러분의 '골반 그릇'을 찾을 수 있는지 느껴본다. 천천히 걸어 다니며 스스로 묻는다. "만약 내 골반 그릇에 물이 가득 찼다면 물이 넘칠까? 앞으로 넘칠까? 뒤로 넘칠까? 왼쪽이나 오른쪽으로 넘칠까? 아니면 이러한 방향들을 혼합해서 넘칠까?"

평평한 의자에 앉아 상체의 무게가 의자 위에 안착되는 느낌을 느껴본다. 먼저 여러분의 궁둥뼈 결절이 의자와 만드는 접점을 느낌으로써 골반의 위치를 파악하기 시작한다. 그 다음 등의 아래에 있는 구부러진 뼈인 엉덩뼈능선을 만지고 그 형태를 감상한다. 그런 다음 마음의 눈으로 여러분의 몸 앞쪽, 생식기 바로 위에 있는 치골을 찾는다. 이 부위의 감각들을 받아들이고, 나아가 여러분의 골반 그릇 전체의 감각들을 받아들인다.

다음 단계는 내면 감각을 향상시키기 위해 섬세하고 매우 천천히 움직이는 것이 필요하다. 천천히 체중을 왼쪽 궁둥뼈 결절 위로 옮긴다. 그러나 가상의 물이 골반 그릇에서 넘치지 않도록 약간만 옮긴다. 골반을 기울이지 말고 바닥과 평행하도록 스르륵 이동시킨다. 반대 방향으로 반복한다. 멈춰서 느껴지는 감각들을 음미한다. 그런 다음 천천히 등을 약간 아치 모양으로 만든다. 그릇 앞쪽에서 물이 넘치지 않을 만큼만 약간 아치로 만든다.

이전과 같이 골반을 기울이지는 말고 바닥과 평행하도록 앞뒤로 스르륵 움직이게 한다. 등을 편 채 이러한 움직임을 따라한다. 물이 골반 그릇 뒤로 넘치지 않게 한다. 동작을 더 느리고 섬세하게 반복하면서 그릇 안의 물을 유지한다. 판단하지 말고 어떤 감각들이 떠오르는지 관찰한다.

위의 단계를 반복하면서 마무리하되, 이번에는 뼈가 있는 골반이 움직일 수 있도록 한다. 예를 들어 체중을 오른쪽 궁둥뼈 결절로 옮기는 동안 왼쪽 궁둥뼈 결절이 약간 의자에서 떠오르게 허용한다. 이를 위해 왼쪽 하지(下肢)의 무게를 조금 바닥으로 밀어 넣어야 할 수도 있다. 골반을 앞뒤로 옮기는 경우(앞에서 등을 약간 아치로 만들었다가 폄으로써 그렇게 했다)에 골반이 결절 조면(粗面) 위를 따라 앞뒤로 굴러가도록 허용한다. 움직임을 매우 느리고 최소화하여 물이 넘치거나 튀지 않게 한다. 이런 미세한 움직임을 취하는 동안 상체와 하지가 어떤 느낌인지 관찰한다. 뼈로 이루어진 골반의 감각 이미지를 기억한다. 어떤 움직임이 불안정하거나 서툴다고 느껴지면, 더 느리게 반복한다. 여러분의 뇌는 새로운 방식의 움직임, 감각, 존재를 시도하고 있다.

일어나서 걸어 다니며 스스로에게 묻는다. "지금 내 골반과 그 움직임은 어떤 느낌인가?"

제6장
인체의 정중앙, 엉치뼈·꼬리뼈

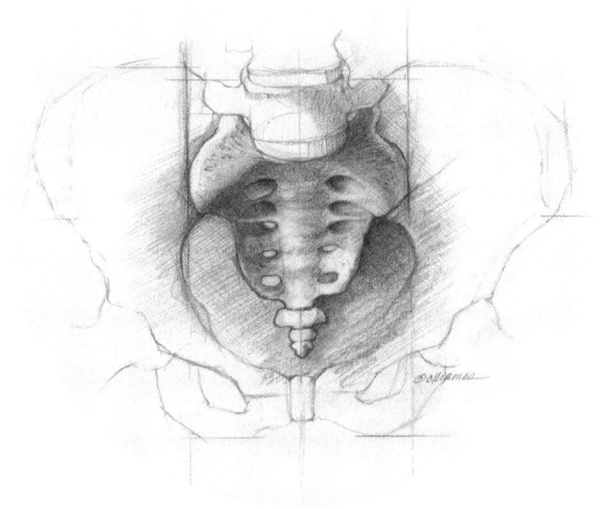

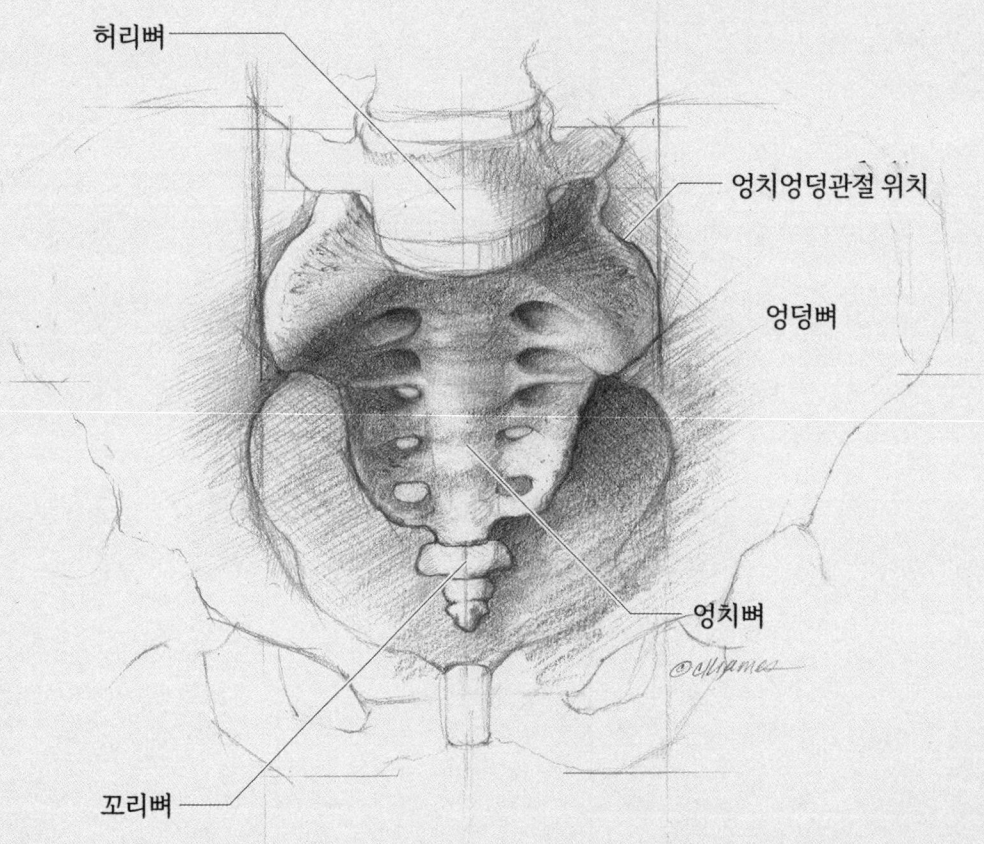

자연의 예술 작품으로서 엉치뼈(천골)는 접형골(나비뼈)*, 대퇴골과 함께 내 숨을 멎게 하는 뼈들 중 하나이다. 버크민스터 풀러(Buckminster Fuller)는 내게 말했다. "인생은 숨 쉬는 횟수로 측정되는 것이 아니라, 숨 막히는 순간의 수로 측정된다."(Fuller 1981) 나는 보디워크 그리고 뼈를 공부하고 만지는 일을 통해 숨 막히는 순간을 많이 경험했다.

나는 파도 그리고 파도 같은 모습을 좋아하며 특히 뼈에서 그런 것들을 선호한다. 엉치뼈는 뒤쪽 표면에 감각적인 볼록 곡선을 가지고 있어, 제로 밸런싱(Zero Balancing: 골격 구조를 조작하는 치료법) 지렛목을 적용하거나 근막 이완으로 허리의 긴장을 줄이기에 완벽하다. 안쪽 표면에 오목하게 자리 잡은 부위는 골반 생리학의 중심이며 생명이 활기차게 흘러간다.

Sacrum(엉치뼈)이라는 단어는 라틴어로 '성스러운' 또는 '신성한'을 의미한다. 언제, 어떻게 이 구조물이 성스러운 뼈로 알려졌을까? 옥스포드 영어사전에 따르면, 엉치뼈라는 용어는 1753년에 영어에 편입되었다. 그리스인들이 처음 사용했지만 '성스러운'의 의미는 로마인들이 추가했다. 로마인들은 성기를 보호하기 위해 실제 엉치뼈를 제

---

* 역자 주: 두개골의 일부이자 안와(orbit)을 이루는 7개 뼈 중 하나

물로 사용했다(고대에는 성스러운 것으로 간주되었다). 그러나 인간 희생의 맥락에서 그 같은 사용이 얼마나 성스러웠을지는 의문이다.

엉치뼈의 독일어는 Kreuzbein으로 십자가 모양의 뼈를 의미하며 십자가 처형의 신성함을 전달한다. 또 다른 학파는 여성의 신성한 기관인 자궁과 난소가 뼈로 된 이 성스러운 기관에 위치한다고 생각했다. Sacra라는 단어의 기본적인 의미는 '성스러운'이지만 '큰, 위대한 또는 장엄한'을 의미하기도 한다.

마지막으로 크기 때문에 엉치뼈는 다른 척추골(등골뼈)보다 분해가 힘들 수 있다. 따라서 많은 고대인들은 유대교의 전통과 마찬가지로, 이 뼈가 사후에 부활의 근원이 될 수 있다고 믿었을 수 있다.

마찬가지로 이슬람교도 인체에는 부패하지 않는 뼈가 있다고 믿으며, 육신은 이 뼈에서 부활할 것이라는 믿음을 공유한다. 그러나 이들은 그 뼈를 꼬리뼈(미골)라고 여긴다. 나는 엉치뼈의 신성함에 전혀 의문을 가지지 않지만, 다른 전통 문화에서는 '성스러운 뼈'를 1번 목뼈, 후두골, 심지어는 뼈보다도 훨씬 더 파괴되지 않는 치아로 여기기도 했다.

인도의 영적 수행에서 엉치뼈 주변 부위는 쿤달리니(Kundalini)의 자리이다. 쿤달리니는 척추의 밑바닥에 있는 원초적인 휴면 에너지로 보이는데, 종종 뒤얽힌 뱀으로 시각화된다. 요가의 일부 전통에서 주요 목표 중 하나는 척추의 밑바닥에 있는 이 여성적인 에너지를 풀어주거나 해방하는 것이다. 이후 이 에너지는 중심 에너지 경로를 통해 위로 올라가 7번째 차크라에 있는 남성적 에너지와 합쳐질 수 있다.

이 상반된 것의 결합이 요가의 본질적인 의미(합치거나 결합하다)이며 많은 전통 문화권에서 강력한 상징이다.

아마도 여러분은 복부에 있는 '2번째 뇌'에 관해 들어보았을 것이다. 수백만 년 전에 출현했다가 공룡과 함께 사라진 또 다른 2번째 뇌가 있다. 공룡의 일종인 스테고사우루스는 엉치뼈에 크게 확장된 신경관이 있었으며, 이는 2번째 또는 후방 뇌로 언급되었다. 이 뇌의 공간 크기는 두개골에 있는 뇌의 20배였고, 그것은 하지 기능을 통제했다고 여겨졌다. 그러나 그 공간은 다른 목적으로도 사용되었으며, 이는 스테고사우루스에만 한정된 것이 아니었다. 그것은 오늘날까지도 새들에게서 훨씬 작은 형태로 존재한다. 이것은 글리코겐체(體)를 함유하고 있는데, 이 구조물의 기능은 동물의 신경계에 글리코겐 공급을 용이하게 하는 것으로 추정된다. 또한 균형 기관의 역할을 할 수도 있다.

엉치뼈는 일종의 교차로로 척추와 엉덩이를 골반에 연결한다. 이것은 우리의 상체와 하체를 연결하는데, 몸 안에서 하늘과 땅이 만나는 또 다른 예이다.

척수는 그것의 경막 외피를 통해 엉치뼈관(管)에 직접 연결되며, 꼬리뼈관(管)에도 연결된다. 이들 뼈의 위치 변형은 인체 전반에 문제를 야기할 수 있다.

엉치뼈에 관한 다른 임상적 문제는 골반의 두 반구(半球)의 관계 또는 무명골과 관련이 있다. 측면에서 볼 때, 골반의 후면과 전면의 장골극(엉덩뼈가시)은 수평이어야 한다. 이 두 지점을 연결하는 각도가 남성의 경우 5도, 여성의 경우 10도를 초과하면 하부 엉치뼈 신경근(根)에 묶임 현상이 발생하여 신경 조직에 허혈성 변화를 초래한다. 이 경우 골반통 및 기질적 기능장애증후군이라고 불리는 상태를 초래할 수 있다. 본질적으로 이는 내 환자들이 겪는 골반 및 골반저(底)의 불편 증상뿐 아니라 요실금, 성교통(痛), 발기 부전, 오르가슴 불능 등 기질적 기능장애로 귀결될 수 있다.

꼬리뼈(미골)는 크기만 작은 엉치뼈와 같다. 하나는 큰 엉치뼈, 다른 하나는 작은 엉치뼈로 생각할 수 있다. 이 두 개의 역방향 삼각형은 공동으로 전체 척추와 중추신경계의 토대를 형성한다.

꼬리뼈는 종종 꼬리의 흔적으로 생각되지만, 사실은 그렇지 않다. 척수의 실 모양 끝 부분인 마미(馬尾: 척수신경근의 집합)가 꼬리뼈 내의 관(管)에 부착된다. 꼬리뼈가 부딪혀 넘어지는 것은 다른 넘어짐과 다르다. 손상된 또는 골절된 꼬리뼈는 광범위한 신체 통증뿐 아니라 정신적·감정적 고통을 일으킬 수 있다. 나는 수년간 치료되지 않았거나 잘못 치료된 꼬리뼈 골절로 인해 자살을 시도한 환자들을 치료한 일도 있다.

많은 근육들, 실은 골반저(底) 근육 조직 전체가 이 작은 뼈에 붙어 있다. 다행히도 최근에는 골반저의 근육 조직, 엉치뼈 및 꼬리뼈를 전문적으로 다루는 세부 분야가 물리치료 분야 내에서 등장했다. 꼬리뼈 통증을 포함하여 골반저 통증을 치료하기 위해 수술이 일반적으로 시행되지만, 이런 경우 나는 우선 골반저 물리치료사와 상담할 것을 권장한다. 많은 경우 보존적 치료로 성공할 수 있기 때문이다.

골반저와 관련한 가장 흔한 문제 중 하나는 요실금이다. 요실금은 정상적인 노화 영역이 아니며, 케겔(Kegel)운동은 거의 해결책이 되지 못한다. 대부분의 사람들은 골반저 근육을 지나치게 긴장시키며 이로 인해 이 근육의 기능이 억제된다. 대개 이 근육들은 과도하게 긴장되어 있기 때문에 운동으로 강화되기보다 이완되어야 한다.

로건 베이식 테크닉(Logan Basic Technique)은 엉치뼈·꼬리뼈 부위의 문제를 치료하기 위한 카이로프랙틱 기술이다. 로건(Hugh B. Logan) 박사는 적절한 신경근골격계 관리가 척추의 꼬리 부위에서 시작되어야 한다고 느꼈다. 왜냐하면, 피사의 사탑을 생각해보라. 사탑의 건설은 1173년에 시작되었지만 얕은 기초와 부드럽고, 고정되지 않은 땅바닥은 탑을 지지하기에 너무 불안정했다. 여러 세기 동안 건축가들은 높이를 더하고 탑을 수직으로 만들려고 계속 노력했다. 물론 상황은 악화되었고 이탈리아는 인기 있는 관광 명소인 사탑을 가지게 되었다.

로건 박사는 문제의 근본 원인은 불안정한 기초라고 느꼈다. 그의 온건한 방법은 너무 성공적이어서 그는 이 기술을 널리 보급하기 위해 1935년 미주리주 세인트루이스 근처에 로건 카이로프랙틱 대학(현재 로건 대학교)을 설립했다.

바이오텐세그리티의 관점에서 볼 때, 꼬리뼈를 해방시키면 자기 발전의 과정을 시작할 수 있다. 꼬리뼈의 아래쪽이 전방으로 들어가면, 어깨가 둥글게 되고 호흡이 얕아지며 뇌로 가는 혈액 공급이 줄어드는 경향이 있다. 이때 우리 마음에 있는 것은 절대 심리적이나 영적인 성장이 아니다. 8시간 수면을 취해도 우리는 우울하고 피곤하다. 우리의 관심은 생존 문제에 국한되는 경향이 있다. 그래서 생존에서 번영으로 나아가기 위해서는 척추의 기초를 해방시키는 것이 현명할 것이다!

- 제프 로크웰

"여러분 안에 있는 것을 끄집어내면, 그것이 여러분을 구원할 것이다."

- 도마복음서 70절

복장뼈(흉골)의 끝에 위치한 검상돌기, 발의 시작, 팔의 끝에 위치한 손, 두개골의 다양한 뼈와 기능으로 끝나는 인체의 맨 위와 같이, 인체의 시작 및 끝과 관련된 부위에는 특별한 힘이 있다.

이야기의 시작과 끝, 해부학의 시작과 끝, 사랑과 삶 그리고 숨쉬기의 시작과 끝은 우리의 경험을 만든다. 가장 중요한 인상은 첫 인상이라고 한다. 그 때문인지 알 수 없지만, 우리는 그 다음으로 중요한 것은 마지막 인상이라는 점을 미심쩍게 여기는 경향이 있다.

실제로 많은 치료법은 치료 효과를 더 높이기 위해 인체의 시작 또는 끝을 찾는다. 예를 들어 발과 손의 반사(反射)요법 및 부교감신경치료(두개천골요법)가 있다. 손금 읽기와 골상학은 매력적이지만 가짜인

데, 손과 두개골의 윤곽을 통해 개인의 본성을 찾겠다는 것이다.

시작과 끝은 공간적인 측면뿐 아니라 시간적인 측면에서도 존재한다. 우리는 땅에서부터 비로소 자라나며, 기어 다니다가 일어선 뒤 우리 아래의 땅과 수직 관계를 형성한다. 물론 우리는 먼지로 끝난다. 명확한 끝이 없다면 우리는 명확한 시작을 할 수 없다.

꼬리뼈의 꼬리(그리고 이야기)는 인체 중앙의 끝 그리고 척추의 끝(여러분의 관점에 따라서는 시작일 수도 있다)에 위치한다. 꼬리뼈는 척추를 타고 올라가는 중앙 통로, 즉 중국 전통의학에서 독맥(督脈)이라고 부르는 것의 한 혈(穴)인 'GV 1' 근처에 위치한다. 이 경락을 따라 첫 번째 있는 이 혈은 '길고 강한'으로 번역된다. 이로써 꼬리뼈(그리고 엉치뼈)를 단순히 흔적만 남은 꼬리라고 생각하기보다는, 힘의 원천임을 경험할 수 있게 된다. 사실 sacrum(엉치뼈)이라는 단어의 어원은 라틴어 os sacrum인데 그리스어 hieron osteon에서 번역되었다. 이 그리스어는 성스러운 뼈를 의미하며 hieros는 '강한'이라는 의미가 있다. 이 뼈에 강한 뼈라는 이름 붙인 갈렌(Galen)의 입장에서 그 라틴어는 잘못된 번역임을 시사한다.

따라서 엉치뼈와 꼬리뼈 모두 깊지만 일반적으로 의식하지 못하는 힘의 근본적인 원천으로 볼 수 있다. 실제로 척추의 이 뿌리를 영양과 힘의 원천으로 보는 것이 얼마나 합리적인지를 알 수 있다. 이는 척추의 가지런함, 힘, 에너지의 기반을 형성한다.

Coccyx(꼬리뼈)라는 단어는 뻐꾸기를 의미하는 그리스어 kokkyx에서 파생되었다. 뼈가 뭉친 것이 뻐꾸기의 구부러진 부리를 연상시켰기 때문에 아마 갈렌(다시 한번)이 그렇게 이름 지은 것 같다. 뻐꾸기는 두개골정골요법의 창시자인 윌리엄 가너 서덜랜드(William Garner Sutherland)의 노력으로 현대의학에도 등장했다. 서덜랜드는 두개골의 특정 뼈의 형태와 움직임을 뻐꾸기의 형태와 고개를 끄덕이는 움직임에 매력적으로 비유했다.

이 분야를 찾아낸 선구자 중 한 사람은 아이다 롤프(Ida Rolf)이다. 그녀는 홀신경절(節)이 다수의 고대 및 현대 종파에서 영혼의 자리로 간주되는 사실에 주목했다. 홀신경절은 엉치꼬리뼈 접합부의 앞쪽에 있는 고립된 구조물이다. 두 교감신경 줄기의 말단인 그것은 신체에서 유일하게 짝을 이루지 않은 자율신경절이다. 롤프는 골반, 엉치뼈, 꼬리뼈를 안정시키는 것으로 롤핑(근막이완술)의 각 시술을 끝냈다. 이로써 환자는 척추, 골반저(底), 하체, 자율신경계에 뿌리 깊은 느낌을 받는다.

아이린 다우드(Irene Dowd)는 「날기 위해 뿌리 내리기」(Taking Root to Fly)에서 엉치뼈를 교회의 쐐기돌 아치에 비유한다. 아치의 하강력이 기둥들을 제 자리에 고정시킨다. 인체에서 기둥은 우리의 다리이며, 우리는 가만히 서 있을 때조차 끊임없는 인체의 미세한 움직임에 적응하기 위해 훨씬 더 많은 섬세함이 필요하다. 19개의 인대가 골반과 골반 주위에 있다는 점, 57개의 근육이 골반과 연결되어 있다는 점, 여러분이 하늘에서 지력(地力)으로 변환되는 교차 부위를 가지고 있다는 점에 덧붙여 척추의 느낌을 더해 보라. 그 느낌은 척추가 엉치뼈에서 뇌와 출입구로 연결되어 접지력을 흐르게 하는 것이다.(Jeff

Lennard, 제로 밸런싱 강사, 2019, Dowd 1995를 인용)

엉치뼈와 관련하여 내가 가장 흥미롭고 신비롭다고 느낀 경험은 동료이자 침술·제로 밸런싱 강사인 영국인 앨런 헥스트(Alan Hext)와의 사적 서신을 통해서였다. 그는 다음과 같이 썼다.

중국 침술 전통에서 8개의 엉치뼈구멍(엉치뼈의 각 층에 있는 쌍으로 된 구멍)은 종종 8개의 바람으로 알려져 있다. 이것들은 기와 영혼의 활력적인 숨결이 불어오는 통풍구로 받아들여질 수 있고, 8개 방향(중력의 중심과 관련된 엉치뼈)을 지향하는 능력으로 간주된다. 이 능력 덕분에 우리는 중추적 균형을 구현하고 모든 가능성에 적응하고 자유롭게 열린 자세를 취할 수 있다.(Hext 2019)

이 깊고 근본적인 생명 영역, 엉치뼈와 꼬리뼈 영역을 탐구하는 것은 실제로 우리 내부에서 더 균형 잡힌 느낌을 구현하는 데 도움이 될 수 있다. 그것이 인체(그리고 활력)의 정중앙에 존재함으로써 우리 존재의 중심에서 지렛목 역할을 수행한다. 그것은 시소와 마찬가지로 움직임을 가능하게 하는 중앙 기둥이다. 엉치뼈와 꼬리뼈는 우리 내부 중심축의 뿌리이고 동시에 우리에게 세계의 축이다.

이 역할을 모든 사람의 삶에서 인정한다면, 우리 안에 있는 것이 우리를 구원하는 데 부분적으로 역할을 할 수 있다는 것을 보여줄 것이다. "이 진짜 축은 이상적인 축의 화신(化身)일 것이며, 그 주변에서 인류는 그 움직임에 함께 이끌리게 될 것이다."(Jaspers 2011, p.263)

— 데이비드 라우터스타인

엉치엉덩관절 강화법

 신체적 구현의 삶을 선택하는 이유는 다양하다. 우리 자신과의 관계를 향상시키기 위해, 직관력을 깊게 하기 위해, 그리고 통증을 견디며 번영하는 법을 배우기 위해서이다. 신체적 구현은 이 세 가지 중 3번째에 해당한다.

 요가 매트나 카펫 위에 등을 대고 눕는다. 무릎을 구부리고 발을 바닥에 평평하게 놓는다. 한쪽 엉덩이를 같은 쪽 어깨로 천천히 으쓱한다. 그런 다음 다른 쪽 엉덩이를 같은 방식으로 으쓱한다. 몇 번 반복하면서 한쪽 또는 양쪽의 엉치엉덩관절이 윤활액이나 애정 어린 보살핌을 사용할 수 있는지 감지한다.

 움직임이 더 제한되는 쪽으로 돌아가되, 통증을 유발하지 않도록 주의한다. 만약 대퇴골 큰 돌기 부근이 아프면 더 이상 하지 않는다. 두 무릎을 이전처럼 구부린 채로 움직임이 제한되는 쪽을 매트나 카펫에 편안히 자리 잡게 한다. 땅에 의해 지지되거나 감싸지거나 안겨 있는 느낌을 체감해본다. 가능하면 여러분의 주거지 바닥 아래 지구의 땅에 의해 그런 느낌을 체감해본다. 그런 지지를 같은 쪽 골반에서 느껴보고 바닥면과의 접촉을 통해 엉치엉덩관절이 보호받는 느낌을 느껴본다.

 다른 쪽 엉덩이를 작은 움직임(2.5cm)으로 어깨 쪽으로 으쓱해본다. 이 과정을 여러 번 반복하되 매번 더 천천히 으쓱한다. 잠시 멈추어 골반 어디에서든 감지되는 감각에 주목한다. 그런 다음 동작을 반복하면서 움직임을 약 1cm 정도로 더 작게 만든다. (모든 것을 크게 하는 것에 익숙한 우리에게는 어려울 수 있다.) 여러 번 반복한다.

다른 쪽으로 돌아가서 위의 단계를 반복한다.

다시 등을 대고 좌우로 번갈아가며 같은 골반 동작을 번갈아 한다. 이제 '꼼짝하지 않던' 엉치엉덩관절에 어떤 느낌이 드는가?

이 같은 실행을 할 때 통증이 있다면 아픈 엉치엉덩관절의 동작을 정신적으로 시행할 수도 있다. 실제 움직임을 여러 번 시행하되 동작을 작고 느리게 유지하여 안전을 지킨다. 어떤 쪽이 도움이 필요한 것 같은지 주목한다. 머릿속으로 양쪽 엉덩이를 으쓱하는 장면을 떠올리며 2.5cm 그리고 1cm의 움직임을 상상해본다. 일어나서 1분 동안 걷는다. 다시 누워 엉치엉덩관절을 더 쉽게 움직일 수 있는지 확인한다. 우리가 하는 모든 움직임은 기쁨을 느끼는 기회임을 명심한다.

제7장
요통의 오해와 진실, 허리뼈

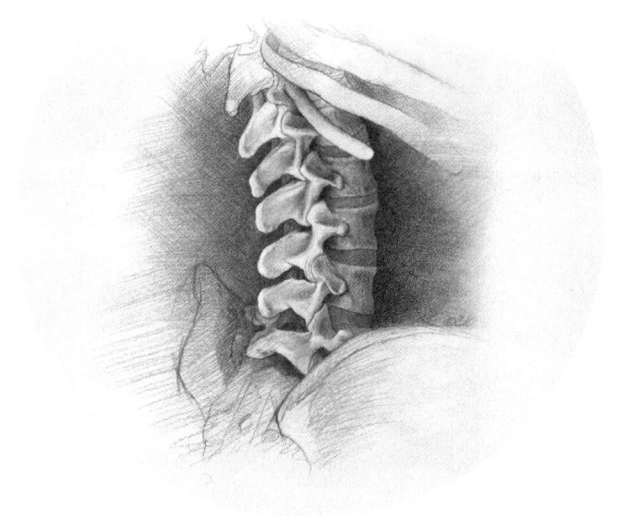

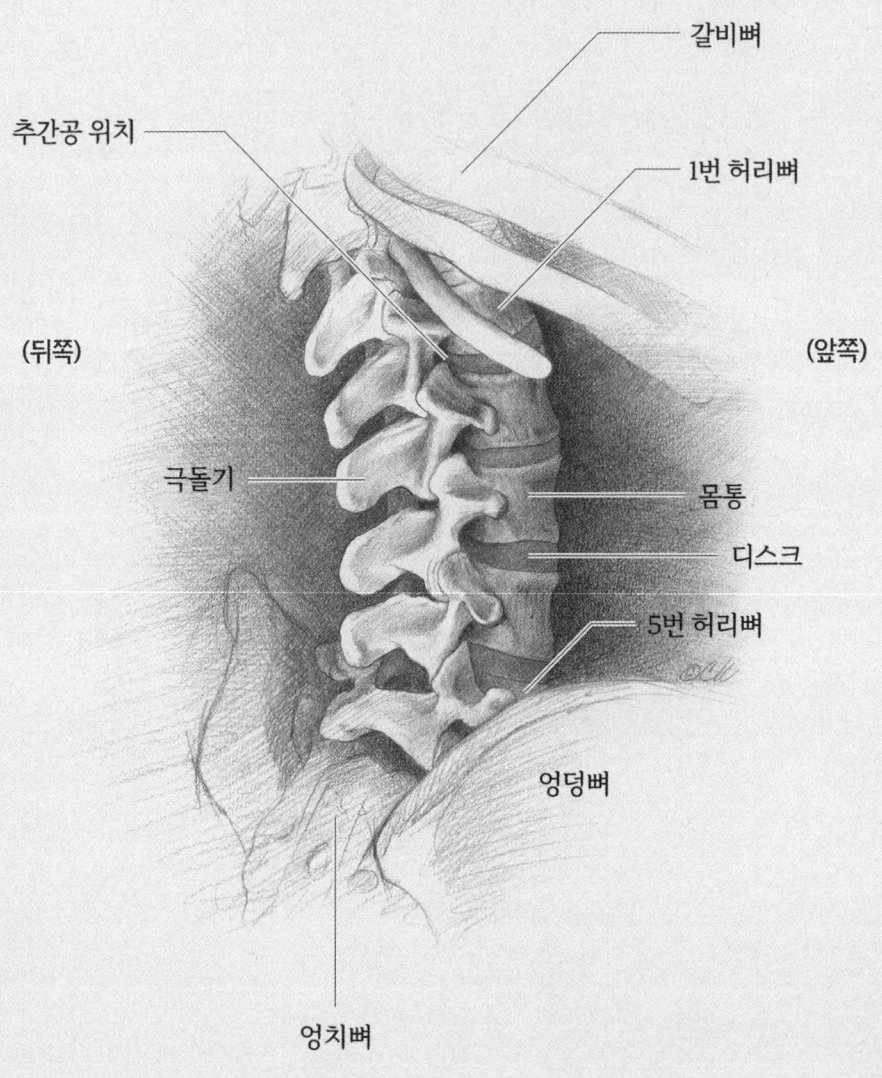

록 음악의 권위자 루 리드(Lou Reed)의 불편하지만 아직도 영향력 있는 스승인 델모어 슈워츠(Delmore Schwartz)는 「나와 함께 가는 무거운 곰」(The Heavy Bear Who Goes With Me)이라는 시를 썼다. 이 시는 내가 희망하고 믿는 것과는 정반대라는 점을 강조한다. 델모어는 무거운 곰을 떠올리며 신체적 구현과 욕구에 불편함을 느낀다. 그러나 그 시의 부제는 '몸이 함께 함'이어서, 그가 추구하는 방향에도 불구하고 희망이 아직 있다. 만일 이 선물 '몸의 함께 함'이 없다면 삶은 어떠할까?

내가 허리뼈(요추)를 생각할 때 떠오른 구절은 다음과 같다.

나와 함께 가는 무거운 곰,
잡다한 꿀을 얼굴에 묻히며,
어설프고 이리저리 느릿느릿 움직이며,
모든 곳의 중심…

(Schwartz 1967, pp.75-76)

'느릿느릿 움직임'(lumbering)이라는 표현을 살펴보자. 라틴어 lumbus는 산스크리트어 randhra에서 유래하였으며 허리로 번역된다. 이 단어는 또한 고대 교회슬라브어 legvije에도 뿌리를 두고 있는데 그것은 허리, 신장, 내부, 영혼을 의미한다. 동사로서 이 단어는 스칸디나비아어를 기원으로 하며 '어색하게 움직이다'를 의미한다. 그 기원으로부터 우리는 목재에 적용되는 명사 lumber를 얻게 되는데, 이는 목재가 '움직이기에 곤란하기' 때문이다. 아마도 후자가 슈워츠가 사용한 말의 뿌리일 것이다.

허리뼈는 척추 공동체에서 가장 크고 가장 강한 구성원으로 가장 큰 무게를 지탱한다. 목뼈(경추)는 '참회 화요일'의 가면 같아 보이는 반면, 허리뼈는 괴물 석상(石像)과 약간 비슷한 모습이다.

하지만 그것은 친근감이 가는 괴물 석상이다. 그것은 우리가 상반신을 앞으로, 뒤로, 또는 양쪽으로 움직일 수 있도록 최선을 다해 지지하고 도와준다. 척추 사이사이의 면(面)은 오른쪽과 왼쪽을 향한 회전을 제한한다. 자유롭게 회전할 수 있는 능력은 상반신 무게를 관리하는 역할을 약화시킬 것이다. 허리뼈는 서로 의지하며, 그 형태는 앞쪽으로 약간 더 크고 뒤쪽으로 조금 더 작고, 근육과 인대의 지지를 받아 특유의 부드러운 허리뼈 곡선을 형성한다.

척추의 곡선은 직선일 때보다 10배나 더 큰 무게를 지탱할 수 있게 한다. 또 부드러운 곡선은 모든 척추 사이에 힘을 고르게 분산시킨다. 직선 형태의 척추에서는 모든 디스크가 각각 그 위에 있는 모든 척추의 무게를 지탱해야 하므로, 특히 허리뼈의 부담이 가장 크다.

허리뼈 곡선은 아이가 걷기 시작할 때 비로소 형성된다. 서서 걷는 아이는 처음에는 귀엽고 서툴지만 다행스럽게도 걱정해야 할 성인 체중이 아니다. 아이들은 작은 두 발로 서서 즐거운 미소를 띤 채 이쪽저쪽 뒤뚱거리며 걷는다. 이제 그들은 기어 다닐 때보다 훨씬 높은 곳에 있다. 여러분은 부모·형제자매의 높이에 더 가까이 다가간 그 기분을 기억하는가? 우리에게 이런 능력을 부여한 새로운 곡선은 허리뼈 그리고 그것의 조용하고 냉철한 지지, 디스크 및 결합 연조직에 의해 만들어졌다.

시간이 지남에 따라, 슈워츠가 말한 '모든 곳의 중심'인 그 부위는 지칠 수 있다. 나이가 들면서 스트레스, 움직임 부족, 체중 증가 및 유전자가 허리 부위를 손상시킬 수 있다. 근육이 쉬이 피로해지거나 경련을 일으킬 수 있고, 디스크들은 압축되거나 심지어 탈출할 수도 있다. 이것은 우리가 네 발로 걷는 동물에서 두 발로 진화한 결과의 대가일 수 있다. 그리고 우리는 허리뼈에 대해 장기(臟器)들이 매달린 비계(飛階), 즉 네 발 달렸을 때의 역할 대신에 상체 전부를 지지할 것을 요구한다. 이것은 가장 기본적인 인간의 구조적 문제 중 하나이다. 이는 슈워츠가 집착했던 마음·감정의 문제와 유사하다. 자아의식과 발달된 대뇌를 갖춘 우리 모두는 내부의 동물적 반응과 합리적 의사결정을 하는 자아 사이의 조화를 이뤄야 하는 평생의 과제를 안고 있다.

허리뼈는 대부분의 민속 음악의 근간이 되는 오음계처럼 우리 인류를 고정시키고 지탱해주는 다섯 가지 음조(音調)이다. 그 음악은 기본적이고 직선적이다. 허리뼈의 탄탄한 베이스 톤이 없다면, 우리는 상체의 우아한 움직임, 팔과 손의 선율적 목소리, 그리고 노래를 즐길 수 있는 능력을 잃게 될 것이다. 이 5개의 튼튼하고 활력적인 뼈는 어떤 면에서 우리 자유의 근원이다. 슈워츠는 뛰어난 능력을 지니고 있었지만 이 대목에서는 틀렸다. '무거운 곰'은 우리에게 자유의 전제조건이고, 허리뼈는 우리에게 우아함의 전제조건이다. '무거운 곰'은 허리뼈의 토템 동물로 간주될 수 있으며, 모든 인간의 삶에서 가장 위대하고 귀중한 동반자 중 하나이다!

- 데이비드 라우터스타인

가엾은 델모어 슈워츠. 그는 재능 있는 작가로서 어린 시절 외상의 생존자였지만 결국 그 외상의 희생자가 되었다. 아마도 '무거운 곰'은 그의 영혼을 무겁게 압박하는 어떤 것에, 그의 살과 뼈에서 느낀 어떤 것에 목소리를 부여했을 것이다. 이는 제임스 조이스(James Joyce)의 단편소설 「가슴 아픈 사건」(A Painful Case)의 등장인물 미스터 더피(Mr. Duffy)를 떠올리게 한다. 그는 '자신의 몸으로부터 조금 떨어진 곳에 살았다'는 것이다.(Owens 2017, p.72)

나는 카이로프랙틱 교육을 받는 동안 허리에 대해 큰 두려움을 가졌었다. 허리 통증 치료는 많은 카이로프랙틱 시술에서 가장 기본적인 영역이지만, 해부학적으로 다루기 매우 어려운 부위로 간주되었다. 나는 실무 첫 주에 본 환자 한 명을 생생하게 기억한다. 키 198cm, 몸무게 125kg에 달하는 이 20대 남성은 참을 수 없는 허리 통증을 호소했다. 그의 아내가 내 사무실에 전화하여 그 집을 방문했을 때 그는 일어서지 못하고 거실 바닥에 엎드려 울고 있었고 옆에 있는 병에 소변을 보려고 애쓰고 있었다. 그는 이틀간 바닥에 누워 있었다.

증가 또는 감소하는 허리뼈 곡선, 디스크 손상, 굽은 척추, 척추전방전위증 등 인체를 순전히 물질적 관점에서만 볼 때, 허리의 병리학은 설명하기 어렵다. 그러나 문제는 부분적으로 허리뼈를 해부학적 조직의 집합체로만 보는 데 있다. 전인적(全人的) 관점에서 벗어나면, 우리는 자동차가 사고를 당한 후 차체 수리공이 찌그러진 부분을 탕탕 때려 펴는 것과 마찬가지로 수리해야 할 부위를 갖게 된다. 하지만 우리는 풍족한 생태계이다. 겉보기에 분리된 조각들은 실제로는 몸, 마음, 영혼의 분리할 수 없는 일부분으로 인정되어야 한다. 내 환자는 직장을 싫어하며, 학대적이고 알코올 중독인 아버지 밑에서 자란 고통을 달래기 위해 술을 너무 많이 마셨다. 나는 단순히 아픈 곳을 문지르고 뼈를 밀었지만, 그는 여전히 고통을 호소했다. 그가 육류 포장 공장을 그만두고 나무 치료사가 된 후 자신의 몸 안에 살면서(아마도 처음으로) 건강해졌다.

허리뼈는 마치 슈워츠의 느릿느릿한 곰처럼 크고 강하다. 허리뼈는 우리 인간들이 꽤 강하고 회복력 있는 존재임을 나에게 상기시킨다. 이는 혹시 손상을 유발할까 봐 두려워하여 자신에게 가장 도움이 될 수 있는 일(움직임)을 피하는 환자들에게 유용하다. 그들은 종종 운동 공포증, 움직임에 대한 두려움을 갖게 되고 그 때문에 증세는 더 악화된다.

실제로 척수는 1번과 2번 허리뼈 사이에서 끝난다. 이 지점 아래로 연장되는 신경조직은 말 꼬리와 닮은 줄들의 집합이어서 마미(馬尾)라고 불린다. 다른 강력한 동물이 우리 안에 살고 있는 것이다.

각 허리뼈 사이에는 하나의 신경 뿌리가 존재하고 이것들은 다시 합쳐져 인간 몸에서 가장 큰 단일 신경인 악명 높은 궁둥뼈(좌골)신경을 형성한다. 이 신경은 각 다리의 뒷면을 통과하여 발까지 연결된다. 따라서 허리뼈에 문제가 발생하면 다리 아래 전체적으로 통증이 발생할 수 있다. 그러나 자율신경계에서 좌골신경의 역할은 잘 알려지지 않았지만, 그것의 섬유는 대부분 교감신경 조직으로 구성되어 있다. 그래서 내 환자는 허리 생체역학과는 별로 관련이 없는 생활방식 변화에 아주 좋은 반응을 보였던 것이다. 이것은 '투쟁-도피' 규칙이 적용되는 신경계의 조절과 밀접한 관련이 있다.

에너지적인 관점에서 볼 때, 허리뼈는 세 번째 차크라(chakra)의 영역이다. 흔히 왜곡된 형태이지만 우리 문화는 이를 너무 잘 알고 있다. 이것은 우리 힘의 중심으로, 힘 위에 있는 것이 아니라 힘과 함께 한다. 이것은 산스크리트어로는 마니푸라(Manipura)라고 불리는데, 우리 내면의 불을 의미하며 우리가 모든 존재와의 연결을 존중하고 축하하게 해준다. 이것은 별빛 아래의 모닥불이며, 조상들이 지혜로운 이야기를 통해 우리의 삶을 존재하게 하는 곳이다. 마니푸라는 빛나는 보석 또는 보석의 도시로 번역된다. 여기서 우리는 거대한 공동체의 일부이며, 우리가 몸 밖에서 찾는 보물들이 우리 몸에 내재되어 있음을 상기한다. 만약 미스터 더피가 이런 사실을 인식했다면, 확실히 그는 자신의 내부에서 살며 모든 생명과 연결된 삶을 사랑했을 것이다. 델모어 슈워츠의 느릿느릿한 곰은 춤추는 곰을 닮았다고 하는 편이 나을 것이다.

생체역학자들에게 공정하게 말하면, 허리뼈는 어느 정도 아킬레스 발꿈치와 같다. 상체와 하체의 접속 부위에 위치하여, 적정선 이상의 많은 신체적 스트레스를 겪는다. 척수신경 및 동반되는 근동맥(뿌리동맥)은 L1에서 L5로 갈수록 크기가 증가하지만, 추간공(신경과 혈관 구조물이 통과하는 작고 뼈로 이루어진 터널)은 실제로 크기가 줄어든다. 이 때문에 잘못된 운동, 정렬 불량, 염증이 발생할 경우 신경근 문제 발생의 위험이 있다.

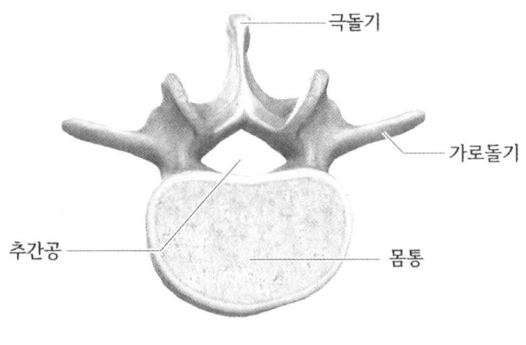

3번 허리뼈 단면도

허리뼈간 디스크의 가장 취약한 부분은 후방 부위이며, 이는 정확히 가장 통증을 민감하게 느끼는 곳이다. 마찬가지로 디스크와 척수 사이의 보호 장벽인 후종인대(뒤세로인대)도 이 부위에서 매우 약하다는 사실과 연결시켜 보면, 극심한 척수 압박에 대한 방안을 찾아야 한다. 가끔씩 엉치뼈의 위 부위가 잘 융합되지 않을 때, 여분의 허리뼈가 생기는 효과가 발생하는데 이와 함께 허리뼈의 가장 아래 부분에 불안정성이 생긴다(허리뼈화). 다른 경우에는 5번 허리뼈의 가로돌기 중 하나가 엉치뼈와 융합하여 오로지 네 개의 허리뼈만 있는 상황도 발생한다. 이로 인해 허리뼈 하부에 비대칭적인 움직임이 발생할 수 있으며, 이는 통증과 변성을 유발할 수 있다(엉치뼈화).

너무 많은 사람들이 만성 허리 통증으로 고통 받고 있다는 사실은 의심의 여지가 없다. 인구의 1/3이 이 병을 겪는 것으로 추정된다. 미국 인구의 20%는 생애 어느 시점에 급성 허리 통증으로 침상에 누울 것이다. 특히 신체·기계적인 관점에서만 치료 받는 경우, 이들 중 많은 사람들은 만성 통증환자로 전환되고, 불행히도 그 중 많은 사람이 아편 약물에 중독될 수 있다.

왜 허리 통증은 이렇게 심각한 문제가 되는가? 나는 최근 만성 허리 통증에 관한 회의에 참석했는데, 기조연설자는 그것의 가장 큰 유발·유지 요인은 '유해한 아동기 경험'(ACEs)이라고 말했다. ACEs로 고통 받는 사람들의 수는 충격적이다. ACEs가 유전자 발현을 변경하여 만성 통증뿐 아니라 비만, 우울증, 사고 위험성, 조기 사망을 유발할 수 있음을 명심하라.

그러나 인체·신경계의 가변성과 탄력성을 결코 잊지 마라. 인체에 동반되는 도전과 기회에 대해 생체·심리·사회적(그리고 정신적) 접근을 취함으로써, 미스터 더피는 자신의 피부 안에서 안전한 피난처를 찾을 수 있을 것이며, 델모어 슈워츠의 곰은 춤을 출 수 있을 것이다. 그리고 여러분과 나는 "이 몸이 곧 부처님의 몸"(Osho 2006, p.122)이라는 사실을 발견할 수 있을 것이다. 영성(靈性)도 살과 뼈로 이루어져 있다는 것을 알 수 있다.

- 제프 로크웰

허리뼈 강화법

이 신체화 연습의 상당 부분은 하와이 카후나(kahuna) 전통에서 영감을 받았다. 이 전통은 하와이식 마사지 보디워크(bodywork)를 탄생시키는 데 도움이 되었으며, 특히 뼈를 높이 평가한다. 이제 허리뼈의 5개 뼈와 만나기 위해 준비하라. 5는 다양한 세계관에서 균형의 숫자이다. 허리뼈는 클 뿐 아니라 많은 지혜, 조상들의 자원을 담고 있다. 시작하기 전에, 뼈가 의식을 가지고 있고, 그것들이 정보의 저장소이며, 우리의 가장 깊은 믿음, 소망, 생각에 반응한다고 생각하라.

허리뼈 기둥(나는 '허리뼈 곡선'으로 보길 더 좋아한다)과 엉치뼈(천골)를 지지하는 뼈들에 주의를 집중한다. 이것은 우리의 기초이다. 뼈(의 지혜)에게 물어본다. "내가 어떤 선택을 해야 할지, 어떤 방향을 향해 나아가야 할지 알고 있다면, 그것은 어떤 것일까?" 그 응답이 말일 필요는 없다. 뼈의 지성이 감각, 감정, 이미지로 여러분에게 말할 수 있게 한다.

다음으로, 소속감의 자리인 5번 허리뼈로 올라간다. 많은 사람들이 소속감을 갈망한다. 아마도 그들은 원래의 가족이나 세상 자체에서 편안함을 느끼지 못할 수 있다. 가장 큰 이 허리뼈에게 물어본다. "내가 어디에 소속되어 있는지 알고 있다면, 그것은 어떤 것일까?" 지혜(여러분에게 다가오는 감각)와 함께 머물며, 그것을 수확하고, 주어진 시간에 응답한다.

다음 뼈인 4번 허리뼈는 창조적 잠재력과 표현되지 않은 강한 감정, 특히 슬픔과 관련이 있다. "지금 내 창조적 잠재력은 어떤 모습일까?"라고 물어볼 수 있다. 혹은 반대로 "내가 슬픔을 안전하고 책임 있게 표현하는 방법을 알고 있다면, 그것은 어떤 모습일까?"라고 물어볼 수도 있다. 내 경험상 이런 질문에 대한 대답이 종종 꿈에서나, 잠에서 깰 때의 반(半)각성 상태에서 나타날 때가 많다.

허리의 중간인 3번 허리뼈로 여행한다. 이 뼈는 우리가 가족에게 받아들여지는 것에 대한 우리의 인식을 내포하고 있다. 아마도 우리 가족은 우리의 직업 선택이나 파트너 또는 성적 지향을 인정하지 않을지도 모른다. 나는 이 허리뼈를 용서의 뼈라고 부른다. 왜냐하면 종종 이곳에서 그런 일을 요구하기 때문이다. "만약 내가 가족을 용서하는 방법을 알고 있다면, 그것은 어떤 모습일까?" 어떤 사람은 어느 기간 동안 이 문제를 다루어야 할 수도 있다. 천천히 진행한다. 여러분이 이 단계를 고려하고 있다는 사실에 감사한다.

3번 허리뼈는 또한 소화와 관련이 있다. 여기서 우리의 목적을 위해 삶의 선택, 인식 및 신념을 소화한다. 내가 이 장의 첫 부분에서 소개한 환자는 생계비를 버는 데에 많은 고통과 희생이 수반된다는 신념을 소화하고 제거해야 했다. 살아가는 동안 그의 일을 자연(특히 나무) 사랑에 초점을 맞출 수 있다는 생각은 그에게 전적으로 낯설었다.

"내가 일에 관해 가장 확고한 믿음을 알고 있다면, 그것은 어떤 것일까?"라는 선문답을 가지고 일한 뒤 그의 통증은 깨끗이 사라져 버렸다. 흥미롭게도, 내가 그를 보기 이전에 그는 허리뼈 MRI를 찍었는데 4번 허리뼈 디스크 탈출증을 보였다. 그는 회복된 뒤 다시 MRI를 찍었다. 그 결과는 탈출증이 계속 존재한다는 것이었다. 그는 권장 받은 대로 수술을 받을 필요가 있었을까? 오늘날 허리 통증에 대한 지나친 구조적 접근은 의문시된다. 구조적 모델의 오류 사례는 널려 있다. 허리 통증이 MRI상 디스크 병변, 퇴행성 관절 변화, 심지어 척추측만증과 갖는 상관관계는 빈약하다. 다시 말해, 우리는 기계적인 조각들, 기계적인 부분 이상의 존재이다. 우리는 육체적, 정서적, 영적인 존재이다.

2번 허리뼈는 세상에서 우리 자신을 지지하는 신체적 및 정신적 능력과 관련이 있다(2번 목뼈도 동일한 특성을 가진다). 이는 남성에서 더 일반적인데, 사실 허리 통증은 남성에서 더 흔하다. 허리 통증의 원인에 대한 수많은 토론과 논쟁 중에서 흔히 놓치는 점은 다음과 같다. 연구에 따르면 남성에게서 허리 통증의 가장 중요한 요인은 직장 불만족이다. 그들이 어떻게 물건을 들었는지, 하루에 얼마나 오래 앉아 있는지, 또는 디스크가 튀어 나왔는지는 중요한 요인이 아니다(다만 이런 것들이 관련 있는 요인일 수 있다). "세상에서 내 일이 무엇인지 안다면, 그것은 어떤 것일까?" 혹은 여러분의 영적(靈的) 또는 비영적인 지향에 따라 "내 영혼의 사명을 알고 있다면, 그것은 어떤 것일까?"라고 물어볼 수 있다. 그런 다음 이 허리뼈의 이미지에 머물거나 그 뼈의 내부 느낌에 접근하고, 그 뼈를 드러내는 데 도움이 되는 감각이 나타나길 기다린다. 당연히 이 과정은 여성에게도 적용될 수 있다.

1번 허리뼈는 안정과 관련 있다. 재정적 안정, 관계적 안정, 직업적 안정. 연구에 따르면 여성에게서 허리 통증의 주요 원인은 이러한 불안정성과 관련된 스트레스이다. 이 허리뼈는 12번 등뼈(소위 이행대)뿐 아니라, 횡격막과 대요근(큰허리근)에서 나온 섬유조직과도 연결돼 있다. 이 부위의 감각을 느낀 후 "내 삶에서 최상의 다음 단계를 안다면, 그것은 어떤 것일까?"라고 물어보라.

제8장
심장을 닮은 12개의 등뼈

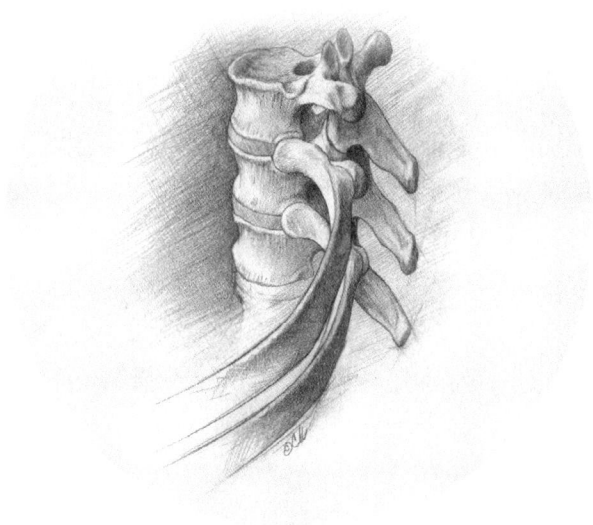

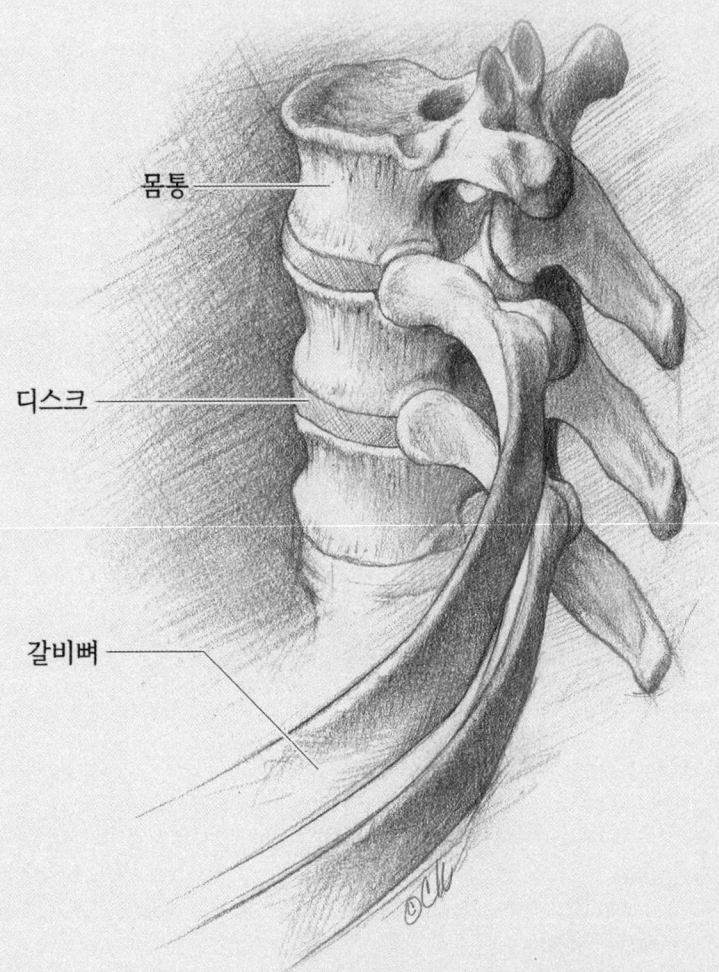

척추는 3~4개의 언덕, 2개의 계곡, 그리고 구름으로 이루어져 있다. 다리도 어느 정도는 그렇다. 내가 처음 다리 마사지를 하려고 뒷다리를 내려다봤을 때. 그것은 아주 먼 여행길처럼 보였다. 여행하기 위해 발꿈치부터, 그 아래로 발목까지, 그 위로 종아리의 이중 언덕, 그리고 무릎 뒤 움푹 들어간 부위로 파고들고, 햄스트링(허벅지 뒤쪽 네 갈래 근육)의 완만한 경사를 타고 올라가, 그것들의 원점에서 약간 아래로 내려갔다가 가장 높은 언덕인 둔부의 정점에 오른다.

이 같은 지형학을 통해 등뼈(흉추)를 더 깊이 이해해 보자. 먼저 뒤쪽 꼬리뼈의 정점에서 엉치뼈로 작은 경사면을 내려간다. 울퉁불퉁한 엉치뼈의 역(逆) 피라미드를 따라 5개의 허리뼈에 의해 형성된 허리의 골짜기를 향해 가면 첫 번째 완만한 언덕을 만난다. 그리고 등뼈에 의해 형성된 가장 긴 길이 있고 이어서 아름다운 목의 목뼈 골짜기를 발견한다. 그 다음에 후두골과 두정골이 나타난다. 그리고 이것들이 마음의 뒷벽, 종종 흐려지는 장소를 형성한다.

등뼈의 이 장엄한 언덕은 특히 흔들릴 때 뒤에서 바라보면 가장 아름답고 인상적인 인체 곡선 중 하나이다. 흉곽의 곡선 움직임은 날개와 꼬리를 가진 심장과 같은 단면을 가진 이들 등뼈를 통해 그 안에 위치한 심장의 경사를 자연스럽게 표현하는 것일 수도 있다.

전통적인 아유르베다 요법(인도 전통 의술)에서 에너지 흐름을 위한 통로를 나디스(nadis)라고 부른다. 주요 통로들은 척추의 기저부에서 머리 정점까지 달린다. 수슘나(sushumna: 신경줄 중 하나)는 곧장 위로 올라가고 그것을 휘감는 것은 이다(ida)와 핑갈라(pingala)이다. 이것들은 두 마리의 뱀이 칭칭 감긴 지팡이인, 고전적인 서양의 카두세우스(caduceus)와 닮았다. 이 지팡이는 헤르메스(Hermes: 그리스신화 중 전령의 신)에 의해 옮겨졌고 전통적으로 치유와 관련이 있다. 그것은 또한 고대 그리스의 치유의 신인 아스클레피우스(Asclepius)의 막대기로도 알려져 있다.

여기서 나는 지팡이를 땅에 때려 뱀으로 변하게 했다는 성경의 이야기를 떠올린다. "여호와께서 모세와 아론에게 '파라오가 너희에게 기적을 보여라'고 하면, 너는 아론에게 '네 지팡이를 파라오 앞에 던져라'고 말하라. 그러면 그 지팡이가 독사가 될 것이다."(출애굽기 7장 9절)

처음으로 뱀에 손을 얹었던 기억이 난다. 나는 수년간 마사지를 하면서 많은 사람들의 등을 느꼈었다. 그래서 뱀에 손을 올렸고, 내 왼쪽 뇌는 "이것은 뱀이다."라고 말했지만, 내 오른쪽 뇌는 "이것은 척추이다. 몸의 나머지는 어디 있을까?"라고 말했다.

우리의 초점을 중국 전통의학으로 옮기면, Du 또는 GV(독맥)라고 불리는 경락이 등을 따라 달린다. 이 경락 상에 있는 혈들의 이름은 종종 의미와 신비를 품고 있다. 상부 허리뼈 및 등뼈의 척추 수준에 상응하여 독맥 상에는 다음 혈들이 있다.

- GV4—L2—명문(命門: 생명의 문)
- GV5—L1—현추(懸樞: 매달린 축)
- GV6—T11—척중(脊中: 척추 중심)
- GV7—T10—중추(中樞: 중간 축)
- GV8—T9—근축(筋縮: 힘줄 수축)
- GV9—T7—지양(至陽: 양에 이름)
- GV10—T6—영대(靈臺: 영혼의 탑)
- GV11—T5—신도(神道: 영혼의 길)
- GV12—T3—신주(身柱: 몸의 기둥)
- GV13—T1—도도(陶道: 행복의 길)

이 이름들은 척추의 길이 삶을 살아가는 길이라는 점을 기억하도록 도와준다. 히포크라테스가 질병 이해에 필수적인 첫 단계로 척추 해부학을 배우라고 권장했을 때, 그는 우리를 척추의 구조·에너지에 관한 지식에 깊이 연관된 길(생명과 연결의 핵심 원천)로 인도하고 있었다.

척추골(등골뼈) 사이사이에는 디스크(추간판)가 있고, 척추골 안에는 혈관, 신경, 척수가 있다. 이것들은 모두 움직임, 핵심 동맥, 뇌척수액에 의해 영양을 공급 받는다.

척추골 사이의 추간공으로부터 말초신경의 뿌리를 형성하는 신경 가지들이 갈라져 나온다. 신경 가지가 의미하는 것은 중요하고 멋진 일이다. 우리는 꼬리뼈, 엉치뼈, 허리뼈를 척추라는 나무의 뿌리로 볼 수 있다. 흉곽은 몸통이고, 가지는 갈비뼈(늑골)이거나 아마도 척추골 사이사이에서 우리 안의 모든 곳으로 빠져나가는 신경일 것이다.

　이것은 우리를 흉선(thymus)으로도 데려간다. 나는 호기심 때문에 이 단어의 기원을 찾아보았다. Thymus는 thyme에서 유래하였는데, 사이먼과 가펑클의 노래 「스카버러 페어」(Scarborough Fair)의 가사로 잊히지 않는 대상이 되었다. "파슬리(Parsley), 세이지(Sage), 로즈메리(Rosemary) 그리고 타임(Thyme). 웹사이트 「Songfacts」에 따르면, '파슬리는 위로, 세이지는 힘, 로즈메리는 사랑, 타임은 용기였다.'"(Anon. 2022)

　사실 흉선(가슴의 중앙부에 위치하는 나비 모양의 기관)은 모든 질병에 대항하는 방어자로 유명한 T세포의 근원이다. 그렇다. 그것은 용기의 원천이다. 하지만 허브 타임(thyme)에서 그것의 기원은 또 다른 아름다운 연상으로 이어진다. 타임이라는 단어의 고대 어근은 연기를 뜻하는 원시 인도유럽어이다.

　타임은 향을 위해 사용되었고 의식의 일부로 불태워졌다. 그 연기에서 우리는 심장 그리고 심장이 연상시키는 흉곽이 주목할 만큼 향기롭다는 개념을 떠올리게 된다. "사랑은 모든 것 중 가장 위대한 기적이다."라는 말이 있다. 그리고 향기에 대한 개념 없이 누가 사랑을 상상할 수 있겠는가? 그래서, 아마도 월러스 스티븐스(Wallace Stevens)가 산책 중에 보았을 구름은 심장 이미지를 향기로운 구름처럼 느끼게 해 준다. 우리가 척추의 에너지를 시각화할 수 있듯이, 우리는 흉곽을 통해 부르는 노래를 들을 수 있다. 12가지 음색, 시타(기타와 비슷한 악기)의 본체 같은 골반 기저부, 악기의 현과 같은 척추 신경, 우리의 심금을 울리는 생명.

마지막으로 몸의 모든 것은 움직이고 살아있다는 사실을 기억하자. 나는 한때 수년간 엑스레이, MRI, 전산화단층촬영 검사를 보면서 시간을 보낸 방사선과 전문의와 함께 일한 적이 있다. 나는 그에게 목격한 것 중 가장 믿을 수 없는 것이 무엇인지를 물었다. 그는 살아 있는 사람의 척수를 처음 보았을 때라고 대답했다. "그것은 롤링 스톤스의 음악에 맞춰 춤을 추는 것처럼 보인다." 전기가 척수의 액체에 떠 있는 신경을 통과할 때 그것들은 마치 춤을 추는 것처럼 보인다.

그리고 그는 매우 솔직하게 "우리가 보고 있는 것의 대부분은 그것이 무엇인지 모른다."고 덧붙였다. 나는 그에게 그것이 무엇이라고 생각하는지 물었다. "우리는 그것이 물이라고 생각한다." 우리 안의 물결치는 파도가 살아있는 바다의 물살로 보이는 것을 바라보는 것은 얼마나 아름다운가.

최근 내가 시술했던 환자는 첫 마사지를 받은 후 지속적인 행복감을 느꼈다고 말했다. 그녀는 활력이 넘쳤다. 그래서 비록 그녀는 운동을 많이 하지 않았지만, 카약(2시간 동안!)을 하러 가기로 결정했다. 그러고도 그녀는 지치지 않았다. 그녀는 "내가 어느 방향으로 가든지 조류와 함께 하는 것 같았다."라고 말했다.

이러한 흥부 반사가 우리에게 유사한 경험을 불러일으키기를 바란다. 인생에서 어디로 돌든지, 우리는 조류와 함께 할 수 있다.

- 데이비드 라우터스타인

나는 가르칠 때 간단한 규칙이 있는데, '과학으로 시작해서 시로 끝낸다'이다. 인체처럼 시는 거짓말을 하지 않는다. 위대한 음악가 데이비드 번(David Byrne)은 이렇게 썼다. "나는 세상이 우리가 현재 믿는 것보다 더 몽환적이고 은유적이며 시적일 수도 있다고 생각한다. 그리고 전형적인 과학적인 방법으로 볼 때 마술처럼 비이성적이다. 나는 시가 세상이 돌아가는 방식이라고 해도 놀라지 않을 것이다. 세상은 논리적이지 않고 노래이다."(Byrne 2010, p.104) 나는 여기에 "인체도 마찬가지"라고 덧붙이고 싶다.

내가 베살리우스(Vesalius)와 다빈치(DaVinci)의 등뼈 삽화를 보았을 때, 이런 척추골을 시나 하이쿠(일본 전통 단시)로 보기 시작했다. 그래서 우리는 내 규칙을 무시하고, 대신 시로 시작하여 과학으로 끝맺을 것이다.

- T1—두 세계 사이의 좁은 다리
- T2—천국을 잠깐 비춰주는 채광창
- T3—천천히 생겨나고, 배아에서 방사되는 유망한 꽃
- T4—심장에 고정된 큰 불
- T5—날개 달린 흰 말
- T6·T7—교차로에서 키스하는 두 연인
- T8—내 꿈의 무게를 견디기 위해 최선을 다하는 것
- T9—부분적으로 햇빛에, 부분적으로 달빛에 잠긴 진주
- T10—우리의 나머지 부분인 전기(電氣)처럼!

- T11-빛이 약간 경사지게 들어오는 허리 높이의 발코니
- T12-지하세계의 삼나무로 통하는 안전한 통로

등뼈는 특히 복잡하다. 갈비뼈(늑골)의 머리와 관절을 형성하기 위해 각 본체의 측면에 관절면이 있고, 갈비뼈 돌기의 관절을 위해 11번과 12번을 제외한 모든 등뼈의 횡돌기 측면에 관절면이 있다. 그것은 '생명의 나무'에 부착된 날개이다.

데이비드가 언급했듯이, 흉곽 부위의 가운데에 있는 등뼈의 본체들은 심장 모양이다. 심장은 강력한 전염성이 있음이 명백하고, 뼈를 통해 무엇이 진정한 것인지, 우리가 누구인지, 왜 여기에 있는지에 관해 애정 어린 시선으로 상기하게 만든다.

나는 철학과 시가 종종 더 진실하다고 믿기 때문에 해부학 수업에 포함시킨다. 예를 들어, 숫자 12는 매우 유명하다. 1년 중 보름달이 뜨는 횟수, 가장 밝은 '방황하는 별'로 간주되는 목성의 공전 주기 연수가 이에 해당한다. 등뼈는 본래 갈비뼈를 부착하고 있어 움직임이 적지만(흔히 잘못된 호흡과 함께), 우리 삶의 북극성과 함께 그리고 그 주변에서 움직이게 되어 있다. 등뼈는 심장과의 밀접한 관계 속에서 기꺼이 우리와 함께 한다. 우리의 삶이 빛나는 심장 주위를 나선형으로 움직일 때, 우리의 의식이 구름 낀 흐릿함에서 다이아몬드 같은 명료함으로 확장될 때에도 그렇다.

사랑은 모든 것 중에서 가장 위대한 기적이다. 그것은 보호되고, 양육되며, 문자 그대로 흉곽(사실 무도장보다 더 작은 우리)에 의해 영감을 받

는다.

몇 가지 인체 신화를 살펴보자. 우리의 흉선, 즉 심장과 등뼈 모두와 연관된 내분비선은 나이가 들면서 쪼그라들고 죽는 것처럼 보인다. 그게 정상적이고 불가피한 일인가? 물론 흉선은 림프관 및 면역 시스템과 함께 중요한 부분을 형성하며 T세포를 생산한다. 하지만 과학에 따르면, 우리가 청소년기를 지남에 따라 그것은 약해지고 궁극적으로는 기능을 상실하게 된다. 이런 현상에 대해 과학자들은 심지어 '흉선의 퇴화'라는 인상적인 이름을 붙이고 있다. 그러나 이와 관련된 권위 있는 증거는 없다.

나는 그것이 정상은 아니지만 평균적인 것이라고 주장한다. 수년간의 열악한 자세, 잘못된 호흡 방식, 그리고 면역 시스템에 대한 타격이 계속됨에 따라 흉선은 실제로 고통 받고 있다. 시간의 경과에 따라 세포 수가 감소하는 동안에도 흉선은 여전히 우리를 질병과 스트레스로부터 보호하는 능력을 유지한다. 실제로 비전(祕傳)에 능한 해부학자들은 흉선이 심장과 함께 작용하여 소위 '심장 뇌'의 지혜를 발견하고 표현하는 데 도움이 된다고 생각한다.

심장은 영혼의 자리로 널리 인식되고 있다. 등뼈는 심장 보호자로서의 책임을 맡고 있고, 유연하며 즉각 반응한다. 그것은 자아로부터 자유롭고 무조건적이며 신성한 사랑의 장소이다. 두려움과 자아가 우리를 이끌도록 허용할 때, 우리는 무장하게 되고 우리 자신과 타인 모두를 용서하지 않으려 한다. 등뼈는 경직되고 유연성을 잃게 된다. 우리는 영혼이 물질세계에서 우리의 소중한 시간을 항행하도록 이 창을 열어젖혀야 한다. 그럼에도 우리는 오히려 그것을 경계한다. 흉선은 문자 그대로 위축되고, 등뼈는 경직되며, 우리는 다른 사람들과의 의미 있는 연결을 피하면서 위축 상태에 빠진다.

심장 차크라(인체에서 기가 모이는 부위)는 산스크리트어로 아나하타(Anahata)라고 불리는데, 이것은 '다치지 않고, 패하지 않는'을 의미한다.

그리고 그것은 사랑, 연민, 공감 그리고 용서의 중심 역할을 하며, 아나하타는 그 같은 분위기 요소와 관련이 있다. 등뼈와 갈비뼈는 심장을 보호할 뿐 아니라 또한 우리의 폐를 떠받친다. 사랑과 마찬가지로 공기는 우리 내부와 주변에 있다. 건강한 호흡으로 심장을 열고 폐를 움직이게 함으로써, 유연한 등뼈는 사랑과 창조적 영감이 흐르게 하고 나이를 초월하여 젊음을 유지하게 한다.

아나하타는 또한 녹색과 관련되어 있는데, 녹색은 새로운 시작, 봄, 삶이 싹트는 풍요를 의미한다. 여러분의 등뼈가 나이와 무관하게 푸르고 젊고 유연하도록 유지하라. 제로 밸런싱, 부드러운 카이로프랙틱, 정골병리학적 조정과 마찬가지로 요가, 태극권, 기공, 그리고 컨티뉴엄 무브먼트(Continuum Movement)•가 도움이 될 수 있다. 우리 모두는 연결하고, 사랑하고, 변신하고, 이 장소에서 성장할 무한한 잠재력을 가지고 있다.

내가 특히 위험하다고 생각하는 또 다른 '노화의 신화'는 나이 들수

• 역자 주: 인체의 유연성, 조화, 생명력을 강조하며 움직임과 숨, 소리 등을 통해 인체의 깊은 지혜와 연결하려는 훈련법

록 더 뻣뻣해지고 이동성이 떨어진다는 소위 불가피성과 관련이 있다. 만약 우리가 그런 경로를 예상한다면, 그것은 자기충족적 예언이 된다. 우리는 나이 들면서 위축되는 가족들의 모습에 익숙하다. 일전에 나는 새 환자에게 키를 물어 보았다. 그녀의 반응은 놀라웠다. "예전에 172.72cm였지만 지금은 167.64cm밖에 되지 않습니다. 제 키가 줄어든 것 같아요." 나는 그런 말을 수없이 들어왔기 때문에 그 말은 결코 놀랍지 않았다. 나를 놀라게 한 것은 그녀가 겨우 50살밖에 되지 않았다는 사실이었다. 하지만 그녀는 대부분의 나이 든 가족들이 나이 들면서 키가 줄어드는 것을 보았기 때문에 그것이 정상이라고 믿었다. 정상? 아니다. 평균? 그렇다.

이 위험한 신화를 믿을 때 신체적으로 초래하는 결과에 관한 명칭이 있다. 그것은 '감각운동 기억상실증'이다. 이는 대뇌 피질의 감각운동 신경세포들이 인체 근육들 중 일부를 조절할 수 있는 능력을 상실했거나, 또는 그 방법을 잊어버린 상태이다. 그 원인은 만성적인 스트레스로 인한 근육 수축, 조절 능력 감소, 습관적인 근골격계 오용(誤用), 나이 듦의 대가로 퇴화를 기대하는 습성, 그리고 장기간에 걸쳐 자신과 타인을 용서하지 못하는 것 등이다.

그래서 우리는 종종 고통을 겪게 된다. 하지만 각각의 상태는 메시지를 전달한다. "왜 나한테 이런 일이 생겼지?"라고 묻는 대신 "내 안에서 무슨 일이 일어나고 있는가?"라고 묻는 것이 더 유용하다. 통증은 변화를 요청하는 것이다. 나는 PAIN(고통)이라는 두음자어를 무척 좋아한다. PAIN—Pay Attention Inside Now(지금 내면에 주의를 기울여라). 골격계를 포함하여 우리는 물이고, 물은 자유를 동경한다. 촉촉함을 유지하고, 녹색을 유지하고, 영원히 젊음을 유지하라. 신경과학자 고(故) 캔디스 퍼트(Candace Pert)가 말했듯이 "우리가 어떻게 늙는지는 척추의 구조와 기능에 의해 크게 지배된다."(Pert 1999)

- 제프 로크웰

등뼈 강화법

등뼈는 척추에서 가장 길며 유일하게 갈비뼈와 연결된 척추 부위이다. 기능적인 관점에서 보면, 목뼈는 첫 6개 등뼈와 함께 한다. 목이 움직일 때, 그 동작은 T6까지 계속된다. 마찬가지로 허리뼈를 움직일 때, 등뼈의 아래쪽 절반이 그것과 함께 움직이는 것이 이상적이다. 또한 등뼈는 심장과 밀접하게 연결되어 있다. 여러분이 이 부위를 탐구할 때 이런 사실들을 고려하라.

많은 사람들은 등뼈의 확장이 부족한데 허리의 과도한 확장으로 그것을 보상한다. 이것은 사랑, 동정, 이해를 확장하는 심장의 능력을 손상시킬 수 있다. 일시적인 상심(傷心)은 등뼈를 계속 긴장시키고 척추 곡선을 지나치게 휘어지게 함으로써 사랑에 습관적 장애가 될 수 있다. 부드러운 베개를 어깨 날개 사이에 두고 부드러운 표면에 눕는다. (작은 베개도 불편함을 초래한다면 지금은 사용하지 마라.) 느낌이 좋거나 최소한 나쁘지 않은 등뼈 부위에 의식을 둔다. 이 뼈들이 가볍게 움직일 수 있을 정도로 그 부위로 충분히 숨을 쉰다. 어떤 느낌인가?

다음으로 베개가 지탱하는 부위로 숨을 쉰다. 여기서 여러분은 긴장감을 느낄 수 있다. 이 부위는 가장 볼록하고 종종 등뼈의 가장 제약된 곳이기 때문이다. 긴장하지 말고 통증이나 제약이 있는 부위로 숨을 쉬지 마라. 긴장을 풀고 좋은 기분에 집중한다. 견갑골 중간 부위로 숨쉬는 것이 안전하다고 느끼면 그렇게 하라. 그렇게 함으로써 의식, 인정 및 경험의 수용을 가져오라.

"심장은 내가 얻지 못한 것을 내가 알기를 바라는데, 그것은 무엇인가?"라고 스스로 물어본다. 심장은 가장 위대한 스승 중 한 명이고 종종 우리에게 길잡이가 된다. 심장의 지혜를 듣고 그것에 귀 기울이는 것은 때때로 불편할 수 있다. 고통과 불편함은 변화, 성장, 확장으로의 초대라는 점을 기억하라. 하지만 "고통이 없으면 얻는 것도 없다."라는 말은 여기서 설 자리가 없다. 심장의 빛을 확장하는 데에는 "고통이 없으면 모든 것이 없다."라는 말이 더 적절한 표현이다.

다음의 바디-로우-슬로우-루프 프로토콜은 불편한 감각과 안전하게 작업할 수 있게 돕는다. 견갑골 중간 부위로 숨을 쉬면서 심장에 안내를 요청한다. 그리고 발끝에서부터 위쪽으로 전신(Body)을 스캔한다. 이것은 심장과 흉부 중간 부위에서 시작되는 모든 과정을 인체의 나머지 부분과 연결한다. 신체화는 궁극적으로 전신의 참여를 필요로 한다. 어디든 불편함이 있다면 기분 좋고 안전하고 또는 중립적이라고 느끼는 곳의 아래(Low) 부위를 찾는다. 이 새 부위에 "네가 모양, 색깔, 촉감을 가지고 있다면 그것은 무엇일까?"라고 물어봄으로써, 불편함에 반응하는 경향을 늦춘다(Slow). 여러분이 무엇을 알아차리는지에 주목한다. 각 질문 후에 잠시 멈추고 나타나는 감각 데이터를 수집한다. 마지막으로 원래의 인체 스캔으로 돌아가기(Loop) 위해, 팔과 다리를 5초 동안 긴장시켜 팔다리의 반작용적인 또는 저장된 교감 스트레스를 낮춘다. 천천히 수축을 풀면서 발생하는 모든 감각에 주목한다.

다시 인체 스캔으로 돌아가, 이번에는 등뼈의 지능적인 '인체'에 초점을 맞춘다. 차례로 T12에서 시작해 한 번에 한 번씩 호흡하면서, 12개 등뼈 각각의 움직임, 감각, 그리고 메시지에 주목한다. T12에서 시작해 T1까지 점진적으로 그렇게 한다. 일어나 산책하기 전에 척추, 심장, 그리고 전신에 감사한다.

> 여기에 전설적인 정골의사 로버트 풀포드(Robert Fulford) 박사가 환자들에게 자주 가르친 운동의 한 가지 버전이 있다. 공간이 허락하는 대로 1~2분 동안 팔을 흔들며 걷는다. 어떤 느낌인가? 다음으로, 발을 어깨 너비로 벌리고 편안하게 선다. 왼쪽 손바닥이 위쪽을 향하고 오른쪽 손바닥이 아래쪽을 향하도록 양팔을 양옆으로 90도 들어 올린다. 더 잘 펴지도록 양어깨와 두 팔꿈치를 각각 약간 멀리 뻗는다. 위쪽 등뼈 자체와 어깨 사이의 조직에 모든 주의를 기울이며 코를 통해 편안하게 숨을 들이마시고 내쉰다. 60초 후에 팔을 흔들어 풀어주고 이 과정을 반복한다. 이번에는 왼손바닥을 아래로 하고 오른손바닥을 위로 하여 이 과정을 반복한다. 아래쪽 등뼈, 아래 갈비뼈, 횡격막의 모든 감각에 집중한다. 60초 후에 양팔을 머리 위로 올리고 손바닥을 서로 맞닿게 한 후 몇 번 숨을 참는다. 팔을 내리고 팔을 흔들어 풀어준다. 등뼈 전체에 관심을 둔다. 그 중 특정한 부분이 여러분의 관심을 끄는가? 감각에 이름을 붙이지 말고, 판단하지 말고, 바꾸려고 하지 않는다. 단지 관심을 기울인다. 다시 걸어 다니면서 마무리한다. 지금의 느낌은 어떻게 다른가?

제9장
복장뼈, 가슴 앞쪽의 칼 한 자루

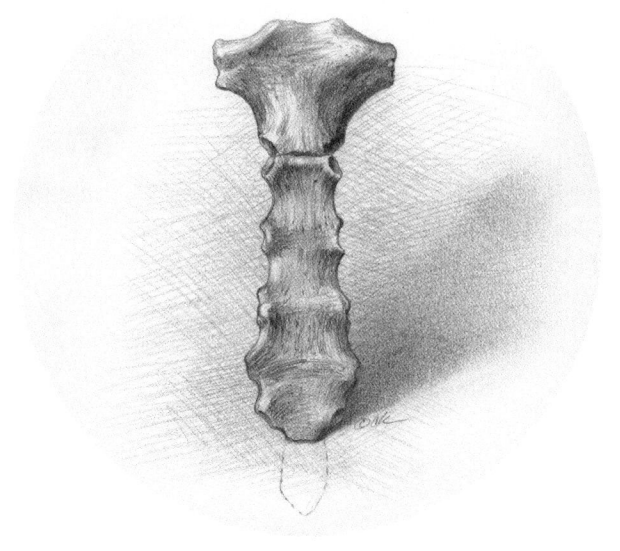

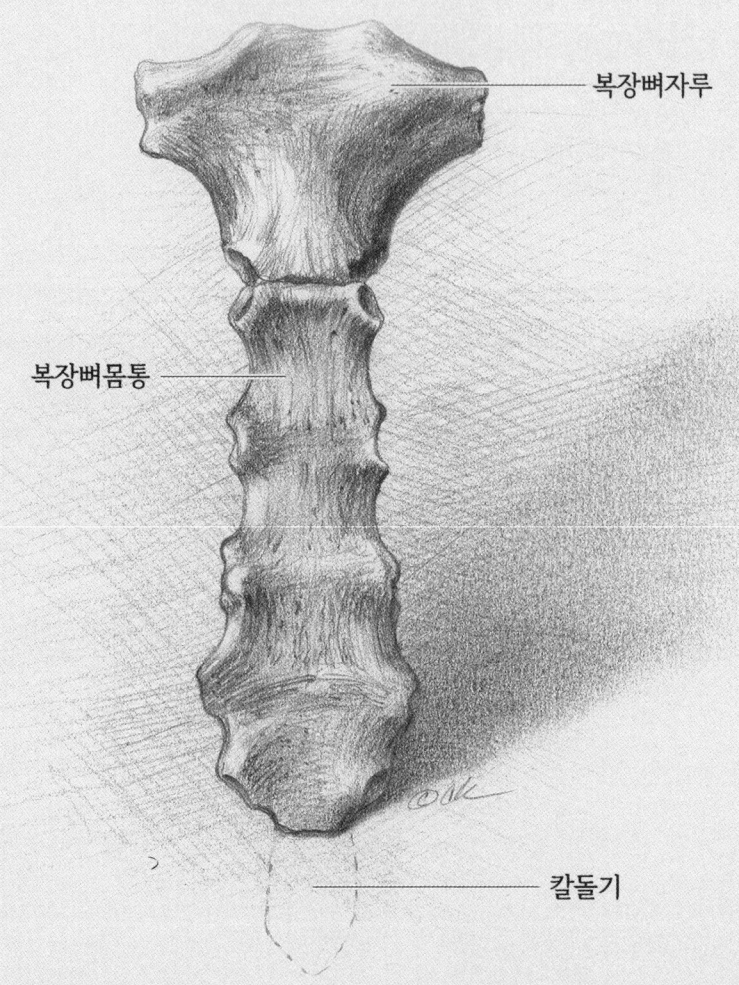

내가 복장뼈(흉골)을 가졌다는 사실을 처음 깨달았을 때를 생생히 기억한다. 1971년 케냐 나이로비에서 1년을 막 보낸 시점이었다. 그것은 힘든 경험이었다. 심한 이질을 겪기도 했고, 감옥에 갇히기도 했고 (전적으로 호화로운 스탠리호텔 앞에서 길거리 공연을 했기 때문이다), 거의 빈털털이로 생활하기도 했다. 미국으로 돌아가길 간절히 원했다. 집에 도착했을 때 아버지가 징집 통지서를 건네주었다.

충격을 받은 나는 캐나다로 이사 가겠다고 소리쳤다. 아버지는 거실을 가로질러 달려와 내 가슴 중앙에 주먹을 꽂았다. 내 몸이 아버지의 주먹을 감싸고 있다고 느꼈을 때, 나는 이전에 몰랐던 내 몸의 한 부분을 알게 되었다. (아버지 입장에서 공정하게 말하자면, 2차 세계대전 참전용사인 그는 미국이 베트남에 참전해야 한다고 믿었다. 그러나 나중에 생각을 바꾸었다. 그리고 아버지가 나를 때린 것은 그때뿐이었다.)

다수의 18살 아이들처럼, 나도 내 몸의 작용을 의식하지 못했다. 나는 경쟁력 있는 장거리 달리기 선수였음에도 불구하고, 단지 더 빨리 멀리 뛰기를 바라면서 내 몸을 밀고 다닌 것에 불과했다. 내 자세는 끔찍했다. 둥근 어깨, 낮은 가슴, 그리고 심장과 관련된 대부분의 감정은 숨 막힐 지경이었다.

아버지와의 사건 이후, 한 친구가 내게 롤핑(근막이완술)을 받아볼 것을 제안했다. 이는 내 자세를 개선하는 데 도움이 될 뿐 아니라 내 몸이 왜 그런 형태를 취하는지 탐구하고, 어쩌면 갇혀 있는 감정들을 경험하고 표현하기 위해서일 것이다.

일련의 실행을 통해 나는 복장뼈(흉골)의 존재를 포함하여 내 자신에 대해 많은 것을 발견했다. 나는 이 뼈를 사람들이 '인체 신전(神殿)'라고 부르는 것의 중심이라고 생각한다. 그것은 사물들을 하나로 묶는 일은 한다. 그것에 갈비뼈가 붙어 있고 그 안쪽에 심장과 허파가 있다. 그것은 우리가 세상에 나올 때 우리를 주도하는 몸의 일부이다. 내 경우에는 종교적인 양육, 그리고 매우 격동적인 가족 제도에서 성장한 트라우마 때문에 위축되었다고 느꼈다. 그것은 마치 내 몸이 세상으로부터 물러나는 것 같았고, 내 몸이 느낀 것을 느끼도록 허락되지 않은 것 같았다.

복장뼈는 고관절 등 인체의 다른 큰 뼈들과 함께 적혈구 세포, 백혈구 세포, 혈소판 등이 성숙하는 부위이다. 이들 세포는 혈액과 연관되어 있으며, 현상학적 차원에서 혈액은 자신의 정체성과 연관되어 있다. 이 부위의 보디워크(bodywork)를 받은 뒤 나는 내 정체성이 위태롭다는 것을 알았다. 내가 누구인지, 내 삶의 목적이 무엇인지 정말로 알지 못했다. 다행히 내가 받은 그 치료가 내 열정, 내 천직이 되었다. 나는 인체가 지혜롭다는 사실을 깨달았다. 뼈에서 장기, 근육, 근막에 이르기까지 인체의 모든 구조가 방대한 정보를 감지·통합하여 우리가 특유의 개인적 힘을 찾을 수 있게 한다.

몸의 각 부분은 의식에 기여한다. 내가 시술하는 프랑스 정골의학 접근법인 오스티오두스(osteodouce)는 복장뼈를 제2의, 전방(前方)의 척추로 간주한다. 우리가 무의식적으로 붙잡고 있는 두려움과 상처로 인해 척추가 막히거나 아플 수도 있는 것처럼, 복장뼈는 종종 미래로 나아가는 것에 대한 두려움과 걱정을 가지고 있다.

- 제프 로크웰

수년 전 떠오른 한 구절이 있었는데, 아직도 사실처럼 들린다. "복장뼈는 용기를 내는 데 결정적인 역할을 한다." 복장뼈의 세 부분은 칼과 칼날을 연상시킨다. 맨 윗부분인 복장뼈자루(manubrium: 흉골병)는 '손에 쥐고 있는 것'을 의미하는 어근에서 유래했다. 이 부위는 프로세스 지압(Process Acupressure)의 창시자인 아미나 라힘(Aminah Rahheim)에 의해 '높은 심장'으로 묘사되었다. 이 높은 심장은 곤경에 처한 사람들을 돕도록 설정되어 있는데, 그 이타심은 아래쪽 복장뼈의 과도한 이기심, 그리고 심장이 때때로 드러낼 수 있는 자기중심성을 초월한다. 맨 위에 있는 이 손은 복장뼈의 가장 긴 부분인 복장뼈몸통(gladiolus: 흉골체)을 들고 있다. 글라디올러스(gladiolus)의 어원은 검투사와 야생 붓꽃 두 가지를 뜻한다. 나는 이 단어에서 딕시랜드(Dixieland) 음악 또는 유쾌한 라디오 방송국을 연상한다. 그것은 아마도 스콧 조플린(Scott Joplin)의 래그타임(재즈의 일종) 곡이 어울릴 것이다.

제9장 복장뼈, 가슴 앞쪽의 칼 한 자루 **135**

복장뼈몸통 아래에는 칼돌기(검상돌기: xiphoid process)가 있다. 지포이드(xiphoid)는 역시 칼을 의미한다. 그래서 복장뼈는 2등분 된 칼을 잡고 있는 손으로 구성된다. 복장뼈는 여러 역할 중에서 심장 앞의 방패처럼 보일 수 있다. 그것은 심장 보호기라고도 알려진, 중국 의학의 장기 기능인 심낭 경락과 관련이 있다. 우리의 심장은 때때로 야생 붓꽃처럼 열리고, 때로는 주먹처럼 꽉 쥐며, 때로는 칼싸움의 칼날처럼 번쩍인다. 요즈음 전세계적인 전염병, 정치적 갈등, 기후 변화에 시달리면서 종종 나는 실망스럽고, 복장뼈는 한숨을 가두고 있는 것처럼 느껴진다. 하지만 나는 이 글을 쓰면서 복장뼈의 깊은 본성에 충실하고 싶다. 가슴의 중심에 있는 복장뼈는 온정이 흐르는 곳이다.

복장뼈의 결정적인 역할을 더 깊이 들여다보면, 우리는 그것의 해부학 그리고 친절, 존엄성, 흉포함의 기원에 관해 더 많이 알게 된다. 복장뼈자루는 롤프(Rolf)가 어깨이음구조 중 가장 중요하게 여기는 뼈인 쇄골과 연결되어 있다. 복장뼈자루의 양쪽과 쇄골 바로 아래에 중국 전통의학에서 말하는 신장 경락의 마지막 혈*이 있는데, 때로는 '우아한 저택'으로 번역된다. 이 저택은 '높은 심장'의 거처가 시작되는 곳이며 언어, 사고, 영감의 기능으로 이어진다. 우리가 이 혈에 손가락을 얹으면, 자유롭게 날 수 있는 어깨의 능력에 대한 사람의 인식을 즉시 증폭시킬 수 있고, 호흡을 폐의 상부로 가져오는 데 대한 인식을 자극할 수 있다. 그리고 고귀한 심장의 느낌을 강조하고, 인간의 존엄성을 회복할 수 있다.

• 역자 주: 유부혈(腧府穴)

우리가 부드럽게 내려오면, 복장뼈몸통은 갈비뼈들과 관절로 연결된다. 그러나 그것은 새장이 아니라, 갈비뼈의 뼈들이 가슴 한가운데로 방사되는 것처럼 7개의 빛줄기나 7개의 파도와 같다. 이 갈비뼈들은 갈비연골관절에서 관절을 형성하고, 뼈는 가볍고 유연한 연골로 변한다. 이것들은 복장뼈연골관절을 통해 복장뼈에 부착되는 곳에서 안쪽으로 진행한다. 두개골 사이의 봉합이 두개골 전체에 손상 없이 머리에 대한 타격을 흡수할 수 있게 해주는 것처럼, 갈비뼈와 연골, 복장뼈 사이의 관절은 일종의 유연한 보호장치로서 심장에 대한 타격을 흡수할 수 있게 한다.

이 7개 뼈 아래의 갈비뼈를 '가짜'라고 부르고, 추가적으로 마지막 2개는 '떠 있다'고 하는데, 이는 타당하지 않다. 8번, 9번, 10번 갈비뼈는 복장뼈에 직접 연결된 연골이 없고, 모두 7번 갈비뼈의 연골과 결합한다. 이런 사실 때문에 우리는 이들 뼈가 우리의 호흡, 횡격막, 그리고 생명 유지에 그대로 연결돼 있다는 진실에 대한 믿음을 약화시켜서는 안 된다. 그 아래에 11번과 12번 갈비뼈가 떠 있다. 모든 갈비뼈가 매 호흡마다 리드미컬하게 움직이고, 매 심장 박동 시마다 미묘하게 움직이는 것은 아니지만, 그 외에는 충분히 사실적인 설명이다. 등 쪽에서 갈비뼈는 척추와 세 지점에서 작은 팔꿈치처럼 생긴 관절을 이룬다. 이로써 갈비뼈의 섬세하고 살아있는 팔들이 흉곽 전체를 따라 날개를 펼칠 수 있게 되며, 각 갈비뼈는 우리 몸인 물 매질에서 떠다닐 수 있게 된다.

중요한 진리는 복장뼈, 그리고 복장뼈와 갈비뼈, 갈비연골, 어깨이음구조와의 대화 속에 살아있으며, 기억의 궁전이자 목, 머리, 그리고 하늘의 웅장함으로 통하는 수단인 '우아한 저택'에 존재한다. 우리는 만지고 숨 쉬는 매 순간마다 인체가 간직한 진리를, 인체가 말보다 훨씬 더 오래되고 더 깊은 언어로 우리에게 말하는 진리를 가질 수 있을 것이다.

- 데이비드 라우터스타인

복장뼈 강화법

침대나 부드러운 카펫 위에 등을 대고 눕는다. 한 손을 다른 손 위에 놓고, 두 손을 손바닥을 아래로 하여 복장뼈자루 위에 놓는다. 몇 번 숨을 쉬고, 그것이 쉽게 느껴지는지 또는 어렵게 느껴지는지 주목한다. 다음으로, 손을 복장뼈몸통과 칼돌기 위에 올리고 똑같이 한다. 마지막으로, 손을 배의 중심 위에 놓고 반복한다.

일반적으로, 숨쉬기 쉽게 느껴지는 부위도 있고 어렵게 느껴지는 부위도 있을 것이다. 가장 쉬운 두 부위를 선택하고 첫 부위에서 여러 번 호흡을 즐긴 뒤 다음 부위로 이동하여 같은 호흡을 반복한다. 뇌는 이러한 호흡의 용이성(즉, 안전과 자유의 신호)에 주의를 기울이고, 어려운 부위에서는 거의 마법처럼 긴장을 방출할 것이다. 그 부위로 이동하여 호흡에 더 민감하게 반응하는 것을 느껴본다. 그 부위로 여러 번 호흡하는 것을 즐긴다. 이제 여러분의 조종 장치가 작동하고, 여러분은 꿈꾸는 미래로 더 많은 자원을 동원할 준비가 되었다.

제10장
호흡을 조종하는 미세 칼돌기

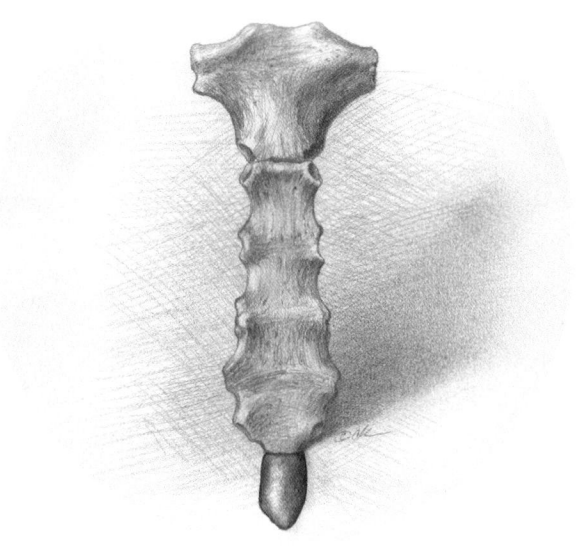

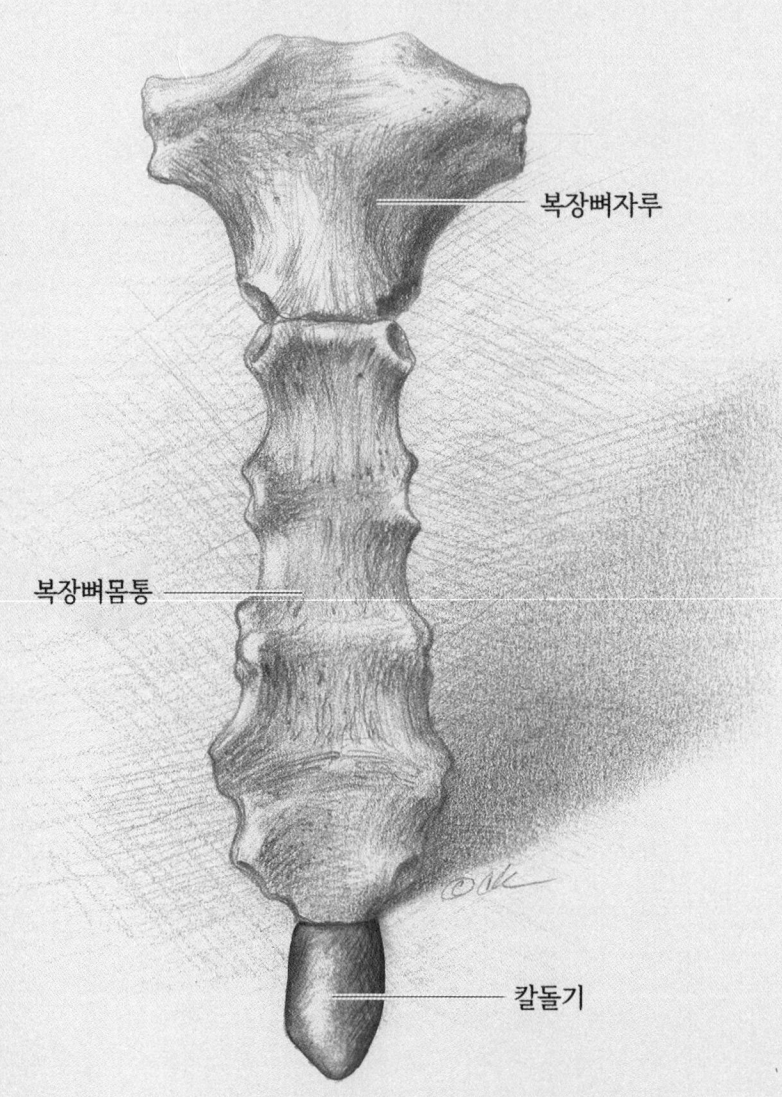

칼돌기(검상돌기)를 생각해보라. 복장뼈의 성질은 배의 방향타처럼 우리가 미래로 나아갈 수 있도록 도와준다고 생각한다. 칼돌기는 배의 트림탭(trimtab: 미세 조종면[操縱面])을 떠올리게 한다.

첫 7개 갈비뼈가 복장뼈와 연결된 방식과 유사하게, 복강신경총에서 나온 인대가 칼돌기에 부착되어 있다. 칼돌기는 여러 근육의 부착에도 관여하는데, 이 중에는 우리가 없이는 살 수 없는 유일한 근육인 복부 횡격막이 포함된다.

배의 방향타는 선박을 A지점에서 B지점까지 인도한다. 트림탭은 조종사가 지속적으로 통제하지 않아도 배의 움직임을 미세하게 조정하고 안정화하는 데 사용되는 아주 작은 날개 같은 면(面)이다. 방향타의 회전 각도가 바뀌면 조종사는 트림탭을 통해 물에서 배의 위치를 유지하는 데 필요한 힘을 줄일 수 있다. 에너지 효율이 놀랍게도 높아 큰 일을 하는 작은 것이다.

나는 오랫동안 인체의 은유적 표현에 관심을 갖고 있었다. 이것은 환자 증상의 표면 아래에서 무슨 일이 벌어지고 있는지를 이해하는 하나의 방법이다. 나는 1970년대 건축가이자 발명가인 버크민스터 풀러(Buckminster Fuller)와의 인터뷰에서 처음으로 트림탭에 관해 알게 되었다. 위대한 그는 이렇게 말했다.

> 무언가가 한 번에 나를 강하게 휩쓸었다. 그것은 어떤 작은 사람이 할 수 있는 일에 관한 생각이었다. 「퀸 메리」호(號)를 생각해 보라. 선체가 지나가면 선체 말미의 방향타가 오고, 방향타의 가장자리에 미세 조정면이라고 불리는 작은 것이 있다.
>
> 그것은 방향타의 미니어처이다. 트림탭을 움직이는 것만으로도 방향타를 다룰 수 있는 낮은 압력을 만든다. 전혀 수고를 할 필요가 없다. 그래서 나는 작은 개인도 트림탭이 될 수 있다고 말했다. 사회는 여러분을 통과하고, 여러분을 완전히 떠나간 것으로 생각한다. 그러나 여러분이 정신적으로 동적인 일을 하고 있다면, 사실은 여러분이 그렇게 발을 내디디면 국가라는 큰 배 전체가 그것에 따라 움직일 것이다.
>
> (Fuller 2019, p.18)

우리는 자신을 문화에 의미 있는 영향을 미치지 못하는 분리된 개인이라고 생각할 수 있다. 하지만 풀러는 이에 동의하지 않을 것이다. 우리 모두는 트림탭이고, 그 어느 때보다 우리는 그것에 따라 행동할 필요가 있다. 내 멘토 중 한 명이자 컨티뉴엄 무브먼트(Continuum Movement)의 개발자인 에밀리 콘래드(Emilie Conrad)는 학생들에게 자주 "문화에 동참하되 문화에 얽매이지 말라."(Conrad 2007, p.199)라고 조언했다.

흔히 '명치'라고 불리는 복강신경총은 장(腸)·뇌의 많은(또는 2번째) 부분을 구성한다. 그것은 우리의 내부수용감각(즉, 내부에서부터 인체를 감지하는 것)의 중심으로, 생리적 상태와 관련해 뇌가 인체 나머지 부분에 보내는 것의 대략 8배 분량의 메시지를 뇌에 보낸다. 뇌가 안전보다 위험의 신호를 더 많이 받으면 고통, 피로, 불안을 만들어 내는데, 이것은 우리가 방향을 바꾸기에 충분한 정지 상태를 만드는 메커니즘이다. 실제로 그것은 우리가 (명상, 보디워크, 신체 기반 심리 치료를 통해) 뇌로 위험보다 더 많은 안전 신호를 보낼 때까지 우리가 삶에서 앞으로 나아가는 것을 막는다.

버키(버크민스트 풀러의 별칭)는 겉으로 작아 보이는 개인이 어떻게 세상에 영향을 미칠 수 있는지를 수십 년 동안 보여준 뒤 1983년에 사망했다. 그의 비석에는 '나를 트림탭이라고 불러다오.'라는 문구가 적혀 있다. 사실 우리 모두가 트림탭이다.

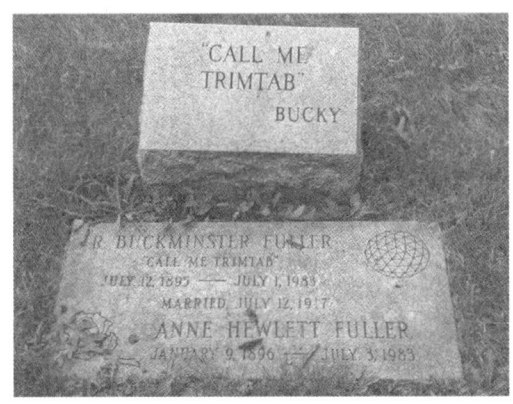

트림탭, 얼마나 유용한가! 칼돌기는 납작하고 뒤집힌 피라미드 모양이으로, 복장뼈의 아래쪽 끝 부분이다. 그것은 칼을 의미하는 그리스어 xiphos에서 유래했다. 그것은 나에게 두 가지를 더 연상시킨다. 베이스 기타의 플랫 피크와 맥주 캔의 고리 따개.

칼돌기는 호흡의 매 순간에서, 생명의 모든 순간에서 중요하고 다채로운 역할을 하지만 주목받지 못했다. 그것의 안쪽 표면에 횡격막의 맨 앞부분이 부착되어 있다. 칼돌기는 귀, 그리고 코의 많은 부분처럼 연골로 이루어져 있으며, 40대가 되어서야 완전히 뼈로 변한다!

그래서 연골의 유연성, 칼돌기와 복장뼈몸통 사이의 유연한 관절(연골결합), 그리고 횡격막과 복직근의 긴장과 이완으로 인해, 칼돌기는 지속적이고 섬세하며 생명을 주는 움직임의 본거지가 된다.

횡격막이 숨을 들이마시기 위해 긴장하는 것을 생각하면, 흡입 시에 칼돌기가 안쪽으로 당겨지는 것을 상상할 수 있다. 그러나 우리가 숨을 들이마실 때 복부 내용물이 모든 방향으로 널리 퍼지는 것을 고려하면, 복부의 액체와 장기가 칼돌기를 밖으로 밀어낼 수 있다는 것을 알 수 있다. 따라서 '횡격막 호흡'은 숨을 들이마실 때 칼돌기가 실제로 바깥쪽을 향한다고 느끼는 것이 도움이 될 수 있다. 그리고 숨을 내쉴 때에는 칼돌기가 안쪽을 향한다고 느낄 수 있다.

칼돌기는 우리에게 부드러운 숨결에도 나부끼는 작고 동적인 기도의 깃발을 선사한다. 칼돌기는 명치(차크라 용어로는 Manipura)로 통하는 연골로 된 입구의 통로로서 우리에게 신호를 보내고, 우리를 힘과 호흡의 핵심으로 인도한다.

칼돌기 강화법

편안하게 앉거나 서서 숨을 몇 번 쉰다. 칼돌기를 찾아 그것이 호흡과 함께 미묘하게 움직이는 것을 느낀다. 그것이 오른쪽과 왼쪽으로 몇 번씩 움직이는 것을 느끼고 상상한다. 그런 다음 칼돌기와 복장뼈 몸통 사이의 관절에서 칼돌기가 굴절되고 확장되는 것을 시각화하고 느낀다.

이제 숨을 들이마실 때 그것이 바깥쪽으로 흔들리고, 숨을 내쉴 때 그것이 안쪽으로 돌아가는 것을 느껴 본다. 자연스럽다고 느낄 때까지 그 동작을 여러 번 한다.

칼돌기의 자유로운 움직임은 명치, 횡격막의 완전한 움직임, 그리고 호흡의 편안함을 지원할 것이다. 이것들이 차례로 허리뼈와 등뼈의 횡격막 지지를 용이하게 할 것이다.

이 작고 놀라운 방향타가 자유로워졌을 때 이것이 여러분의 호흡에서 하는 중요한 역할을 허용하고 즐긴다.

제11장

90개 관절, 24개 뼈로 구성된 갈비뼈

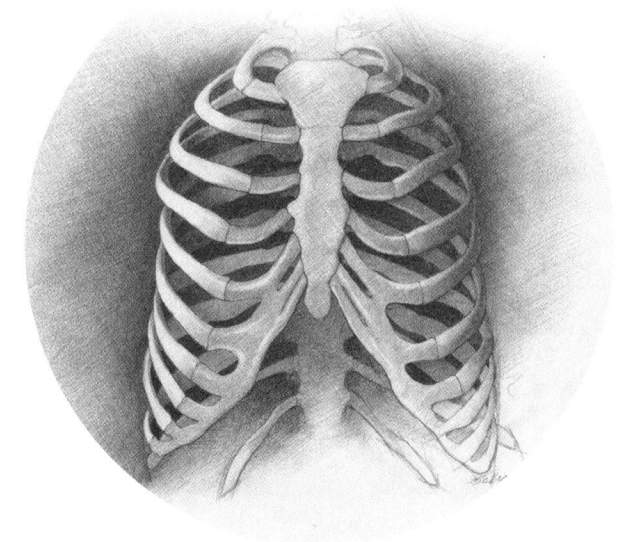

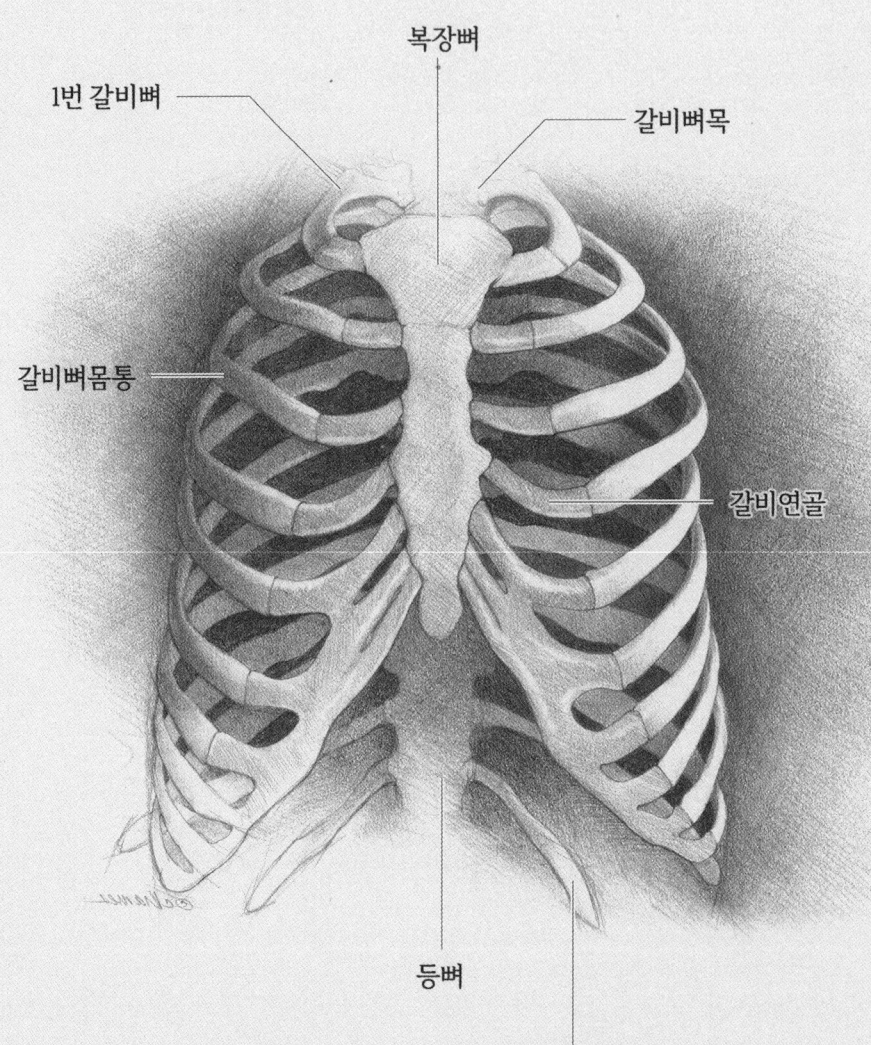

나는 갈비뼈(늑골)에 관해 쭉 생각해 왔으며, 최근에는 비틀스 노래 「길고도 험한 길」(The Long and Winding Road)을 머릿속에 담은 채 잠에서 깼다. 사실 인간 심장의 궤적은 우리가 역사(집단적)와 자서전(개인적)에서 말하듯, 이처럼 길고도 험한 길이었다. 갈비뼈는 심장과 폐 주변에서 길고도 험한 길을 간다. 갈비뼈는 24가지 방법으로 우리의 사랑, 슬픔, 기쁨, 분노 등의 역사를 껴안는다. 인간 심장의 역사는 우리 모두의, 또 우리 각각의 감정의 역사이다. 우리가 그 사실을 알 때, 심장의 영역을 어루만지는 방식은 명쾌해지고, 강력해지며, 연민으로 가득하게 된다.

24개 갈비뼈는 각각 디스크 위아래의 3개 지점에서 등뼈(흉추)와 관절을 형성한다. 관절은 디스크 위의 등뼈 몸통, 디스크 아래의 등뼈 몸통, 아래 등뼈의 가로돌기와 각각 형성되어 있다. 이 3개 관절은 자연에서 가장 강한 형태인 삼각형 지지대를 만든다.

거기서부터 갈비뼈는 인체 둘레로 긴 여행을 한다. 갈비뼈의 머리는 등뼈 몸통과 관절을 이룬다. 그리고 갈비뼈의 '목'이라고 불리는 부위의 시작점은 등뼈의 가로돌기와 관절을 형성한다. 갈비뼈의 몸통은 장늑근(엉덩갈비근)이 붙어 있는 각도까지 뻗어 있다. 이 지점에서 갈비뼈는 비틀려 인체 측면을 따라 앞쪽으로 이동하는 여정을 시작한다. 앞쪽의 갈비뼈는 납작하며 갈비연골과 관절을 이루는 타원형 홈을 가지고 있다. 갈비연골은 복장뼈와 관절로 연결되어 있다. 연골과 복장뼈 사이의 관절들(1번 갈비뼈와 복장뼈 사이의 관절 제외)은 모두 윤활 관절로, 약간의 활액으로 채워져 있다.

갈비뼈는 디스크, 등뼈, 연골, 복장뼈와 함께 모두 90개의 관절을 형성하고 있다. 지금 그 움직임들의 복잡성을 생각해보라! 그것을 단순히 '흉곽'이라고 부르는 것은 전적으로 핵심을 벗어난 것이다. 단지 10~12번 갈비뼈만 '떠 있다'고 설명하는 것은 혼란을 가중시킨다. 모든 갈비뼈는 '떠 있고' 각각의 갈비뼈마다 최대 18개의 근육이 부착되어 있다. 그래서 갈비뼈의 개별적, 집단적 움직임은 우리가 대부분 의식하지 못하지만 아마도 인체에서 가장 복잡할 것이다.

모든 갈비뼈는 살아있다. 뼈도 여러분의 다른 조직들처럼 살아 있고 즉각 반응한다. 이처럼 갈비뼈는 폐, 심장, 흉선, 내부의 다른 조직들을 민감하고 생생하게 보호한다. 갈비뼈는 앞 몸통, 등, 어깨, 목, 팔의 모든 근육과 근막이 생명력을 유지하도록 지지한다. 그것들은 내가 '행성의 웅장한 기체 교환'이라고 부르는 것, 즉 호흡의 살아 있는 참가자들이다.

자, 이제 갈비뼈에 손을 얹고 여러분이 상호작용하는 독특한 생명을 인식해보라. 갈비뼈는 역사, 형태, 그리고 우리 종족의 역사를 구현하는 기능을 가지고 있다. 그것은 처음부터 끝까지 우리의 호흡에 관해 글 쓰는 것을 돕는다. 그것은 전 생애를 통해 심장과 심장의 공명하는 감정에 관한 역사와 궤적을 이어간다.

갈비뼈가 자신의 움직임과 형태에 관해 자신의 우아하고 변함없는 언어로 말하는 이야기를 생각해보라. 갈비뼈는 사랑, 가슴앓이, 갈망, 희망, 숨 참기, 한숨, 그리고 들뜬 마음에 관한 이야기와 감정을 구현할 수 있다. 여러분이 갈비뼈를 만질 때 갈비뼈가 여러분 자신에 관해 말하는 것을 느끼고 들어보라. 그리고 (특히 여러분이 의료 종사자라면) 여러분이 만질지도 모르는 사람에 관해 말하는 것을 느끼고 들어보라.

다음에 손을 갈비뼈에 올려놓을 때에는, 그 탁월한 구조적 복잡성과 움직임에 대한 인식과 감사의 마음을 확장하고 심화하라. 뿐만 아니라 심장, 폐, 호흡의 생명력 및 여러분의 모든 것에 미치는 갈비뼈의 활동적인 역할에 대해서도 그렇게 하라.

몇 년 전 나는 갈비뼈에 관한 소네트(sonnet: 14행 시)를 썼다.

> 내가 당신의 인생에서 시간의 갈비뼈를 만질 때
> 당신의 아름다운 흉부에서 일어나는, 교회 지붕은
> 하늘을 향해 노래를 불러라, 싸움에서 벗어나 날아오르는 새들
> 태양을 향한 심장의 희망, 색이 물든 잎들의 상승.
> 깊은 바닥에 배의 갈비뼈가 놓여있다.
> 자아의 선체(船體)를 형성하며, 뒤쪽의 소나무 기둥
> 죽을 때까지 큰 전기(傳記)의 흔적을 지고 있다.
> 삶의 소나타, 갈비뼈의 열쇠, 그들은 흑백이다,
> 노랑, 초록 그리고 빨강, 갈비의 건강한 곡선.

글이 새겨진 폐 주위의 무지개.
모든 이가 들어야 할 메시지, 부(富)에 관한
공기, 나무 그리고 피의 용액에 의해 주어졌다.
따라서 모든 시간과 공간에 대한 우리의 큰 선물,
사랑의 갈비뼈는 자유로워지고, 웃는 얼굴로 위를 본다.

내 뼈들은 노래하고, 춤추고, 산책로를 한가로이 걷고, 친구를 만나기 위해 커피숍으로 느릿느릿 걸어가는 것을 좋아한다. 내 뼈들은 즐거움을 좋아하고 즐긴다.

즐거움에 대해 말하자면, 호흡이 가장 즐거운 일 중 하나가 될 수 있다. 사람들이 호흡법을 다시 배워야 하는 경우가 많다는 것은 이상한 일이다. 아기들은 본능적으로 자유로운 호흡의 즐거움을 즐긴다. 내 고양이는 호흡에 통달했다. 컨티뉴엄 무브먼트(Continuum Movement)의 개발자 에밀리 콘래드(Emilie Conrad)는 "우리가 숨 쉬는 매 순간이 생명력과 살아 있음의 즐거움을 경험할 기회"(Conrad 2004)라고 말하곤 했다. 내가 호흡을 인지하고 존중하는 시간을 가질 때, 나는 숨을 들이쉬면서 세상을 내 안으로 끌어들이고 내쉼으로써 나 자신을 외부 세계로 내보내는 폐의 즐거움을 경험한다. 때때로 나는 이타적인 심장의 즐거움과 그것에서 나오는 사랑을 경험하기도 한다. 그것은 대단한 선물이다.

나는 쾌락이 우리의 타고난 지성이 세상을 향하게 하는 한 가지 방법이라고 믿는다. 내 환자들이 그들의 살과 뼈에서 쾌락을 느끼기 시작할 때, 나는 우리가 새로운 접촉의 깊이에 도달했다고 느낀다. 이러한 쾌락을 모르는 것은 신체 소외의 한 형태이다. 신체 소외로부터 깨어나기에 갈비뼈보다 더 좋은 부위가 있을까? 갈비뼈 내부에서 무슨 일이 벌어지고 있을까?

데이비드(David) 말대로, 모든 갈비뼈는 다 떠 있다. 나는 모든 뼈는 액체 결정 매트릭스에 떠 있다고 부언하고 싶다. 인체는 80%가 물이기 때문에 우리 보디워크(bodywork) 시술자들은 수조 안에서 일하고 있는 셈이다. 수조 안의 물고기가 환자의 몸에 있는 통증이나 그 유발점, 또는 정착된 부위를 나타낸다고 상상해보라. 우리가 너무 빨리 또는 너무 많은 힘으로 시술하면, 물고기는 갑자기 우리에게서 멀어진다.

내가 라우터스타인-콘웨이 마사지 학교에서 처음 가르쳤을 때, 매우 가벼운 압력을 사용하는 방식을 보여 주었다. 수업 중 어떤 사람이 그게 어떻게 효과적일 수 있는지, 더 깊은 압박을 원하는 사람이 있으면 어떻게 해야 하는지 물었다. 마침 그날 수업에 데이비드 라우터스타인이 있었고 그가 깊은 마사지에 관한 책을 썼기 때문에 나는 질문을 그에게 넘겼다. 그의 대답은 "깊다는 것은 사람을 깊이 만지는 것이다."였다. 그는 또 그의 전 제자의 말을 공유했다. "압력은 힘이고, 깊이는 장소이다." 내게 그 장소는 내 갈비뼈 안에 가장 강력하게 자리 잡고 있다.

나는 때때로 동료 보디워크 시술자들에게 이런 질문을 한다. 오직 인체의 한 부위에만 시술하도록 허락을 받는다면, 그것은 어떤 부위일까? 내가 가장 선호하는 부위는 후두골 바로 밑이다. 다른 사람들에게는 골반이나 횡격막, 또는 발이다. 하지만 아이다 롤프 박사에게 그것은 흉곽, 특히 12번 갈비뼈였다. 나는 놀랐다. 그러나 잠시나마 횡격막을 포함하여 거의 12개의 근육이 그곳에 부착되어 있다는 사실을 생각해 보라. 12번 갈비뼈는 흉곽과 골반을 결합시킨다. 그것들이 없으면 우리는 보행과 호흡에 어려움을 겪을 것이다. 우리가 구부린 자세를 과도하게 취함으로 인해 그것들은 종종 '잠겨' 있을 수 있다. 그러면 숨 쉬는 것이 고통스러울 뿐 아니라 신장과 부신도 매 호흡 시마다 미끄러지듯 움직이는 능력을 잠재적으로 잃을 수 있다. 그때 신뢰, 편안함, 기쁨이 생겨나야 할 인체에 두려움과 스트레스가 머물 수 있다.

몸통의 다른 한쪽 끝에는 1번 갈비뼈가 있다. 비록 전형적으로 그것이 12번보다 더 많은 관심을 받고 있지만, 그 갈비뼈의 정렬 오류와 고착을 성공적으로 치료하려면 노련한 보디워크 치료사들조차 계속 화나게 된다. 그것이 진정한 갈비뼈이지만(복장뼈와 연결된다는 점에서), 불안정하기는 떠 있는 갈비뼈와 마찬가지다. 종종 1번 갈비뼈의 문제는 환자의 자세를 보고 확인할 수 있다. 우리가 12번 갈비뼈에서 발견한 것과 유사하게, 그들은 앞을 향한 머리 자세와 굽은 등을 만든다. 이런 환자는 머리, 목, 턱, 어깨의 통증 그리고 호흡 곤란, 팔 저림 등을 경험할 수 있다. 흔히 사람들은 보디워크 시술보다 1번 갈비뼈의 외과적 제거를 선택한다.

3개의 사각근 중 2개는 1번 갈비뼈에는 부착되어 있고, 덜 알려진 흉막상막(십슨근막으로도 알려져 있다)도 마찬가지이다. 많은 혈관, 신경, 림프관이 횡격막을 통과하여 12번 갈비뼈에 부착하기 때문에, 중요한 구조물들의 비슷한 배열이 흉막상막을 통과한다. 이런 부드러운 조직을 다루기 위해, 나는 **뼈**를 지렛대로 사용하여 근육, 신경 및 근막에 영향을 미치고, 12번 갈비뼈에 제로 밸런싱 지렛목을 적용한다. 사실 이 장에서 1번 갈비뼈와 12번 갈비뼈를 집중적으로 다루지만 갈비뼈는 모두 중요하다. 인체 해부학의 관점에서도 '여분의 갈비뼈'는 없다.

12번 갈비뼈보다 더 짧은 시로 마무리하고자 한다.

우리는 진짜 직립 상태는 아니다,
우리는 단지
거기로 가는 도중일 뿐.
횡격막은
여전히 투쟁한다
호흡을 할 때마다.
그렇지 않은가?

추신: 이럴 필요는 없다.

- 제프 로크웰

갈비뼈 강화법 [1]

아이다 롤프 박사는 인체 구조상 수용할 수 없는 사람에게는 새 호흡법을 가르쳐주지 말라고 말했다. 당시는 좋은 조언이었지만 유감스럽게도 오늘날까지도 거의 지켜지지 않았다. 하지만 우리는 호흡을 바꾸려는 시도를 하기 전에 그녀의 권고를 따르고 인체 구조를 바꿀 것이다.

우리가 저(低)호흡(심호흡을 하지 않거나 빈번하게 충분한 호흡을 하지 않는 것) 문화인 이유는 여러 가지이다. 이 중 대부분은 스트레스와 트라우마 때문이다. 일반적으로 자세와 관련된 이유조차도 우리가 느끼고 있는 감정을 느끼고 싶지 않은(아마도 무의식적으로) 데서 기인한다. 우리는 호흡을 충분히 즐길 정도로 우리 몸이 충분히 안전하다고 느끼지 못한다. 이 탐구의 시작이 그것을 해결하기를 희망한다.

W.I.S.O.라는 두문자어를 사용해 안내해 보겠다. W는 weight(무게), I는 inside(내부), S는 skin(피부), O는 outside(외부)를 의미한다. 이 4가지 구성 요소를 사용하면 건강한 호흡을 제약하는 갑옷을 탈피할 수 있다. 이 새로운 방식은 숨 쉬는 것을 새롭고 더 풍성하며 더 즐거운 호흡법으로 안착시킨다.

앉거나 등을 대고 누워 여러분 자신을 편안하게 하라. 판단이나 비판 없이 여러분의 호흡에 주의를 기울여라. 여러분이 숨을 내쉬고 들이마실 때 12쌍의 갈비뼈는 어떻게 느끼는가? 숨을 들이마시고 내쉴 때 갈비뼈가 약간 휘어지는 것 같은가? 아니면 경직된 느낌인가?

- W (무게) : 의자, 침대, 땅 위에 있는 여러분의 몸무게에 주목한다(판단 없이 반복한다). 여러분이 지지를 받고 있다는 사실에 주의를 기울이고 감사한다. 여러분은 안전하다.

- I (내부) : 눈을 감은 채 호기심을 가지고 인체 내부의 영역을 탐색한다. 여러분은 무엇에 흥미를 느끼는가? 여러분은 무엇에 관심이 가는가? 무엇에서 좋은 느낌을 받는가? 그 영역에 존재하는 감각과 감정에 유념한다. 그 감각들을 마음에 담는다.

- S (피부) : 여러분의 의식을 피부로 가져온다. 여러분의 의복은 피부에 어떤 느낌인가? 여러분은 피부에서 그 방의 온도를 감지할 수 있는가?

- O (외부) : 부드럽게 눈을 주변을 훑어본다. 여러분의 눈을 즐겁게 하는 3가지를 찾는다. 눈을 감고 여러분이 즐거움을 느끼는 것에 집중할 때 생기는 감각을 느낀다. 잠시 후 다시 호흡에 주의를 집중한다. 무엇이 다르게 느껴지고 어떻게 느껴지는가?

우리는 이 탐구를 4-7-8 호흡으로 마무리한다. 코로 4초간 숨을 들이마시고 7초간 참은 후 8초간 숨을 내쉬는 호흡법이다. 이 호흡을 충분히 반복한다. 이 호흡이 복부, 횡격막, 중간과 위쪽 가슴을 움직이게 한다.

새롭고 더 가득 찬 호흡을 즐기면서 쉰다. 그것을 소유하고 사용한다. 준비가 되면 일어나 천천히 걸으면서 새 호흡법을 인식한다.

갈비뼈 강화법 [2]

무드라(mudrā: 인도 고전무용의 섬세한 손짓)는 살아있는 갈비뼈에 대한 우리 작업과 관련이 있다. 제로 밸런싱에서는 환자가 등을 대고 누운 상태에서 1번부터 9번 갈비뼈에 주로 초점을 맞춘다. 여러분은 어떤 보디워크와의 맥락에서도 이 시술을 할 수 있다. 나는 갈비뼈에 대한 제로 밸런싱을 30년 넘게 해왔지만, 더 깊은 배움과 새로운 발견의 가능성이 항상 존재한다.

위치 선정을 위해 침상 맨 위쪽(환자의 머리 쪽)에 앉아 환자의 위쪽 팔 밑에서 손을 아래로 미끄러뜨리고, 손바닥은 흉곽 중앙을 따라 침상 표면을 향하게 한다. 환자의 상반신이 침상 표면과 만나는 곳에 엄지를 자리 잡게 한다. 우아하고 쉽게 환자의 몸 아래로 들어갈 수 있도록 팔뚝을 회전시킨 다음 팔꿈치를 안쪽으로 살짝 붙인다. 한 번에 한 팔을 또는 동시에 두 팔을 그렇게 할 수 있으며, 어느 쪽이든 더 쉬운 것을 하면 된다. 이렇게 해서 여러분의 어깨를 부드럽게 앞쪽으로 이동한다. 그렇게 자리를 잡음에 따라 손도 약간 아래쪽으로 이동한다. 이제 여러분은 환자의 갈비뼈 아래에 위치하고 손바닥은 위를 향하며, 손가락 끝은 대략 9번이나 10번 갈비뼈에 적당히 놓이게 된다.

만약 환자가 움직이기가 다소 어렵다면 오른쪽 어깨를 들라고 요청한 다음에 왼쪽 어깨를 들라고 요청할 수 있다. 환자가 어깨를 들어 올릴 때, 손을 각각 어깨 밑으로 밀어 넣는다. 그런 다음 긴장을 풀라고 부드럽게 상기시킴으로써 그들이 인위적인 노력의 느낌을 갖지 않게 한다. 종종 환자의 인체 크기에 따라, 여러분은 편 양손의 작은 손가락들이 서로 맞닿아 있거나 최소한 가까이 있는 것을 발견할 것이다.

손을 인체 밑에서 아래쪽으로 내리는 동작에서 항상 나는 자선을 베푼다는 생각을 하게 되었다. 이런 생각은 올해 나의 요가 연구에서 더욱 명확해졌는데, 그때 우리는 다양한 무드라를 접하게 되었다. 무드라는 손과 손가락의 자세로, 산스크리트어 이름으로 자주 전달되는 개별적인 의미를 지니고 있다. "무드라는 인도 종교의 상징학과 영적 실천에서 사용되는 영적 제스처이자 에너지 넘치는 진정성의 인장(印章)이다."(Ayurwiki 연도 미상)

보디워크를 시술할 때 우리의 손은 여러 가지 자세를 취한다. 우리가 손의 기적적인 능력, 구조, 심지어 언어적인 능력을 더 높이 평가할수록, 우리의 손, 손의 표현, 그리고 우리의 일은 더 의미 있고 더 신성하게 느껴질 수 있다. 따라서 우리는 의식적으로 혹은 무의식적으로 우리의 일에서 무드라를 사용하고 있었다는 사실을 발견할 수 있다.

갈비뼈 작업을 위해 우리가 자세를 취하는 방식은 내게 특히 감동적이며, 특별히 멋진 한 가지 무드라를 떠올리게 한다.

이는 푸쉬파퓨타(pushpaputa) 무드라라고 불리는데, 산스크리트어에서 유래했다. 푸쉬파는 꽃을 의미하고 퓨타는 바구니를 의미한다. 그래서 갈비뼈 지렛목을 시술하기도 전에, 우리의 손은 이 무드라의 역할을 떠맡는다. 이 말은 특히 흉곽과 관련된 경우 두드러진다. 건강한 갈비뼈 배열은 아름다운 바구니처럼 느껴진다. 즉 심장, 폐, 그리고 다른 내부 조직들을 담고 보호하는 잘 짜인 갈비뼈들로서 이 생명의 영역을 통해 흐르는 아름다운 바구니이다.

이 무드라를 형상화하고 갈비뼈 작업을 위해 이 자세를 취하는 것은 그 자체로 신성한 제물이다. 우리는 심신의 이 기적적이고 생명력 있는 부위에 꽃 한 바구니를 신성한 제물로 바치는 것이라고 말할 수 있을지도 모른다.

이 첫 무드라를 만든 후 우리는 갈비뼈 탐구를 위해 이동한다. 한 번에 한 손의 손끝으로 부드럽게 갈비뼈들을 잇따라 접촉한다. 9번 갈비뼈에서 시작하여 1번 갈비뼈까지 차례로 진행하면서 형태와 움직임의 상대적인 자유에 주목한다. 여러분은 갈비뼈 안의 특별한 밀도를 발견하거나 특정 갈비뼈의 꿋꿋한 움직임을 발견할 수 있다.

이제 다시 자세를 취하고 (만약 그 형상화가 호소력이 있었다면 그 무드라를 만들어) 갈비뼈 9번에서 1번으로 다시 평가한다. 이 과정에서 더 부드러워지길 원하는 밀도나 더 자유롭게 움직일 수 있을 것 같은 갈비뼈가 있다면, 그곳에 지렛목을 놓는다. 여러분이 손가락 끝을 오므려 이 시술을 하면 손가락 끝이 갈비뼈에 더 많이 닿는다. 그 사람을 놓아줄 시간과 공간을 허용할 동안 몇 초 동안 그렇게 가만히 있는다. 여러분은 한쪽만 시술할 수 있다. 만약 비슷한 갈비뼈 위치에서 긴장이 발견되면, 양쪽으로 시술을 할 수 있다. 제로 밸런싱에서는 일반적으로 목, 머리, 어깨, 팔의 시술로 더 나아가기 전에 두 세트의 지렛목 시술을 한다.

어떤 의미에서 갈비뼈는 모든 호흡의 역사를 표현한다. 심장이 가지고 있고 또 가질 수 있는 모든 감정은 갈비뼈, 그리고 갈비뼈와 심장·폐와의 관계를 통해 명백해진다. 존재와 관련한 갈비뼈의 선물은 방대하지만, 마음을 통한 터치로 매혹적으로 접근할 수 있다.

맑고 강력한 이들 무드라가 여러분의 삶과 일, 그리고 여러분이 터치 하는 모든 이들의 삶에 영감을 더하기를 바란다.

제12장
어깨뼈, 공중에 떠 있는 삼각형

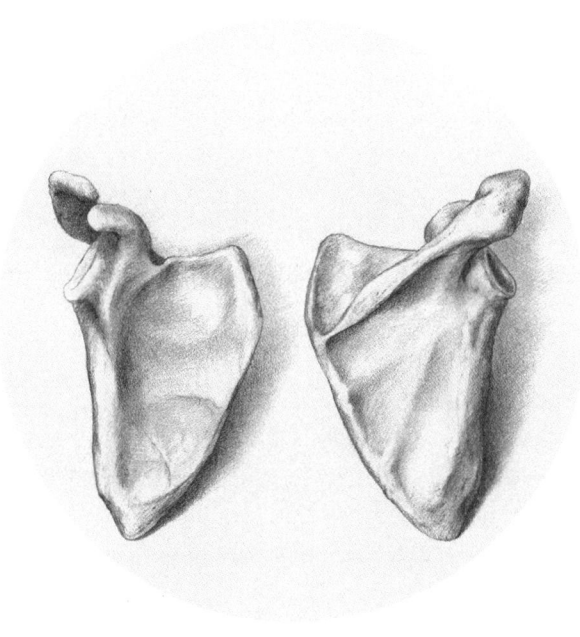

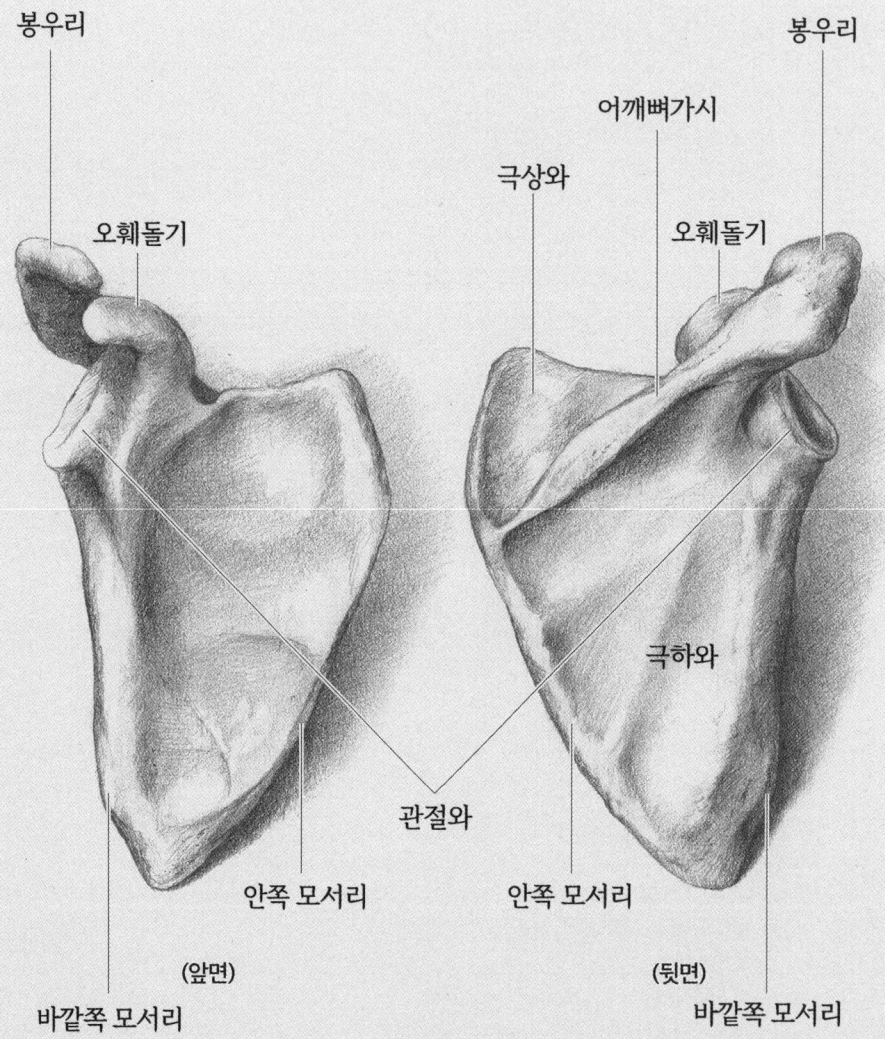

고대로부터 어깨뼈(견갑골)는 점술에서 가장 자주 사용된 뼈이다. 어깨뼈점. 어깨뼈의 중심은 뼈에서 가장 얇은 부위이다. 빛에 비추어 보면, 그것은 투명하다. 일반적으로 고대 문화에서 어깨뼈를 '읽는' 기술이 있는 사람은 그것을 빛에 비추어 들고, 선명한 어깨뼈 혹은 다소 그늘진 부분이 있는 어깨뼈를 보며 각각 행운과 불행을 예측했을 것이다.

어깨뼈는 미래의 전조(前兆)일 뿐만 아니라 또한 과거의 전달자이다. 제로 밸런싱에서 우리는 어깨뼈의 한 부위에 특히 주목한다. 점에 사용되는 뼈의 가장 투명한 부분과 같은 부위이다. 그것은 '하늘의 조상' 또는 '천상의 모임'으로 번역되는 혈인 소장(小腸) 11과 관련이 있다.

로스앤젤레스 소재 고전오행침술연구소의 설립자 닐 구메닉(Neil Gumenick)은 다음과 같이 썼다.

이것은 마음과 정신의 불순물을 제거하는, 인체의 가장 강한 혈 중 하나이다. 고대 중국인들은 그들의 연장자들과 조상들을 매우 존경했다. 조상들은 전에 그것을 모두 다 봤고, 그 길을 무수히 여행했으며, 방대한 경험으로부터 얻은 지혜를 보유하였다. 그들은 무엇이 유용하고 무엇이 쓸모없는지를 배웠다. 그러한 지혜에 접근하는 것은 우리 모두의 내부에 있다. 우리는 안내를 요청할 수 있다. 그것이 우리의 손아귀를 벗어난 것처럼 보일 때, 이 혈은 연결을 제공할 수 있다. 오물과 혼란, 대혼돈이 있었던 곳에서 명확성을 되살려준다.(Gumenick 2004)

어깨뼈를 만질 때 우리는 미래와 과거를 마사지 하는 것이다.

미래는 순수한 잠재력이 있는 곳이다. 지금 이곳에 마사지를 하는 것은 미래에 영향을 미칠 것이지만 정확한 방법을 알지 못한다. 그것은 고마운 일이다. 만일 모든 것이 예측 가능하다면 인생은 신비로움과 재미가 없을 것이기 때문이다. 우리가 보디워크(bodywork)를 통해 시행하고 받는 모든 것은, 의식을 통해 (혹은 그렇지 않든) 현재를 거쳐 미래로 흐르는 과거로부터의 잠재력을 활성화한다. 그것은 마치 과거, 현재, 미래의 관계가 하나가 되어 어깨뼈 안에 떠 있는 것과 같다. 우리는 조상의 기, 우리 가족 집단 안에서 잠자고 있는 가능성, 우리가 만든 꿈과 계획, 우리의 유전적 발현을 활성화한다. 그러나 감사하게도 미래는 항상 손이 닿지 않는 곳에 남아 있다. 우리 안에서 최상의 잠재력이 성장할 수 있는 현재와 미래에 기여하고 가꾸기를 바란다.

우리의 몸과 마음에서 어깨뼈가 차지하는 독특한 위치와 역할을 통해, 우리는 어깨뼈가 신비로움과 연관되어 있음을 더 깊이 알 수 있다.

- 우리 팔의 움직임에 아무리 근본적이라고 할지라도, 어깨뼈는 우리가 일상적인 활동에서 대개 느끼지 못하는 뼈이다. 그래서 누군가가 어깨뼈를 조심스럽게 만지면

우리는 평소 의식하지 못한 부위로 가게 된다.

- 우리는 등을 가지고 있지만 어깨뼈는 그 뒤에 있다. 그것은 마치 심리물리학적 선(禪)문답 같다. "사람의 내부에 있으면서 등의 등에 있는 것은 무엇인가?" 만약 우리가 등을 공간이 아니라 시간의 관점에서 생각하면, 우리는 어깨뼈가 시간적으로 우리 뒤에 있는 것과 어떻게 연결되는지, 그리고 그것이 어떻게 우리 조상들과의 연결점이 되는지에 관해 더 깊은 느낌을 가지게 된다.

- 어깨뼈 앞쪽은 어깨뼈 아래 공간이다. 이것은 일반적으로 경험할 수 없는 또 다른 공간이지만 어깨의 자유로운 움직임을 용이하게 하는 데 중요한 역할을 한다. 그것은 일종의 에너지 충격 흡수 장치일 수도 있다. 어깨뼈 흉곽의 관절은 어깨뼈와 갈비뼈 사이의 호흡 공간에서, 스트레스가 갈비뼈나 그 아래의 심장과 폐에 흡수되지 않고 '우리 등에서 굴러 떨어질 수 있다'는 것을 보장한다.

- 어깨뼈는 사실상 떠 있는 뼈인 종자골로 생각할 수 있다. 그것은 근육과 근막들이 외부로 뻗어가는 자전거 바퀴의 허브와 같다.

- 어깨뼈는 흥미롭게도 삼각형에서 생겨난 불규칙한 형태이다. 그것으로부터 오훼돌기(부리돌기)가 돌출되어 있다. 그 꼭대기를 따라 가시가 있고, 그 위에 형성된 산등

성이가 극상와이다. 그 바깥쪽 끝에 관절와가 있는데, 그것은 위팔뼈의 머리를 가볍게 감싸고 있는 불충분한 찻잔 모양의 표면이다.

어깨뼈는 마치 우리가 은총에서 떨어진 증거인 것처럼 보인다. 한때 날개 달린 천사였던 우리는 이제 날지 못하고 영원히 땅에 묶여 있는 새가 되었다.

하지만 심장을 보호하고 심장에 생명을 불어넣는 기관을 보호하기 위해, 우리는 어떤 희생을 치러야 하나? 감정을 안정시키고, 우리를 배신하기 위해 뒤에서 오는 것들로부터 우리를 보호하기 위해 어떤 희생을 해야 하나? 아니면 한때 우리가 어떤 하늘의 영역에서 날개를 달고 있었던 것처럼(그래서 우리가 예견한 모든 것에 대한 자부심을 가지고 날거나, 천부적인 창조력을 통해 헤엄쳤듯이), 우리는 알고 진화하려는 욕망 때문에 땅에 떨어졌고, 날고자 하는 욕망으로 태양을 향해 팔을 뻗었다.(Bratcher 2019)

손과 심장 사이
날개와 목 사이
등과 빈 공간 사이
나는 머문다.
매번 숨 쉴 때마다 오르내리고
모든 포옹에서 나타나며

바다에서, 땅에서, 공중에서

나는 나 자신을 발견한다

그토록 다양한 형태로,

무수히 많은 생명과 몸에서

나는 동행했다.

어깻죽지 아래에서 거대하게 밀어내고

음식을 내 입으로 가져가며

모든 키스, 모든 던지기,

모든 어깨 으쓱임, 모든 손 놓음―

기며

헤엄치며

날며

나는 말없이 공헌한다.

그럼에도, 행동이 말보다 더 크다면,

내 모든 행동으로, 그것들을 수장(水葬)하고,

말이 굴복하거나

아니면 아마도 속삭인다

"어깨뼈"

- 데이비드 라우터스타인

어깨뼈(scapula)라는 단어의 어원은 아주 많은 변화를 겪었다. 주걱

(음식 젓는 용도)에서 칼날(긁는 용도), 삽(땅 파는 용도)으로, 한때는 등 전체를 지칭하는 데 사용되기도 했다. 나는 수업에서 인체의 등, 특히 척추는 인체에서 백 버너(레인지 안쪽 버너)와 비슷하다고 주장한 적이 있다. 우리 모두는 한 가지 간단한 일도 처리하기에 너무 바빴던 경험이 있다. 이럴 때 우리는 "그것을 백 버너에 넣어 두겠다(뒤로 미루겠다)."라고 말한다. 하지만 이런 일들이 쌓이면, 등(그리고 어깨뼈)은 대가를 치르게 된다. 나중에 어깨뼈는 '가슴의 등', 특히 심장과 폐의 등을 의미하게 되었다.

아마도 우리 모두는 배신을 당하거나, 깊이 실망하거나, 등에 칼을 맞은 경험이 있을 것이다. 만약 우리가 그 사건을 도저히 이해할 수 없다면, 시간이 지남에 따라 진심으로 또는 열린 마음으로 살 수 있는 우리의 능력이 감소된 것을 발견할 수 있을 것이다. 호흡은 제한될 수 있고, 그와 함께 생명력도 줄어들 수 있다. 우리는 꼼짝 못하게 되고 종종 그 고착은 결국 어깨뼈에 머무르게 된다. 호소력이 없을지 모르겠지만, 해결책은 부분적으로 용서에 있고 그것은 가해자보다는 우리 자신의 이익을 위해서이다.

특히 어깨의 통증과 제약이 문제일 때 내가 환자들과 자주 공유하는 시술은 애플리 스크래치 테스트(Apley's scratch test)이다. 환자는 머리 뒤로 손을 뻗어 반대편 어깨뼈의 상부를 만진다. 다른 팔을 등 뒤로 뻗어 반대편 어깨뼈의 하부를 만진다. 그들에게 뼈로 된 '심장의 수호자'에게 주목하고 이렇게 말하도록 한다. "당신의 보호에 감사한다. 이에 관한 내 역할에 미안하다. 나를 용서해 달라. 나는 당신을 사랑한다."

환자는 자극이 그 부위에서 사라져 편안함이나 가벼움으로 바뀔 때까지 계속한다. 환자가 이 말을 반복하는 동안 나는 어깨뼈 그리고 관련 갈비뼈에 제로 밸런싱 지렛목을 적용할 수도 있다. 일반적으로 환자들은 그 부위에 감정적 또는 육체적으로 훨씬 더 큰 유연성이 회복되었다는 사실에 놀란다. 나는 닐 구메닉의 말에 공감한다. "어깨뼈, 그리고 구체적으로 '하늘의 조상'이라고 불리는 소장(小腸) 침 자리는 경건하게 대해야 한다." 실제로 우리는 감정적 독성을 품고 있는 몸과 마음을 정화하고 생명의 거대한 흐름과 연결될 수 있다. 이러한 감정적 충격 흡수 기제들의 부담을 제거할 때, 우리는 최고로 현명해지며, 두려움 대신 사랑을 선택할 수 있는 또렷한 정신력을 갖게 된다.

나는 가톨릭 신자로 자라면서 '성의'(聖衣: scapular)라고 불리는 옷을 입었다. 그것은 어깨와 가슴 위에 매달린 줄로 연결된 우표 2장 크기의 성스러운 이미지이다. 나중에 알게 되었는데, 그 성의가 예수의 멍에를 나타내어 영적으로 보호를 해준다는 것이었다. 아마도 우리가 신체적으로 해박한 사회에 살았다면 그럴 필요가 없었을 것이다. 왜냐하면 우리 모두는 태어날 때 2개의 어깨뼈(scapular)를 장착하기 때문이다. 즉, 우리 몸은 사랑과 너그러운 지혜를 가진 보호자인 어깨뼈를 가지고 있기 때문이다. 어깨뼈는 상당히 크고 자유롭게 떠 있는 종자골이기 때문에 다른 뼈들보다 인체의 나머지 부위와의 상호연관성에 더 의존한다. 우리는 마치 종자골과 같다. 우리는 서로 의지한다. 한 측면에서 어깨(어깨뼈 포함)는 세상, 가족, 일, 재정의 무게를 짊어지는 것과 관계가 있다. 어깨는 우리의 행동 중심이다. 우리가 세상에 참여하려고 할 때, 우리의 움직임은 어깨에서 시작된다. 우리가 하고 있는 일을 즐기면, 어깨는 긴장되고 경직될 가능성이 훨씬 적다. 어렵거나 원하지 않는 일을 할 때 그로 인해 발생할 수 있는 불편함은 인체 지능이 우리가 정말로 하고 싶은 일을 우선적으로 발견하게 하는 신호일 수 있다.

많은 사람들이 어깨 통증을 겪으며, 흔히 그 해결책을 어깨근육이나 관절와상완관절에서 찾으려고 한다. 그러나 생물역학적으로 건강한 어깨의 주체는 적절하게 정렬된 어깨뼈에서 시작된다. 위팔뼈 머리 부분의 구(丘)와 관절을 이루는 소켓인 관절와가 어깨뼈의 일부라는 점을 고려해보라. 만약 어깨뼈가 최적의 위치에 있지 않으면, 위팔뼈와 어깨뼈 사이의 적절한 관계 형성은 거의 불가능해진다. 그러면 관절와는 우리에게 농간을 부리고, 위 또는 아래 혹은 안쪽 또는 바깥쪽을 가리키며, 건강한 어깨 관절과는 거리를 두게 된다. 어깨뼈는 감정적 영적 심장이 편치 않거나 안전하지 않을 때 심장의 뒤쪽을 보호하고 우리가 강함을 유지하도록 도와준다. 어깨뼈 시술은 갇힌 에너지를 방출하여 우리가 우리의 중심부에 머물 수 있고 우리가 이상이 없다는 것을 알 수 있게 한다. 정말로, 우리는 신성한 존재이다.

줄기에 달린 잎사귀
새롭게 태어난 꽃, 혹은 새끼 고양이
어린 왕자
거의 투명한 뼈

사티의 짐노페디*

우리의 직관

우리의 책임

우리 몸·마음·영혼의 풍요로움:

조심스럽게 다루지만, 다뤄야 한다.

모든 것은 모든 것이다. 모든 사람은

모든 사람이다.

- 제프 로크웰

목과 어깨 통증을 치료하는 팁 중 하나는 어깨뼈 상각(superior angle) 아래의 과도한 긴장과 가능한 유착을 확인하는 것이다. 접근하기 어려운 부위이지만, 환자가 엎드린 상태에서 시도한다. 팔을 허리 아래에 둔다(통증이나 제약으로 이 자세가 힘들면 팔을 옆으로 유지할 수도 있다). 다음으로, 아픈 쪽의 어깨를 귀로 들어 올려 달라고 요청한다. 허벅지를 팔 아래에 두어 현재 들어 올린 어깨뼈를 안정시키고, 환자가 어깨를 이완하도록 한다. 이를 통해 시술자는 어깨뼈 상각 아래에 있는 5개 중요한 근육의 숨겨진 섬유질에 접근할 수 있다. 어깨올림근(견갑거근), 어깨밑근(견갑하근), 앞톱니근(전거근), 작은마름근(소능형근), 어깨목뿔근(견갑설골근)이다. 그 부위를 부드럽게 만져 팽팽함 또는 압통이 있는지 확인한다. 해당 조직에 압력을 부드럽게 가하고 근육 섬유질이 어깨뼈에서 떨어지도록 압박을 완화한다. 이것은 근육이 무언가를 하도록 강요하는 것이 아니라 그렇게 하도록 의도하는 것에 더 가깝다. 그 부위가 부드러워질 때까지 계속 한다.

• 역자 주: 사티의 짐노페디는 프랑스 작곡가 에릭 사티가 작곡한 피아노 작품

어깨뼈 강화법

우리는 먼저 제로 밸런싱에서 추출한 지렛목을 제시한 다음 비슷한 생각을 자아 구현에 적용한다. 환자들은 종종 이 지렛목을 깊게, 놀랍도록 의미 있게 경험한다.

환자는 반듯이 눕고 시술자는 침상 머리 부분에 앉는다.

중심을 잡고 손바닥을 아래로 하여 2번에서 7번 갈비뼈 수준에서 손을 흉곽에 나란하게 미끄러뜨린다. 손을 흉곽 옆구리에 밀착시키고 따로따로 혹은 동시에 손을 뒤집어, 이제 손바닥이 갈비뼈 아래에 위치하게 한다. 손을 약간 자신 쪽으로 미끄러뜨려 중지가 어깨뼈의 삼각형 모양의 중앙 바로 아래에 오도록 한다.

손가락을 구부리고 손가락 끝으로 어깨뼈 뒤쪽의 중심 혈(중국 의학에서는 '하늘의 조상' 또는 SI 11)에 압력을 가한다. 양쪽에 명확한 지렛목을 만들기 위해 정지하고 집중한다. 동시에 두 어깨뼈의 이 혈에 머물러 5~10초 동안 유지한 다음 확실히 해제한다.

환자는 흔히 이 지렛목 시술 도중에 또는 그 후에 인식 상태가 바뀌기 때문에 다른 부위로 이동하기 전에 그 경험을 느낄 수 있는 시간을 할애할 수 있다.

자기 신체화를 위해 이것을 수행하려면 편안한 요가 매트나 카펫 위에 누워 몇 번 안정적인 호흡을 한다. 어깨뼈에 집중한다. 잠시 여러분에게 등이 있다는 것에 감사한다. 그리고 여러분은 종종 인식하지 못하겠지만, 여러분 등의 등에 살아 있는 부위가 2개 더 있다. 어깨뼈. 그것들을 상상하고 느껴본다. 어깨뼈와 갈비뼈 사이의 공간을 상상하고 거기에 더 많은 호흡 공간이 있다고 상상한다.

어떻게 등의 등에 어떤 것이 있을 수 있을까? 그것은 일본의 선문답과 같다. "등의 등에 있는 것이 여러분의 뒤에 있는 것, 즉 여러분의 과거로 보일 수 있다."

여러분의 관심을 SI 11 혈로 이동하고, 여러분 자신을 조상들로부터 받은 지지에 연결한다. 여러분의 선생님들, 집안, 의식적이고 무의식적인 영향력 있는 사람들의 지지와 항상 연결될 수 있도록 한다. 이들 조상이 여러분과 연결돼 있고 여러분 자신뿐만 아니라 더 많은 것들로부터 지지를 느낄 수 있도록 힘을 실어준다고 상상한다.

우리가 사랑하는 이들의 애정을 느끼는 것은 우리의 삶을 먹여 살리는 불이다. 그러나 우리가 모르는 이들의 애정 그리고 우리의 수면과 고독, 위험과 취약성을 지켜보는 이들의 애정을 느끼는 것은 더 크고 더 아름다운 경험이다. 왜냐하면 그것은 우리 존재의 경계를 확장시키며 살아 있는 모든 것을 통합하기 때문이다.(Neruda 2001, p.13)

제13장
쇄골, 유일하게 긴 수평 뼈

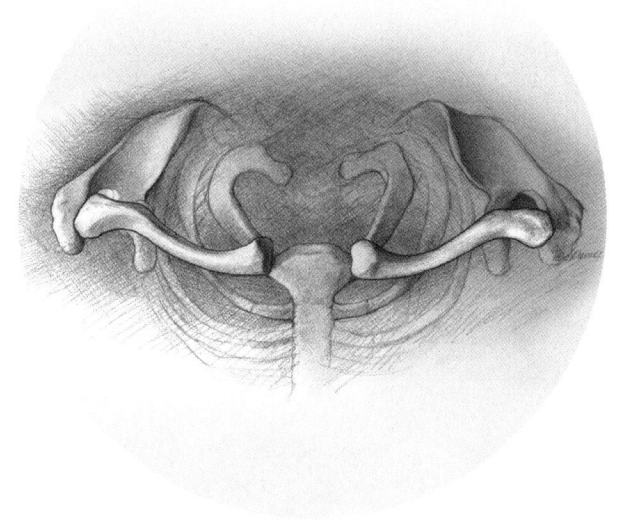

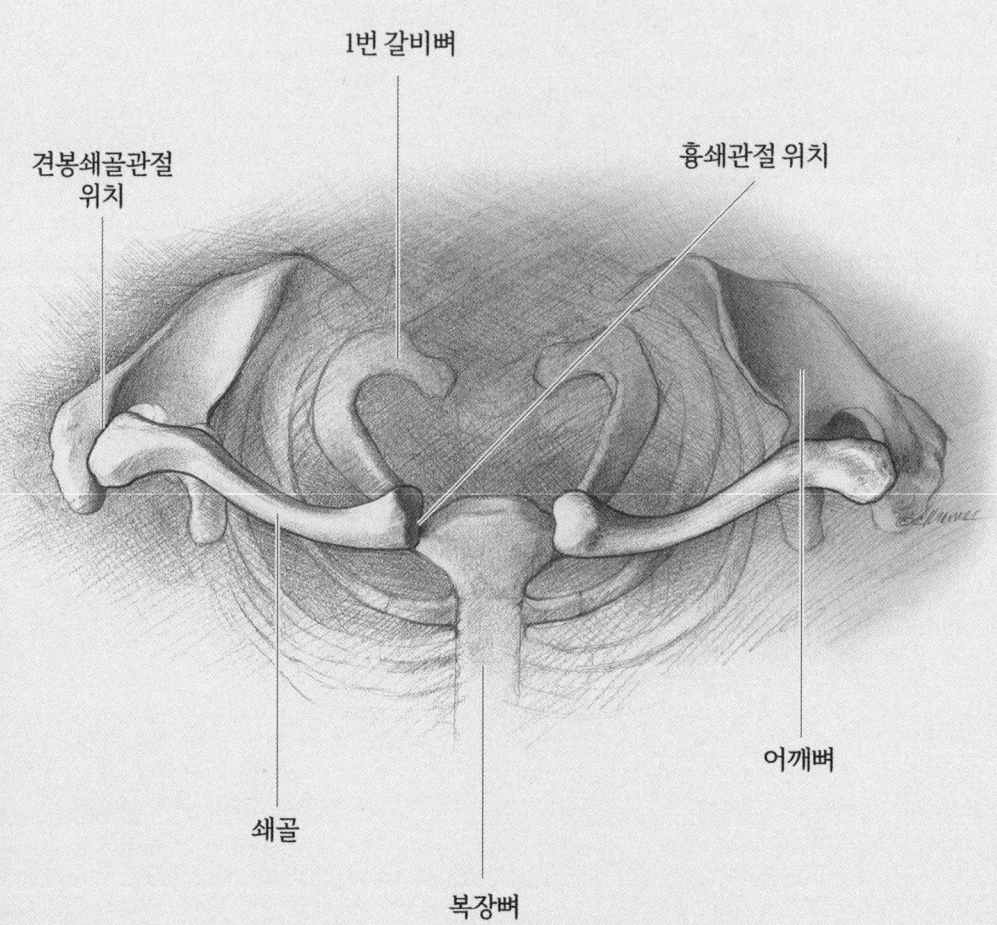

쇄골(빗장뼈: clavicle)이라는 단어는 원래 갈고리, 구부러진 가지 또는 갈라진 가지를 의미하는 원시 인도유럽어근 klau에서 유래했다. 나중에 중세 라틴어에서는 clavicula라는 단어가 나타나는데, 이는 작은 열쇠 또는 볼트로, clavis(열쇠)의 의미 축소이다. 이와 같은 뿌리에서 pianoklavier*, enclave, close, include, exclude 그리고 seclude 와 같은 단어들이 나온다. 쇄골의 둥근 내측 끝은 안장관절에서 복장뼈자루와 결합하며, 외측 끝은 어깨뼈의 견봉돌기와 미끄럼관절을 형성한다. 쇄골은 어깨뼈를 제자리에 유지하여 팔이 자유롭게 매달리고 움직일 수 있도록 하는 지주 역할을 한다. 구조의 구성요소인 지주는 일반적으로 공학, 항공학, 건축학 및 해부학 등에서 발견되며 세로 방향 압축에 대한 저항으로 작용한다.

구체화된 삶에서 쇄골의 역할을 더 많이 생각할수록, 우리는 더 많은 것을 알게 된다.

- 쇄골은 해부학적으로 '긴 뼈'로 분류된다. 그것은 몸속에 수평으로 놓여 있는 유일한 긴 뼈이다.

---

* 역자 주: 피아노와 건반을 결합한 장치

- 이것은 임신 5~6주의 배아 발달 기간 중 골화(骨化) 과정을 시작하는 첫 번째 뼈이다.
- 이것은 약 21~25세에 골화를 끝내는 마지막 뼈들 중 하나이다.
- 새의 경우, 쇄골이 융합되어 하나의 Y모양의 뼈를 형성하는데, 청사골 혹은 우리가 위시본(wishbone)*이라고 부르는 것이다.

1986년에 발표된 「검은꼬리모래여우」(The Pale Fox)라는 책에서 프랑스의 문화인류학자 마르셀 그리올(Marcel Griaule)과 제르메인 디터렌(Germaine Dieterlen)이 언급한 내용은 다음과 같다.

아프리카 말리의 도곤(Dogon) 부족은 쇄골을 인간의 형성의 주요한 뼈로 높이 평가한다. 그들은 이것이 노모(Nommo: 원시 조상의 영혼)의 주요 뼈라고 말한다. 암마(Amma: 창조주 하나님)는 태아의 쇄골을 먼저 만들었고, 나머지 뼈를 그곳에 매달았다.(Griaule & Dieterlen 1986, p.394)

도곤족은 "이 이미지는 인간이 지구에서 할 미래의 일, 즉 농업과 기본 기술 그리고 기본 음식에 의해 유지되는 삶을 언급한다. 다시 말

---

* 역자 주: 이 뼈의 양 끝을 두 사람이 잡고 서로 잡아당겨 긴 쪽을 갖게 된 사람이 소원을 빌면 이루어진다고 하여 붙은 이름

해 경작된 씨앗들을 나타낸다."라고 말한다.(Griaule & Dieterlen 1986, p.395)

인간은 구조와 에너지에서 대부분 수직적인 피조물이기 때문에, 우리 안에서 구조화되어 수평적으로 흐르는 장소들에 주목하는 것은 중요하다. 이 측면은 십자가의 수평적 부분에서 인상적으로 나타난다. 여러 전통 문화에서 "천국과 대지는 그들의 만남 장소인 심장에서 만난다."라는 말이 있다.(Larre & Rochat de la Vallée 1995, p.xii) 그렇다면 우리는 팔을 심장의 표현으로, 그리고 상체 골격을 통해 흐르는 수평적 에너지로 간주할 수 있다. 이 수평적 구조와 에너지의 첫 번째 골격계 도관은 쇄골이다. 도곤족은 쇄골을 농업 작업과 직접적으로 연결하여 '밭의 경작'이라는 말이 품고 있는 의미를 이해한다.

팔은 일뿐 아니라 사랑의 에너지도 의미한다. 프로이트는 "사랑과 일은 우리 인간성의 초석이다."라고 말했다. 여기서 우리는 쇄골의 역할이 점점 더 깊어지는 것을 볼 수 있다. 어깨와 몸통 사이의 유일한 관절(견봉쇄골관절)을 가진 쇄골은 우리가 내부에서 느끼는 사랑 그리고 바깥세상의 일 모두에 대한 열쇠이다. 주축계(主軸系)가 우리가 '사는 곳'이라면, 팔다리뼈대는 우리가 '사는 방식'이다. 우리의 삶은 팔다리의 작용을 통해 구체화된다.

중국 전통의학은 쇄골 아래의 두 가지 중요한 점을 인식한다. 쇄골의 복장뼈쪽 끝 바로 아래, 복장뼈자루의 외측이 K27인데 이는 '우아한 저택'*으로 번역된다. 이것은 신장 경락의 마지막 혈이다. 한편 신

• 역자 주: 유부혈(腧府穴)

장 경락은 발바닥 밑의 '물이 솟아나는 샘'*에서 시작한다. 약간 더 옆에 있는 또 다른 혈은 '구름 문'**이라고 불리는데, 폐 경락의 둘째 혈이다.

이 혈은 먹구름을 가르는 관문이고, 이를 통해 어둠이 사라지고, 빛이 소중한 것을 드러내는…. 인생이 방향을 잃었을 때, 누군가가 구름 때문에 보지 못할 때, 이 혈은 기반과 방향, 그 사람이 누구인지에 대한 명확한 인식을 줄 수 있다.(Gumenick 2007, 페이지 미상)

영국 오행침술사 리지 브리스토우(Lizzie Bristow)는 이렇게 말했다.

'놓아주기'(중간 궁전)*** 혈은 폐 경락의 첫째 혈일 뿐 아니라 경락 전체에서 첫째 혈로 여겨진다. 왜냐하면 고대 중국인들은 그 혈이 출생 시 처음으로 기(氣)가 몸에 들어가는 곳(쇄골이 태아에서 최초로 형성되는 뼈라는 점을 감안하면 흥미롭다)으로 생각했기 때문이다. 그것은 삼각근-쇄골 삼각지대에 위치하고, 첫째 늑간강(갈비뼈 사이 공간)에서 쇄골의 어깨봉우리쪽 끝으로부터 엄지 굵기만큼 아래에 있다. 이 부위는 종종 약간 민감하거나 특별한 느낌이 있을 수 있다.

* 역자 주: 용천혈(湧泉穴)
** 역자 주: 운문혈(雲門穴)
*** 역자 주: 중부혈(中府穴)

그것은 신체적인 면(호흡 문제)과 영적 영감을 지원하는 혈이다. 그뿐 아니라 더 이상 우리가 유지하기에 적합하지 않은 것들을 '놓아주기' 면에서 지원하는 곳이다. 따라서 모든 종류의 슬픔과 상실감에도 도움을 줄 수 있다.(Bristow 2021)

'우아한 저택'의 꼭대기에 있는 마법 같은 쇄골 지주는 목구멍, 이마, 정수리 부분에 있는 상부 세 에너지 중심인 높은 '하늘'의 영역을 위한 발판을 마련한다. 우리는 안개가 낀 구름 속에 있는 이 우아한 저택을 상상할 수 있고, 구름이 흩어짐에 따라 우리의 길은 더 선명해질 것이다.

쇄골과 복장뼈 사이의 이 절묘한 관절(흉쇄관절)에서 어깨이음구조와 팔 복합체가 중추 골격에 부착된다. 쇄골에 의해 보장되는 너비 덕분에 우리는 양팔을 펼친 길이, 어깨뼈(견갑골), 팔, 그리고 손이 그들의 작업과 자기표현을 더 자유롭게 하는 것을 발견한다.

팔을 측면으로 들 때 어깨뼈는 쇄골과 함께 상승 회전한다. 만약 쇄골이 만성적으로 내려앉아 1번 갈비뼈에 붙어 있다면, 어깨뼈도 자유롭게 또는 원활하게 움직일 수 없다. 따라서 이러한 제한은 어깨 관절을 통과하여 회전근개와 그 부위의 다른 구조에 영향을 미칠 수 있다.

내가 머리맡에 앉아 환자의 승모근(등세모근)과 쇄골에 손을 얹으면, 그의 삶의 감정과 경험이 축적된, 또는 축적되지 않는 느낌과 직접 접촉하는 것처럼 느껴진다. 이렇게 정교하게 생긴 뼈들의 접속 부위를 만지면 환자에게 균형을 잡아주고 안심을 줄 수 있다. 쇄골의 측면 끝 아래에는 침 자리 '놓아주기'˙가 있다. 쇄골의 이음쇠 같은 역할을 인정하고 주의를 기울여 이 뼈에 접촉함으로써, 우리는 오랜 부담을 내려놓고, 또 삶의 부담을 견디는 능력이 도전 받을 때 용기를 얻을 수 있다. 이 우아한 뼈들의 수평 배열을 재구성할 때 우리는 심오한 평화를 회복할 수 있다.(Bristow 2021)

우리의 꿈을 강력하게 만들고 높이 붙잡아 주는 것은 '위시본'(wishbone)들이다. '위시본'은 우리의 꿈이 심장, 호흡, 이 아름답고 감싸는 팔을 날개 삼아 날아오르게 한다. 모든 숨결, 모든 심장박동, 어깨와 팔의 떠 있음으로 인해 우리는 이 땅에서, 인간의 삶에서 우리의 자리를 완전히 차지한다. 그러나 우리는 팔과 복장뼈·척추의 섬세한 연결을 통해 하늘과 닿아 있다.

— 데이비드 라우터스타인

우리는 종종 뼈가 우리를 땅에 뿌리 내리게 하고 우리를 지구와 연결시켜 준다고 생각한다. 발이나 하체의 뼈 등 일부 뼈는 체중을 땅으로 전달한다. 그러나 다른 뼈들은 우리가 공간 감각을 갖도록 도와준

● 역자 주: 중부혈(中府穴)

다. 가령 작은 손가락 모양의 뼈인 중쇠뼈 치아돌기*는 원래 우리가 왔던 곳일지도 모르는 하늘 방향을 가리킨다. 그리고 나비 또는 새 모양인 나비뼈(접형골)**는 하늘을 향해 솟아오른다. 그러나 어떤 유능한 도수치료사라도 뼈는 상호 연결된 하나의 전체, 즉 일체(一體)로 작용한다고 주장할 수 있다. 엉치뼈의 변화가 후두부(뒤통수)에 영향을 미칠 수 있거나, 다른 어떤 뼈에도 영향을 미칠 수 있다. 카이로프랙 치료사와 정골의사들은 뼈들이 서로 최적의 관계에 있을 때 다른 모든 시스템이 올바르게 작동할 수 있다는 것을 오랫동안 알고 있었다.

그래서 인체 일체성의 아바타인 쇄골을 소개하고자 한다. 왼쪽 쇄골의 형태는 한자로 '一'(한 일)자를 닮았다. 이 문자는 숫자일 뿐만 아니라 통합, 상호 연결, 일체를 의미한다. 그것은 상체 전체가 인체 나머지 부분에 부착되는 유일한 것이다. 그러나 그것은 그 이상이다. 우리가 몸을 구부리고 땅을 만지는 것은 쇄골이 그렇게 하도록 허용하기 때문이다. 비슷하게, 우리가 누군가에게 손을 뻗거나 하늘의 행성을 가리킬 때, 쇄골은 인체 나머지 부분을 통합하여 그것을 허용한다.

일체성은 자동적이다. 그것은 항상, 항상 그렇다. 우리는 더 큰 전체를 향하여, 더 큰 전체를 통해 모두 연결되어 있다. 그 특성은 인체 내에 포함되어 있고 자율신경계(ANS)로 표현된다. 정골(整骨)의사들은 그것을 절대 잃지 않는 건강이라고 말한다. 쇄골은 뼈를 가진 ANS 구성원으로 여겨질 수 있다. ANS에 대한 새로운 연구는 그것이 2개, 즉

---

* 역자 주: 2번 목뼈(중쇠뼈)의 중앙 부분의 작은 돌출 뼈
** 역자 주: 두개골의 일부이자 안와(orbit)을 이루는 일곱 개의 뼈 중 하나

교감신경 및 부교감신경 가지보다 더 복잡하다는 것을 보여준다. 이전에 우리는 이 두 시스템이 투쟁-도피 대 휴식-소화라는 방식으로 길항작용을 한다고 생각했다. 미국의 정신과의사이자 신경과학자인 스티븐 포지스(Stephen Porges) 박사의 노력을 통해, 우리는 이제 그가 '사회적 참여 시스템'이라고 부르는 세 번째 요소가 있다는 것을 알게 되었다. 그것은 새로운 상황이나 자극에 직면했을 때 우리가 참여하는 ANS의 일부이다.

예를 들어, 아직 모르는 사람들로 가득 찬 방에 들어갈 때, 사회적 참여 시스템(기능적이고 이용 가능한 경우)은 여러분이 어울리기에, 여러분을 드러내기에, 연결하기에 안전한지를 정확하게 평가해야 한다. 만약 여러분의 신경계가 이 점에 대해 불확실하다면, 당연히 여러분은 의사소통을 하고 여러분이 놓치고 있거나 도움이 되는 정보를 수집하려는 경향이 있을 것이다.

빠른 속도와 두려움에 기반한 우리 문화에서 대부분의 사람들은 건강한 사회적 참여 시스템을 가지고 있지 않다. 그래서 그들은 ANS에서 다음으로 유용한 부분인 공감 시스템에 의존한다. 그것을 투쟁-도피 시스템이라고 부르는 것은 전적으로 불완전하다. 대신에 우리는 그것을 두려움 가진 활동성이라고 설명할 것이다. 우리는 방에서 도망치거나 누군가에게 짜증을 내거나 논쟁을 벌일 수도 있다. 추가적으로 우리는 이 시스템을 두려움 없는 활동성이라고 설명할 수 있다. 우리는 얼음을 깨기 위해 유머러스한 말을 하거나, 그날 아침 일어나서 그 방으로 걸어 들어갔다는 사실에 집중할 수 있다. 게임을 하고,

우리가 즐기는 일을 하고, 운동을 하는 것은 두려움 없이 정신적, 신체적으로 활동하는 추가적인 예이다.

스트레스나 외상으로 인해 교감 시스템이 작동하지 않는 경우, 우리는 마지막으로 가장 내키지 않는 시스템에 의존한다(그 상황에서). 부교감 시스템이다. 우리가 이것을 '휴식-소화'라고 말할 때, 우리는 그것의 정상적인 기능(두려움 없는 비활동성)을 언급하는 것이지 스트레스 반응, 두려움 있는 비활동성을 언급하지 않는다. 껴안기, 잠자기, 파트너와 친밀해지기, 명상 등은 전자의 예이다. 스트레스를 받으면 부교감 시스템은 분열, 중독 행동, 공포증, 우울증으로 반응한다. 만약 우리의 ANS가 효과적으로 작동하지 않았다면, 우리는 우울한 상태로 조용히 그 방을 나와 집에 가서 와인 한 병을 마시면서 TV 앞에서 멍하니 있을 수도 있었다.

미국의학협회는 질병의 70%가 비정상 ANS에 원인이 있다고 평가한다. 하지만 이것이 쇄골과 무슨 상관이 있을까?

성상신경절은 목뼈·흉부 접합부 수준에서 쇄골 뒤의 구멍에 있는 별 모양의 교감신경 조직 덩어리이다. 쇄골의 고정성은 머리를 앞으로 내밀게 만드는 스마트폰 중심 문화에서 흔히 나타난다. 비활동성 쇄골의 장기적인 효과는 투쟁-도피 시스템을 오랫동안 자극하는 것이다. 그것은 또한 소화 시스템과 면역 시스템을 억제할 수 있다. 정골의학에서 쇄골과 1번 갈비뼈의 기능 장애를 치료하는 것은 ANS에 영향을 미치는 시발점으로 간주된다. 그리고 앞서 설명한 지렛목은 교감 스트레스 활동의 지속적인 감소를 초래할 수 있다.

뼈는 골막(뼈 둘레)이라고 불리는 결합 조직 코팅으로 덮여 있다. 다른 결합 조직 또는 근막은 모든 골격을 전체성 상태로 만든다. 십슨(Sibson) 근막으로도 알려진 흉곽 입구가 하나의 예이다. 그것은 소화관의 시작과 호흡기, 혈관, 림프관, 내분비 및 신경 구조를 포함한 다양한 기관 구조를 포함한다. 횡격막신경뿐 아니라 오른쪽 및 왼쪽 미주신경도 그것을 통과한다. 여기서의 제약 때문에 쇄골이 그 움직임을 잃으면 ANS가 기능적으로 손상된다.

뇌신경 XI, 즉 부신경(副神經)은 승모근과 흉쇄유돌근에 신경을 공급하며 두 근육은 모두 쇄골에 부착되어 있다. 이 근육들을 부드럽게 다루면 사회적 참여 시스템을 활성화할 수 있고, 교감신경 스트레스를 감소·억제할 수 있다.

인체는 아름다운 현상이다. 우리 골격계의 서로 연결된 본성은 선물이다. 그 선물은 절대 잃지 않는 건강으로, ANS가 제공하는 치유, 성장, 진화를 향한 천부적인 추진력을 가지고 있다. 그리고 쇄골은 자기정렬의 기본이 되는 섬세하고 감각적인 뼈로서 '아름다운 뼈'라고 불렸다. 쇄골에 의해 구현된 진실성과 아름다움을 통해, 이 생명의 열쇠에 관한 기적과 장엄함을 더욱 깊이 인식하게 된다.

쇄골 강화법

쇄골의 구조적 활력적 기능을 회복하는 데 도움을 주는 것은 지렛목이다. 그것은 치료사가 환자에게 시술할 수 있을 뿐 아니라, 혼자 자기 구현을 위해 사용할 수도 있다.

치료사는 침상 머리에 앉고 환자는 반듯이 눕는다.

엄지를 쇄골 내측 상부에 부드럽게 올려놓는다. 손가락들을 쇄골 하부에 위치시키고 손가락 끝을 쇄골의 뒤쪽 아래 표면에 말아 올린다. 그래서 엄지와 손가락들이 쇄골과의 뼈 대 뼈 접촉을 느낄 수 있도록 한다. 이제 손목을 살짝 눌러 쇄골을 상승 회전시킨다. 그 상승 회전 벡터를 유지한 채 손을 가볍게 떼어내듯 움직여 흉쇄관절(복장빗장관절)에서 개방감을 느끼게 한다. 이 자세를 5~10초 동안 유지한다. 그런 다음 바깥쪽 견인력을 놓아주고, 상승 회전한다. 이어 뼈와 관절, 에너지를 놓고 풀어 지속적인 개방감을 즐길 수 있게 한다.

이 동작은 보통 우리 자신에게는 하지 않는다. 따라서 우리가 의식하기보다 의식하지 못하는 상태에 있는 관절에 드물게 '놓아주기'를 유발한다. 복장뼈자루('높은 심장'의 주거지)와 놀라운 쇄골 지지대 사이의 새로운 움직임과 공간으로 인해, 사람들은 큰 호흡을 하고 심장과 어깨이음구조(견갑대)에서 공간의 여유를 즐기는 일이 흔하다.

자기 구현으로 이 지렛목을 이용하는 것. 쉽게 숨을 쉬면서, 복장뼈에서 어깨뼈(견갑골)까지 이어지는 쇄골의 길이를 상상하고 느낀 뒤 손가락을 쇄골 위에서 각각 그 중간쯤에 올려놓는다. 엄지를 쇄골의 아래쪽에 놓고, 엄지와 손가락들을 부드럽게 모아 가능한 한 최대한 쇄골을 감싼다. 이제 손을 가볍게 떼어내듯 움직여 흉쇄관절에 더 많은 공간을 만든다. 양팔 벌린 폭이 커지고 숨 쉴 공간이 늘어나는 느낌을 즐긴다. 큰 숨을 들이마신 뒤 잠시 참고, 쇄골의 측면 견인력을 유지하면서 완전히 내쉰다. 그리고 여기에 익숙지 않은 자유의 새로운 느낌을 즐긴다. 그런 다음 손과 팔을 놓아주고 쉬면서 단순히 느낌을 만끽한다.

제14장
말보다 더 언어적인 위팔뼈

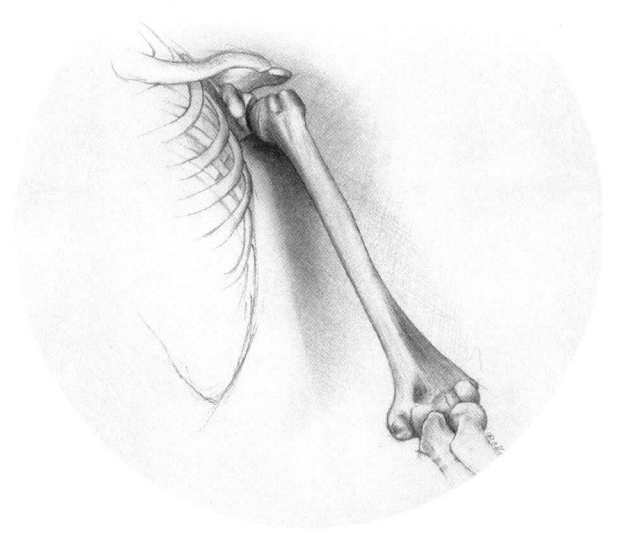

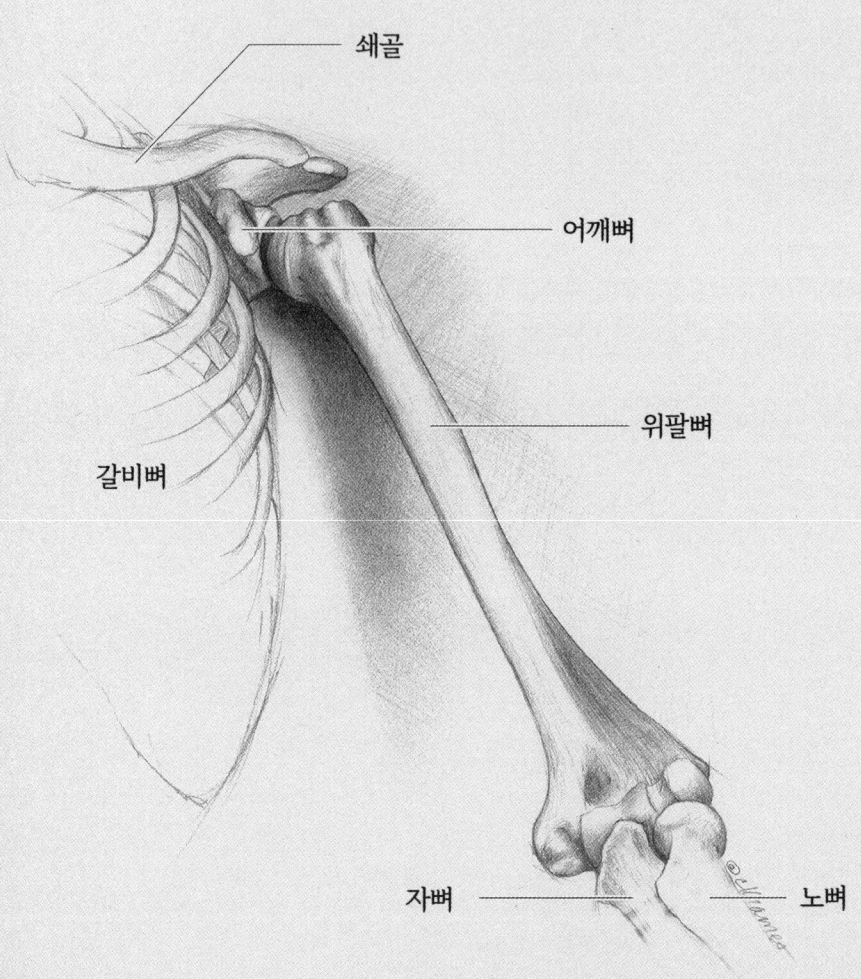

제임스 웰든 존슨은 1927년 소설 「한때 흑인이었던 남자의 자서전」(The Autobiography of an Ex-Colored Man)에서 "젊은이, 네 팔은 너무 짧아 하나님과 권투를 할 수가 없어!"(Johnson 1927, p.85)라고 썼다. 위팔뼈(상완골)에 관한 이 장(章)을 고려할 때, 우리 모두는 누구와도 싸우기에는 팔이 너무 짧다고 생각한다. 물론 우리는 우리의 판단에 의해 말, 행동, 비난, 수치심, 사랑 기피, 주먹질을 통해 서로에게 모든 종류의 피해를 입힐 수 있다. 과연 우리가 이길 수 있을까? 육체적 싸움은 내게 아무런 효과가 없었다. 우리의 팔은 쭉 뻗어 사랑을 받기 위한 것이다. 그래서 나는 하나님과 싸우기에는 너무 작은 위팔뼈라는 긴 뼈를 여러분과 공유하고자 한다.

헬렌 슈크만의 1975년 책 「기적 수업」(A Course in Miracle)은 우리는 기적을 행하기 위해 여기에 있다고 말한다. 나는 기적에 관한 정의 '사랑의 확대'를 정말로 좋아한다. 그리고 나를 감동시키는 부분이 나온다. "작은 기적은 없다."(Schucman 1975, p.14)

위팔뼈는 어깨에서 팔꿈치까지 이어지는 팔의 긴 뼈이다. 다른 모든 뼈들처럼, 그것은 다른 구조물들과 연결된다. 연결은 자연의 본성이다. 이 경우에 위팔뼈는 주변의 연조직 구조는 말할 것도 없이 어깨뼈

(견갑골)와 아래팔의 두 뼈와 연결되어 있다. 위팔뼈의 자루를 야구방망이 같다고 생각하면, 그것의 머리는 야구공이며 둥글고 다소 크다. 그것이 관절을 이루는 어깨뼈의 컵 모양 관절와는 비록 한두 사이즈 작지만 포수의 글러브이다. 이 관절은 어깨 탈구를 방지하기 위해 인대와 회전근개의 힘줄에 의해 보강되어 있다.

Humerus(위팔뼈)라는 단어는 라틴어에서 유래된 것으로, (일상적으로) '위팔'을 의미한다. 나는 '야구방망이와 야구공'을 선호한다.

대부분의 뼈들처럼 위팔뼈는 매우 많은 인대·힘줄과 연결하기 위해 모든 종류의 돌기와 홈을 가지고 있다. 헨리 멜빌(Henry Melvill) 목사는 "우리의 삶은 천 개의 실로 연결되어 있다."(Melvill 2017, p.156)라고 썼다. 그 말은 인체와도 관련이 있다. 그리고 그 말은 우리가 접촉하는 모든 사람들에게 해당하지만, 다른 시간에 해야 할 이야기이다.

보디워크(bodywork) 전문가로서 나는 과거에는 허리 통증, 목 통증과 두통, 어깨 통증 등 세 가지 고통을 가진 환자들이 나를 찾아왔다고 말하고 싶다. 그런데 코로나19 대유행 기간 동안 상황은 바뀌었고, 이제 나는 훨씬 더 많은 어깨 통증 환자들을 본다. 이런 고통들은 뼈에서 비롯되지는 않았지만, 감정적·심리적 긴장의 가장 깊은 부분은 결국 뼈에 고착되는 경우가 많다.

어깨 통증은 스트레스, 그리고 우리가 몸을 어떻게 사용하는가와 관련 있을 수 있다. 하루 종일 책상에 앉아 있는 것, 휴대폰 훑어보기, 나쁜 자세 등. 하지만 많은 사람들은 이런 일에 경각심이 없고 고통도 느끼지 않는다.

주요 어깨 근육 중 하나는 승모근(등세모근)이다. 앞서 논의했듯이, 그것에는 새롭게 인식된 자율신경계의 세 번째 갈래인 사회적 참여 또는 연결 시스템으로부터 나온 신경이 분포한다. 이 신경은 뇌신경 V, VII, IX, X과 함께 실제 또는 상상의 위험을 감지할 때 뇌의 높은 중심부로 경고의 메시지를 보낸다. 2020년과 2021년에 안타깝게도 임박한 문제에 대해 어깨너머로 조심해야 할 새로운 이유들이 생겼다. 환자들의 고통의 대부분은 원래 신체적인 것이 아니라 심리적이고 사회적인 것이다. 나는 지난 몇 년 동안 사람들의 인체가 얼마나 광범위하게 변화했는지에 놀랐다. 그리고 두려움이 그들의 조직에서 구체화함에 따라 그들의 인체가 점점 더 난해해지고 민감해진 것에 놀랐다. 내가 위팔뼈나 어깨뼈, 그 근처의 상부 갈비뼈에 접촉을 하면, 환자들은 세상의 무게가 어깨를 짓누르고 있을 뿐만 아니라 그 무게가 급격하게 증가하는 느낌을 받았다고 말한다.

내가 뉴저지주 시골에서 어린 시절을 보냈을 때 사슴의 두개골과 다른 뼈들(토끼, 다람쥐, 스컹크, 가끔 물고기)을 수집하곤 했다. 나는 이 뼈들을 매우 좋아했지만 부모는 나와 같은 열정을 갖지 않았다. 그래서 나는 그것들을 뒷마당에 있는 임시 묘지에 묻곤 했다.

이 책에서 우리는 뼈의 가능한 의미에 대해 시적으로 이야기한다. 이러한 시적 비유가 주관적인 것으로만 치부되어서는 안 된다. 어떤 형태의 자연에서도 살아 있는 시적 또는 예술적인 부분은 타당한 관찰 방법이다. 보디워크 종사자로서 혹은 인간으로서도 인간의 형체, 특히 오래 지속되는 뼈 구조를 구성하는 여러 형태들의 질서에 개방적인 자세가 중요하다.

그래서 예를 들면 나는 다른 사람들의 뼈와 서로 얽히게 디자인된 긴 뼈인 위팔뼈가 내게 말하는 것을 허용한다. 그래서 호의와 우정을 촉진하고 인생의 모험을 공유한다. 혹은 시민들이 투표할 수 있도록 팔을 잡아 데리고 가고, 민주주의의 작동을 보장하기 위해 손을 내민다. 어린 시절의 나는 동물 뼈를 옆에 묻기 위해 기꺼이 팔과 손을 사용했다. 또는 분노나 항의를 제기하면서 인종차별, 성차별, 동성애 혐오, 그리고 우리 환경에 대한 폭력을 종식시키기 위해 행동하도록 고무시킨다.

정신신체학의 선구자 빌헬름 라이히(Wilhelm Reich)가 쓴 한 구절을 기억한다. "수천 년 동안의 사회적 교육적 왜곡의 결과, 수많은 사람들이 생물학적으로 경직되고 자유롭지 못하게 되었다. 그들은 평화로운 공존을 이룰 수 없다."(Reich 1980, p.94) 내가 환자를 만질 때마다 개인적 변화, 그리고 감히 말하건대 사회적 변화의 가능성이 메뉴에 올라 있다. 분단의 무기인 팔을 내려놓고, 우리 모두에게 더 나은 집을 만들어주기 위해 문자 그대로의 팔과 손을 사용하자.

- 제프 로크웰

동료 인간, 자연, 혹은 (심지어 우리에게 그러한 상상을 허락한다면) 하나님과 위팔뼈의 이상적인 관계는 무엇인가? 위팔뼈는 외부로 뻗어가는 수족(手足)이자 자기표현과 의사소통의 도구이다. 위팔, 아래팔 그리고 손은 행동을 하고 제스처를 취한다. 그것들은 우리의 모든 창조물의 유행과 각각의 포옹과 관련되어 있다. 그것들은 우리가 사용하는 말을 뛰어넘어 우리가 말하는 것의 의미를 전달한다. 연구에 따르면 의사소통의 7%는 언어적이지만 93%(!)는 목소리 톤과 몸짓에서 나온다고 한다.

  소통에서 행동과 몸짓의 연관성을 곰곰이 생각해보면, 교회 밖 풍경이 떠오른다. 나는 여기서 위팔뼈가 우리 삶에서 의미하는 본질을 담아냈으면 하는 시를 적는다.

포에버랜드

기독교 교회 밖에서, 아시아계 미국인들을 위한 예배 후에
갈색 바지에 흰색 반팔 셔츠를 입은 70대 남성
그리고 꽃무늬 블라우스에 린넨 스커트를 입은 60대 여성이
서로 껴안았다. 그들은 껴안고 껴안고 껴안았다.
몇몇 참석자들이 서둘러 떠난 한참 후에
일요일 이른 저녁 식사를 위해 집이나 맥도날드 가게,
우리는 서서 그들을 지켜봤다,
그들의 팔이 서로의 등을 감싸 안고
그들의 위팔뼈는 서로를 누른다.
그들은 교회 처마에서 막 나왔다,
마치 하늘에서 내려온 큰 배의 갈비뼈에서 나온 것처럼

그것은 아마도 그들을 바다 위에 태웠을 것이다,

중국에서 신대륙으로의 항해.

심장은 팔을 통해서 그 정도까지 도달할 수 있다.

젊지는 않았다. 그리고 고개를 숙인 채로,

그들의 어깨와 목에 둥지를 틀고,

우리는 그들의 얼굴도 볼 수 없었고, 그들의 몸의 정면도 볼 수 없었다,

그들의 등과 팔을 감싸고 있는 사람들만.

어깨뼈에서 나오는 그 위팔뼈는,

완벽한 언어로 말하는 공과 소켓

그리고 자유-반대의 연합을 통한 이동.

그들의 어깨는 자유롭게 움직였지만, 지금은 그와 그녀가

정지(停止)에 싸여,

우리 모두가 왜가리를 품는 날개처럼 느껴질 수 있는 고요함,

각각 4개의 정지된 날개의 일체성으로 사라진다.

아니면 중국에서는 하나의 큰 불꽃으로 보일 수도 있고,

팔을 통해 흐르는 화재 요소의 예시:

심장 경락, 내부의 불의 바다,

'심장의 보호자'인 심낭은 이제 활짝 열려 있고,

산찌아오(三焦)*, 골반, 배, 가슴을 통한 세 가지 깊이의 사랑,

• 역자 주: 중국 전통의학에서 기관의 기능을 조절하고 열을 분배하는 역할을 한다고 여겨지는, 기의 순환과 관련된 용어이다.

'천국의 조상'이라고 불리는 혈로 이어지는 소장 경락.

그녀와 그는 별들의 불 속에서 조상을 공유했다.

그들은 몸을 뒤로 젖히고 얼굴을 빛내며 여전히 껴안고 있었다,

하지만 지금은 각자 얼굴에 서로의 빛이 반사되고 있다.

그들의 포옹 속에서 우리는 거대한 세대의 위팔을 느낄 수 있었다,

모두에게 새로운 삶이 가능해질 때까지 포옹을 보장하는 위팔뼈

그때 우리가 살았던 사랑으로 형성된 새로운 대륙에서,

관절은 역사의 나라들을 이어주었다.

그들은 완전히 빙빙 돌다가 멈춰 섰다. 우리는 모두 그들의 자녀들이었다.

그들은 새로운 종류의 시간을 발명했다. 우리는 거기, 성경의 모든 가계도에 있었다.

우리가 원하는 세상에 살고, 약속된 땅에서 포옹을 통해.

위팔뼈는 우리가 삶으로 다가가는 뼈대의 기원이다. 그것은 단순한 말보다 더 진실하게 심장의 메시지를 담고 있다. 우리는 서로를 위해 그리고 우리가 원하는 삶을 위해 손을 뻗는다. 우리는 우리가 가장 소중하게 여기는 것들을 위해 손을 뻗고, 필요하다면 싸우기도 한다. 인체에서 위팔뼈를 통해 흐르는 것을 느끼도록 하자. 중국 전통의학에서 팔은 불과 공기의 에너지를 표현한다. 야외에서, 진정한 열정의 불

과 진실함으로, 각각의 제스처와 행동을 통해, 우리의 팔은 매일 세계를 만든다.

- 데이비드 라우터스타인

위팔뼈 강화법

위팔뼈는 어깨뼈와 함께 아마도 몸에서 가장 자유롭게 움직이는 관절인 오목위팔관절(관절와상완관절)을 형성한다. 그러나 이 관절에도 제약이 있을 수 있고 실제로 제약이 종종 발생한다. 이런 제약은 흉곽 입구나 십손 근막(중요한 혈관과 신경이 통과하는 근육과 근막의 수평적 부분)에 영향을 미칠 수 있다. 다음의 신체화는 정골의사인 고 로버트 풀포드(Robert Fulford)가 영감을 주었다.

편안하게 서거나 앉는다. 가슴 위로 팔짱을 끼고, 오른손을 왼쪽 어깨뼈 위에 올리고, 왼손을 오른쪽 어깨뼈 위에 올려 자신을 껴안는다. 이것이 어떻게 느껴지는가? 만약 이것이 여러분의 가치를 측정하는 검사라면, 여러분이 위팔뼈에서 감지하는 감각에 합격점을 줄 것인가?

양팔을 90도 외전(外轉)한다. 팔꿈치를 쭉 펴고 양팔을 양쪽으로 뻗은 상태에서 왼쪽 손바닥은 위쪽을, 오른쪽 손바닥을 아래쪽을 향하게 돌린다. 이로써 나선형 지렛목은 팔 전체뿐 아니라 흉곽 입구에 놓이게 된다. 양어깨 사이의 영역으로 숨을 들이마시고 양 위팔뼈를 통해 12회 정도 날숨을 쉰다. 이 긴 뼈 안에 내재된 나선형이 느껴지는가? 에너지, 호흡, 감각의 나선형이 아래팔, 손목, 그리고 손을 통해 이동하는가, 아니면 어딘가에서 막히는가? 만약 여러분이 막힘을 인식한다면, 이 조용한 메시지를 전달한다. "응급상황은 끝났다. 여러분은 안전해. 고마워." 여러분의 팔을 흔들고 반복한다. 무엇이 바뀌었는가? 여러분의 팔은 어떻게 달라졌다고 느끼는가? 여러분의 숨결은 위쪽 폐로 더 쉽게 흐르는가?

이번에는 오른쪽 손바닥이 위를 향하고, 왼쪽 손바닥이 아래를 향하도록 돌리면서 이 과정을 반복한다. 호흡의 나선형이 위팔뼈의 나선형과 일치하는가? 위에서 했던 것과 같은 방식으로 진행한다. 팔을 흔들고 반복한다.

다음으로, 두 팔을 머리 위로 올리고 손바닥을 마주친다. 척추가 길어지게 한다. 팔을 천천히 옆으로 내리기 전에 여러 번 숨을 들이마시고 내쉰다.

이 신체화의 시작 부분에서 했던 것처럼 위팔뼈와 접촉한다. 여러분은 자기 가치를 제고(提高)했는가? 그렇다면, 모든 존재들이 그들의 내재적 가치와 선함을 인식하기를 기원한다.

제15장
아래팔의 회전 원리, 자뼈·노뼈

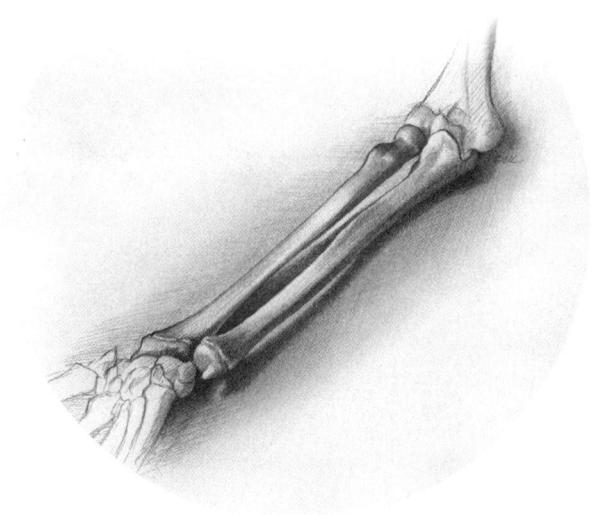

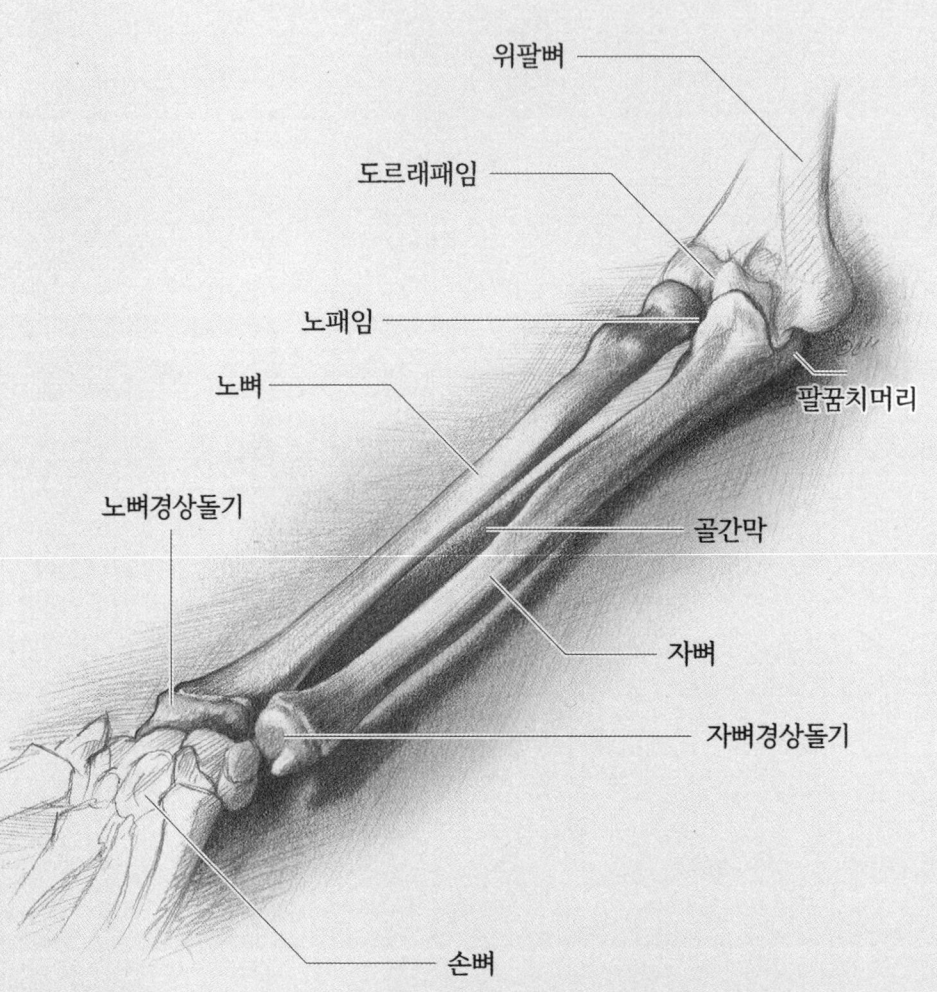

노뼈(요골: radius)라는 단어는 라틴어로 광선(ray)을 뜻하며, 그 이름은 다음과 같이 지어졌다. 그 뼈는 원의 반지름(radius)처럼 자뼈(척골) 주위를 회전한다. 자뼈는 원의 중심 역할을 하며, 아래팔이 회전할 때에는 움직이지 않는다. 하지만 우리는 손을 뻗어 악수나 포옹을 할 때 노뼈가 빛의 광선을 구현하는 것으로 생각할 수 있다.

제로 밸런싱(Zero Balancing)에서 지렛목은 인체에서 이동성이 작은 '기초'와 '반(半)기초' 관절에 배치된다. 가까운 미래에는 골화중심(骨化中心)에도 비슷한 관심을 가질 것으로 예상한다. 골화중심에서는 압축과 긴장 증가가 발생할 수 있다. 예를 들어, 노뼈는 3개의 중심에서 골화한다. 하나는 골격부를 위한 것이고 나머지는 양끝을 위한 것이다. 자뼈도 마찬가지이다. 사실 이것은 인체의 긴 뼈에 일반적인 패턴이다. 나는 뼈 병리학의 격언을 생각한다. "뼈가 다른 뼈(즉, 관절)와 적절한 관계를 맺기 전에 먼저 자신과 적절한 관계를 맺어야 한다."

자뼈는 나를 놀라게 할 정도의 아름다움을 가진 뼈이다. 노뼈보다 약간 더 긴 반면 약간 더 얇다. 그것은 우리가 테이블에 기대거나 깊은 조직 또는 근막 치료를 할 때 사용하는 팔꿈치 부분인, 무겁고 고리 모양의 팔꿈치머리를 포함하고 있지만, 그 말단에는 섬세한 경상돌기가 있다. 팔꿈치 근처의 자뼈에는 도르래패임과 노패임이라는 오목한 관절강(공간) 2곳이 있다. 정자와 난자의 단순한 결합으로부터 뼈, 근육, 장기가 독특하고 특이한 모양으로 만들어진다는 사실에 나는 놀라움을 금할 수 없다. 해부학 교과서보다 더 좋은 경전은 찾을 수 없었다. 그래서 나는 인체의 기적에 다시 한 번 고개를 숙인다.

노뼈와 자뼈는 골간막으로 연결되어 있다. 이것은 아래팔 근육이 부착하는 부위이기도 하지만 아래팔에 가해지는 하중의 상당 부분을 흡수하기도 한다. 이 두꺼운 근막은 상당한 부담을 받는다. 인체가 넘어질 때 뻗은 손에 가해지는 외상부터, 하루 종일 컴퓨터로 타이핑 하는 등 반복적인 과다 사용, 그리고 삶에서 원하는 것을 위해 '손을 뻗지' 않는 감정적인 스트레스에 이르기까지. 이 막에 시술하는 것은 우리의 환자들에게 큰 도움이 될 수 있다. 구조 통합의 스승이자 모든 근막의 대가인 피터 엘러스(Peter Ehlers)는 뼈에 관한 토론 중에 나를 놀라게 했다. "근막이라고 불리는 뼈에 대해 어떻게 생각하는가?"라고 그가 물었다. 다음 날 그는 바이오텐세그리티(biotensegrity)의 아버지인 스티븐 레빈(Stephen Levin)이 쓴 「뼈는 근막이다(Bone is Fascia)」(2018)라는 제목의 책을 내게 보냈다. 그 책에서 그는 근막의 다양한 역할을 시험했다. 그는 어떻게 뼈가 이 특수한 결정질 매트릭스의 일부로서의 자격을 갖는지를 보여주면서, 뼈를 '뼈가 된 근막'이라고 설명한다.

그래서 여러분이 뭐라고 물을지도 모르겠다. 근막에 대한 인식을 높이는 데 큰 진전이 있었지만, 아마도 근막은 인체에서 가장 덜 이해된 시스템이고, 그 중에서도 가장 중요한 시스템일 것이라고 나는 대답하고 싶다. 근막은 모든 인체 부위와 과정을 싸고, 서로 엮고, 연결하는 연속적인 거미줄 같은 구조물이다. 그것은 말 그대로 전체성과 연결의 기관이다.

인체의 어떤 부분도, 즉 단 하나의 세포도 근막에 닿지 않는 것은 없다. 물론 뼈는 근막이며, 전체 결합 조직 체계에서 필수적인 부분이다! 근막의 관점에서 보면, 우리는 아마도 인체의 모든 곳에 치료용 지렛목을 추가하고, 환자가 안전하게 그들의 내부·외부 세계에 연결될 수 있도록 변화된 상태를 만들 수 있다.

현재 밴쿠버에 살고 있는 독일 태생의 영적 스승인 에크하르트 톨레(Eckhart Tolle)는 "저항은 내적 위축이며 자아의 껍질을 딱딱하게 만드는 것이다. 여러분이 항복할 때 새로운 차원의 의식이 우리에게 열린다."(Tolle 2004, p.63)라고 썼다. 근막은 수축하고 그에 따라 뼈도 수축하면서 미래의 치유와 성장을 위한 에너지를 저장한다. 압도적인 자극에 대하여 더 깊고 더 강한 수축 반응이 뼈에서 일어날 것이라고 보는 것이 나는 합리적이라고 생각한다. 이러한 조직을 편안하게 하면 완전성과 '결코 잃지 않는 건강'의 의식이 열린다.

나는 새로운 환자의 경우 일반적으로 ART라는 3개 항 평가 방식을 사용한다.

형태와 기능의 비대칭성(A), 동작 범위 제한(R), 조직의 질감 이상(T)이다. 형태(자세)의 비대칭성은 까다롭고 논란의 여지가 있는 문제이다. 나는 종종 가장 좋은 자세가 무엇인가라는 질문을 받는데, 내 대답은 한결 같다. "가장 좋은 자세는 자주 바뀌는 자세이다." 만약 우리가 자라면서 수 시간씩 차렷 자세로 서 있거나 가상의 평균인을 위해 만들어진 의자에 수 시간씩 앉아 있지 않고, '움직임이 건강'이라는 앤드류 테일러 스틸(Andrew Taylor Still) 박사의 철학을 따랐다고 상상해보라.

자세는 신경계와 근막에서 무슨 일이 일어나고 있는가에 관한 스냅숏을 의미한다. 과거의 경험, 현재의 태도와 그 반복, 신념과 행동 양식을 반영하여 우리가 습관적으로 어떻게 느끼고 생각하는가를 그래픽으로 표현한 것이다. 아마도 환자는 한쪽 아래팔을 내전(안쪽으로 돌림)한 채 우리 앞에 서 있을 것이다. 나는 '적절한' 아래팔 자세를 취하도록 강요하기보다는, 환자가 이 부분에 관한 인식을 갖게 해주려고 한다. 아마도 그 자세가 환자에게 무슨 의미인지를 물어볼 것이다. 그런 다음 지렛목을 통해 안전성, 조직성, 그리고 전체성을 신경계와 그 근막에 전달하고, 그 결과 인체가 어떻게 되는지를 관찰한다.

최근에 내가 접한 의문은 도수치료가 그 정신을 잃었는지 여부이다. 나는 "그렇다."라는 답이 울려 퍼지는 것을 느낀다. 그 정신에서 A. T. 스틸 박사의 말로 마무리 짓고자 한다. "인간의 영혼은, 순수하고 살아있는 모든 물줄기와 함께, 인체의 근막에 살고 있는 것 같다."(Still 2012, p.119)

- 제프 로크웰

노뼈와 자뼈는 5억년 동안 함께 여행해 왔다. 대부분의 기간 동안 그 둘은 융합되어 있었다. 그것들은 여전히 말, 개, 그리고 대부분의 사지동물에서 융합되어 아래팔의 회전을 제한하고 있다. 앞발을 회전하는 말을 상상할 수 있는가?

노뼈와 자뼈는 인접해 있지만 고양이와 영장류에게는 융합되어 있지 않다. 그 결과 이들 무리는 복잡하고 우아한 안무를 개발했다.

팔꿈치 바로 아래 노뼈의 위쪽 끝은 구멍대나 작은 받침대와 같은 원반 모양이다. 이 원반 모양의 끝 주위에는 운동을 안정화시키는 인대인 고리가 있다. 이 인대는 노뼈가 자뼈 주위를 회전할 수 있을 정도로 충분한 힘을 주어 아래팔의 내전과 외전을 가능하게 한다. 말할 필요도 없이 유인원의 민첩한 나무 생활은 아래팔 회전이 제공하는 유연성이 없었다면 가능하지 않았을 것이다.

노뼈와 자뼈는 각각 다리의 종아리뼈(비골)와 정강이뼈(경골)에 해당한다. 후자의 끝에는 두 복사뼈가 있는 반면, 노뼈와 자뼈는 각각 말단부에 경상돌기(styloid process)가 있다. Styloid는 stylus[•]와 같은 어근에서 나왔는데, 원래 기둥을 의미하는 그리스어에서 유래했다. 나중에 주로 펜의 필기용 끝을 나타내는 단어와 축음기 음반을 재생하는 데 사용되는 다이아몬드 바늘에 사용되었다. 자뼈 주위를 회전하는 노뼈의 원판과 이들 경상돌기 사이에서 아래팔, 손목, 손가락이 아름다운 조화를 이룬 결과 우리의 모든 우아한 동작이 나온다.

노뼈와 자뼈 사이에서 오랜 기간(자궁에서 6주차 이후) 우리 종(種)과 함께 해 온 동포는 골간막이다. 나는 그것을 두 뼈 사이를 흐르는 강

• 역자 주: (축음기의) 바늘

이라고 부른다. 중국 전통의학에서 에너지는 이 뼈들과 나란히 그리고 그 사이에서 위아래로 흐른다. 심포경락은 아래팔 앞쪽 중간을 흘러 내려가고 삼초경락은 아래팔 뒤쪽의 중심을 내려간다. 둘 다 불의 요소와 계절상 여름과 동일시된다. 심포경락은 감정적으로 심장을 보호하고 신체적인 차원에서는 심장으로 들어오고 나가는 혈액의 흐름을 조절하는 것을 돕는다. 심포경락은 기쁨의 표현을 용이하게 하기 때문에 심장 보호기일 뿐 아니라 심장을 여는 도구이기도 하다. 삼초경락은 신체적 온도와 감정적인 각성 수준을 돌보는 우리의 내부 온도 조절기이다. 이 경락들은 불꽃이 튀고 따뜻한 심장의 표현 수단이다. 우리가 움직이는 불꽃처럼 자유롭게 팔을 흔들 수 있는 무한한 방법들을 생각해 보자.

골간막은 짜인 근막으로 이 두 뼈를 연결하여, 팔이 내전(內轉)할 때 느슨해지고 팔이 외전(外轉)할 때 팽팽해진다. 대부분의 사람들은 자신의 아래팔에 2개의 뼈가 있다는 사실을 흔히 경험하지 못하거나 알지 못한다. 따라서 이 강을 만지는 것은 거의 탐험되지 않은 영역을 항해하는 것이다. 우리는 대체로 의식하지 못한 채 살아왔던 인체 부위를 만질 때마다 우리 존재의 가능성을 확장한다.

프로이트는 치료의 한 가지 목표는 무의식을 의식으로 만드는 것이라고 말했다. 아직 의식적인 경험을 하지 않은 이들 장소보다 시작하기에 더 좋고, 더 분명한 장소가 있겠는가? 내적 자원이 그곳에 접촉되지 않는 상태로 놓여 있는 것을 누가 알겠는가? 어떤 기억들인가? 일찍이 우리가 나무에서 살았던 때 이후로, 그리고 심지어 땅 위에서 네 발로 뛰었을 때 이후로 어떤 지식이 있는가?

이 뼈들과 그것들의 연결고리들이 우리에게 말을 걸도록 하자. 그들의 조용한 회전 곡선들, 노뼈 원반의 회전, 팔꿈치의 굽힘, 손목의 움직임에 의한 우아한 춤 속에는 역사를 통틀어 조상들의 팔이 지녔던 몸짓과 발견들이 스며들고 구체화되어 있다.

아래팔 강화법

신체화의 1단계로 편안하게 앉거나 선다. 양팔을 여러분 앞으로 가져와 팔꿈치를 굽히고 왼손은 오른쪽 아래팔의 위쪽 끝, 오른손은 왼쪽 아래팔의 위쪽 끝을 잡는다. 왼손으로 오른쪽 아래팔의 위쪽을 꽉 쥐면서 의식이 노뼈와 자뼈로 뻗어 내려가도록 한다. 뼈가 유연하고 탄력성 있게 느껴지는가? 뼈가 딱딱하게 느껴지는가? 아니면 단순히 중립적인 것 같은가? 반대쪽에서 반복한다.

모든 뼈에는 유동적인 측면이 있다. 약간의 휘어짐 또는 복원력. 양손으로 아래팔의 위쪽 끝을 눌러준다. 만약 뼈들이 서로 적절한 관계에 있다면 여러분은 뼈들이 가볍게 휘는 것을 인지해야 한다. 여러 번 반복하여 가장 물 같은 인체의 액체가 흐르는 느낌을 즐긴다. 이런 액상성(液狀性)은 아래팔의 길고 가는 노뼈와 자뼈에서 명확하게 나타난다.

만약 뼈에서 탄력성이 느껴지지 않으면, 접촉을 그만두고 노뼈와 자뼈의 길이 방향으로 지렛목 압박 또는 지압을 가한다. 약 5cm마다 압력을 가해 5초간 유지한 후 해제하고 3초 동안 멈춘다. 여러 번 반복한다.

이 신체화의 1단계를 다시 한다. 무엇이 다르게 느껴지는가? 1분 정도 감각을 느낀 다음 인체의 유체 특성과 골격계의 '기억의 궁전'을 감지하면서 걸어 다닌다.

여러분이 1단계에서 했던 대로 이 신체화의 2단계를 시작한다. 양팔을 이마까지 천천히 올렸다가 다시 시작 위치로 되돌아오기를 여러 번 반복한다.

팔을 이 두 방향으로 움직임에 노뼈와 자뼈가 외전하고 내전하는 것을 느낄 수 있는가? 여기에, 특히 골간막에 제약이 없는 한 그 뼈들은 그렇게 하도록 설계되어 있다. 만약 여러분이 이 작은 움직임을 느끼지 못한다면, 좀 더 천천히 움직이며 다시 시도해 본다. 만약 아래팔을 움직일 수 없다는 느낌이 든다면, 여러분이 앞에서 했던 것처럼, 지렛목 압박을 더해본다. 그런 다음에 아래팔을 들었다 났다 하면서 이 미묘한 움직임을 감상한다.

제16장
창조력을 위한 손뼈·손목뼈

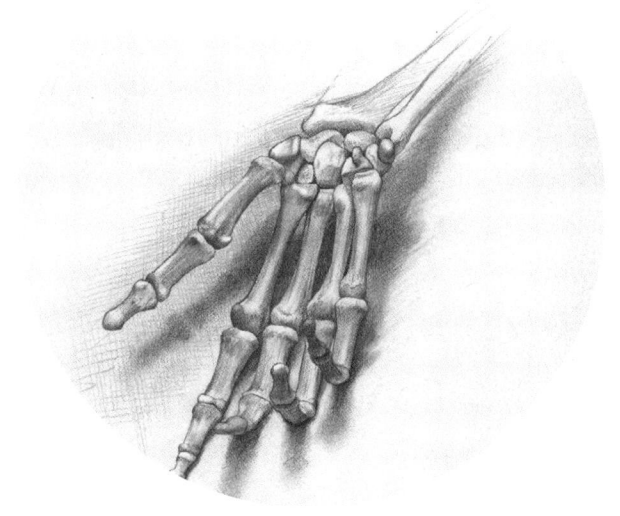

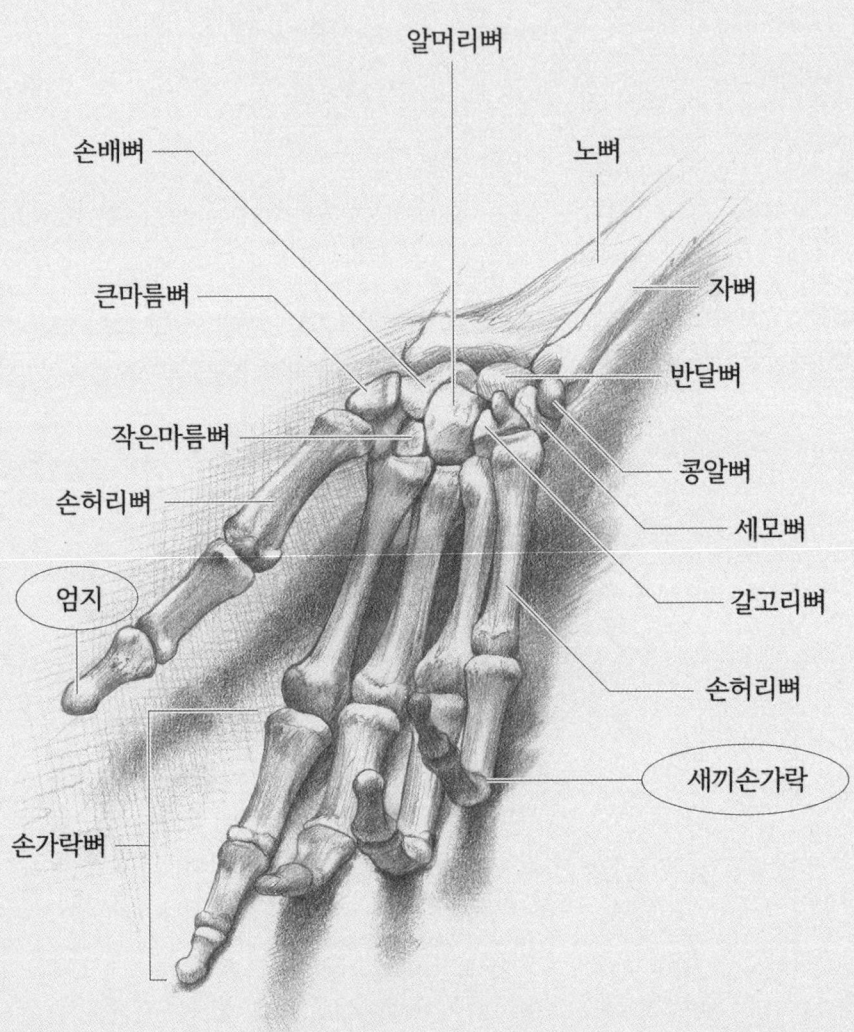

나는 발의 발가락뼈(족지골)와 마찬가지로, 손의 손목뼈(수근골)도 다소 과소평가되었다고 느낀다. 인대로 뭉쳐진 이 두 줄의 뼈들은 손목과 손바닥을 연결한다. 그것들은 작은 보석들이고, 그것들의 이름과 고대 유래(由來)는 모양을 반영한다. 엄지 쪽에서 새끼손가락 쪽으로 이어지는 몸쪽 열은 노뼈와 자뼈 바로 너머에 위치해 있는데 다음과 같은 뼈로 이루어져 있다.

- 손배뼈(주상골)—배 모양
- 반달뼈(월상골)—반달
- 세모뼈(삼각골)—삼각형
- 콩알뼈(두상골)—완두콩

말단부 열은 손허리뼈(중수골)와 연결된다.

- 큰마름뼈(대능형골)—네 발 달린
- 작은마름뼈(소형능골)—책상
- 알머리뼈(유두골)—머리

• 갈고리뼈(유구골)—고리

이것들은 모두 초현실적인 정물화에 포함되거나, 모서리가 3개인 모자를 쓴 해적에 대한 이야기에서 이질적인 요소로 간주되거나, 귀중한 돌의 매력 팔찌로 간주될 수 있다. 각각 4개 뼈의 두 줄 배열은 화음으로도 들을 수 있는데, 마치 우리가 손가락으로 연주하는 멜로디에 화음과 함께 조화로운 기초를 제공하는 하프시코드처럼.

팔목뼈(수근골)는 제로 밸런싱에서 말하는 기초 관절을 통해 연결되어 있는데, 이 관절은 움직임을 거의 허용하지 않지만 팔과 손을 오르내리는 힘의 전달을 용이하게 한다.

처음에는 손허리뼈(중수골)와 손가락뼈(수지골)를 무시하기 쉽다. 하지만 나는 그것들의 형태가 아니라 그것들이 하는 일, 즉 그것들이 관여하는 창의성에 매료되었다. 음악이나 언어와 비슷하게, 그것들의 능력은 무한하다. 인간의 손놀림(그리고 기술을 통한 그것의 확장)은 두뇌 그 자체보다 더 인상적이고 더 중요한데, 만약 손놀림이 없었다면 지속적이거나 정교한 인간의 창조물은 없을 것이기 때문이다.

손바닥 안에 있는 작은 대퇴골 모양의 손허리뼈는 인대와 근육의 격자 구조로 서로 연결된 잔가지와 같다. 손가락뼈, 특히 엄지 뼈는 뇌의 비교적 광대한 영역을 대변하며 자연이 부여한 거대한 중요성을 보여준다.

우리는 손을 통해 강철과 나무로 작업하고, 사물을 잡고, 위로하고, 기타를 치고, 타격하고, 사랑으로 만지고, 철썩 때리고, 조각하고, 지혜를 부여하고 보존하는 대본을 쓸 수 있는 능력을 갖추게 된다. 우리는 방향을 표시하고, 말을 하거나 증폭시키고, 신성한 무드라(인도 고전 무용의 섬세한 손짓)를 형성하고, 총을 쏘고, 수술하고, 씨앗을 심고, 마사지할 수 있다.

"자연은 신의 예술이다."라고 단테가 말한 것으로 추정된다. 그래서 만약 손이 정말로 매일 세상을 만들고, 신의 창조물을 통해 차례로 손이 만들어진다면, 우리는 매일 이 세상의 일부를 손으로 만드는 견습생에 불과하다. 세상을 바꾸고 싶다면, 우리는 새롭고, 영감을 받고, 영혼이 매개하는 손목뼈, 손허리뼈, 손가락뼈를 사용하여 세상을 바꿀 수 있다.

파블로 네루다(Pablo Neruda)는 시 「다리미질에게(Ode to Ironing)」에서 "손이 매일 세상을 만든다."라고 말했다. 어린 시절 다리미질하는 법을 사랑스럽게 보여준 내 대모(代母)의 손이 떠오른다.

– 데이비드 라우터스타인

총괄적인 의미에서 손목뼈는 어원상 '줍다' 혹은 '뽑다'라는 행위를 하는 도구를 말한다. 로마 시인 호라티우스는 그 의미를 '잡다, 사용하다, 또는 즐기다'로 확장했다. 그래서 유명한 격언 '카르페 디엠(carpe diem)*'이 생겼다. 손목으로 기타를 연주할 수는 없지만, 나는 사람이

• 역자 주: 지금 살고 있는 현재 이 순간에 충실하라는 뜻의 라틴어. 영어로는 Seize the day 또는 Pluck the day(현재를 잡아라는 뜻)로 번역된다.

음악을 연주할 때 손목뼈가 즐겁게 진동하는 것을 상상할 수 있다.

나는 수년 전 카이로프랙틱 대학에서 이 뼈들의 이름과 위치를 처음 기억했다. 안타깝게도 어떤 기억술들은 좀 거칠고 성차별적이었다. 나중에 나는 그것들을 암기하는 더 나은 방법들을 배웠다. 어떤 사람은 뼈들의 이름을 원 모양으로 나열했는데, 노뼈 쪽의 위쪽 끝에서 시작해 말단부로, 그리고 자뼈 쪽에서 시작한다. "So long to pinky, here comes the thumb(새끼손가락에는 너무 긴데, 여기 엄지손가락이 온다)." 다른 사람들은 위쪽 끝과 말단부의 두 열 모두 노뼈 쪽에서 자뼈 쪽으로 이동한다. "Sally left the party to take Cathy home(샐리는 캐시를 집에 데려가기 위해 파티장을 떠났다)."라거나 또는 더 외설적으로 "Some lovers try positions that they can't handle(어떤 연인들은 그들이 감당할 수 없는 자세를 시도한다)."라는 것이다.

나는 이 뼈들을 모두 좋아한다. 손목뼈 중 가장 많이 탈구되는 반달뼈(월상골), 가장 많이 골절되는 손배뼈(주상골). 내가 가장 좋아하는 것은 종자뼈(종자골)의 하나인 콩알뼈(두상골)이다. 이 뼈는 카이로프랙틱 치료에서 척추뼈를 교정할 때 가장 자주 사용하는 뼈 중 하나이다. 의사가 후두부, 제1목뼈, 제2목뼈의 정렬 불량을 교정하는 상부 목뼈 카이로프랙틱에서는 콩알뼈가 접촉 부위이다. 척추의 이 부위를 교정하는 데 숙달하도록 하루 동안 훈련을 받은 후에 내 콩알뼈는 분홍색으로 빛나곤 했다. 카이로프랙틱은 '손으로 시술한다'는 의미이지만, 아마도 '콩알뼈 시술'로 이름을 바꾸어야 할 것이다. 뼈에 기계적인 에너지를 가하면 압전기('콩알뼈 전기'라고 부를 수 있다)가 발생한다.

많은 사람들이 손목뼈에서 주름을 본다. 수년 전 인도 뭄바이 출신한 여성(심리학 박사)이 내 손금을 봐주었다. 그녀는 손바닥만큼이나 '손목의 주름'(그녀의 표현)을 읽는 데 시간을 할애했다. 주름은 팔과 손의 교차점에서 손목 아래쪽에 위치해 있다. 그 주름들은 손금에서 중요한 의미를 가지며 사람의 기대 수명, 건강, 재정적 행복 등을 예언한다고 알려져 있다.

교육자로서 데이비드와 나는 우리의 가르침에 심혈을 기울이겠지만, 우리 일의 대부분은 손목과 손으로 이루어진다. 손은 특히 이탈리아 혈통인 우리에게 말을 증폭시킨다! 그러나 손목의 복잡함이 아니었다면 손은 그렇게 넓은 범위의 제스처를 가지지 못할 것이다. 의사소통을 할 때 여러분의 손목과 손이 어떻게 움직이는지 관찰하라. 의견 충돌 대 합의, 실망 대 열정 사이의 차이에 주목하라.

손에 관해 논의하지 않고 손목을 이야기하는 것은 거의 불가능하다. 나는 목수, 전기기사, 배관공, 카이로프랙틱 치료사 등 손으로 일한 긴 가계(家系) 출신이다. 집과 사무실 곳곳에 손의 이미지와 아이콘이 있는데, 한때 아름다운 함사를 선물로 받았다. 함사는 중동 전역에서 인기 있는 손바닥 모양의 부적으로 '악의의 눈빛'에 대한 방어와 보호의 표시로 사용되어 왔다. 나는 2009년 신화학자 마이클 미드(Michael Meade)와 함께 한 워크숍에 간 적이 있는데, 이 워크숍은 내 삶에 깊은 영향을 주었다. 그는 한 가정의 아버지가 치유되지 않은 상태에서 자녀들에게 '악의의 눈빛'을 가하는 방식을 설명했다. 이것은 아이가 씨름하는 일종의 선문답이 된다. 수년 뒤 아이는 어른이 되고 어느 것 하나에도 탁월함을 보이지 않았다. 대신에 그 어른은 어느 날 '깨달음'을 얻고 그들이 많은 것에서 행복하게 능숙하다는 것을 발견하고 놀란다. 그 아이는 스스로 어른으로 성장했는데, 아버지의 '악의의 눈빛'을 피해야 했고 그것이 함사의 형태가 될 수 있었다.

나는 워크숍 후에도 그것이 가부장적 사회에 미치는 큰 영향에 대해 계속 생각해 보았다. 그것이 내 안에서 솟아오르는 흔적을 발견할 때, 나는 그 에너지의 취약성이 사라지고 그 사악한 눈이 가려질 때까지, 오른손을 들고 여러 번 큰 소리로 "놓아라!"라고 말한다. 그리고는 다른 한 손을 인정하며 나는 온화하지만 단호하게 "나는 신적(神的) 사랑의 육체적 감각과 연결된다."라고 말한다. 좀 더 균형 잡힌 자세로의 전환이 느껴질 때까지 이 과정을 계속한다.

손목과 손에서 내가 가장 흥분하는 것은 그것들이 심장 그리고 모든 것의 가장 큰 에너지인 사랑과 연결되어 있는 점이다. 심장은 배아에서 나타나는 첫째 인체 구조이고 곧이어 손이 심장에서 나온다. 결국에는 위팔과 아래팔이 그 사이를 채운다. 보디워크를 시행하는 동안 나는 내 손 안의 심장이 내게 접촉하라고 말할 때까지 종종 기다리며 내 손과 손가락으로 맥박을 추적한다. 그리고 나서 심장이 "이제 만져라."라고 속삭이기를 기다린다.

- 제프 로크웰

손목터널 강화법

손목터널이란 무엇인가? 여러분의 손바닥과 손가락으로 가는 주요 신경과 힘줄은 손목 중앙을 달린다. 손목의 손바닥 쪽에는 그것들 위로 가로손목인대가 지나간다. 이 인대는 기본적으로 손목터널의 지붕인데, 힘줄(9개의 힘줄!)과 정중신경을 제자리에 고정시키는 데 도움을 준다. 손목터널의 측면과 바닥은 손목뼈에 의해 형성된다.

때때로 가로손목인대가 너무 팽팽해지거나, 힘줄·신경의 과도한 사용으로 인해 이곳에 염증이 생길 수 있다. 힘줄과 신경은 인대와 마찰을 일으킬 수 있는데, 이 중요한 구조물들이 자유롭게 움직일 수 있는 충분한 공간이 없기 때문이다.

이것은 아래쪽으로 나선형의 염증, 자극, 통증 및 쇠약을 유발할 수 있다. 이에 대한 수술적 접근은 가로손목인대를 자르는 것으로 상당히 과격한 방법이다. 손목터널 증후군을 가진 사람의 약 50%가 그 수술이 매우 효과적이라고 느끼지만, 일부 사람들은 수술이 그들이 희망했던 것보다 덜 효과적이라고 생각한다.

따라서 먼저 보존적 치료법을 탐구하는 것이 적절하다. 그 중 가장 중요한 것은 마사지 치료이다. 왜냐하면 그것은 본질적으로 근막 문제(정중신경을 자극할 수 있다)이기 때문이다. 근육, 힘줄, 인대를 다루는 것이 가장 직접적인 치료 접근법이다.

만약 여러분이 치료사라면, 먼저 다른 근육들이 손목의 통증이나 유연성에 기여하고 있는지를 평가한다. 팔로 내려가는 신경과 혈관을 침해할 수 있는 견갑대 근육(소흉근과 견갑하근)에 얼마 동안 집중한다.

이후에는 위팔과 아래팔의 근육을 적당한 깊이의 마사지와 인체 움직임을 통해 치료할 수 있다. 마지막으로, 만약 환자가 자극 받지 않는다면, 가로손목인대를 직접 시술하는 것이 엄청나게 효과적일 수 있다. 외과의사가 하듯이 가로손목인대를 자르기보다, 민감한 교차 섬유(깊은 가로) 마찰을 이용하여 수술과 연관된 위험 없이 체계적으로 그 인대까지 길이를 복원할 수 있다. 그렇기는 하지만, 때로는 수술이 가장 좋은 해결책이다. 치료사들은 항상 환자에게 전달할 외과의사들의 목록을 가지고 있어야 하며, 다른 적절한 의료 전문가들에게 그들을 안내해야 한다.

만약 여러분이 치료사가 아니거나 스스로 이 시술을 하고 싶다면, 얼마나 많은 긴장이나 과로를 느끼는지에 따라, 아래팔을 부드럽게 마사지하면서 시간을 보낸다. 그런 다음, 손목터널의 연결 조직 '지붕'을 형성하는 가로인대에 교차섬유 마찰을 적용한다. 이렇게 하려면 엄지나 손가락을 사용하여, 손목 근처의 아래팔에서 손바닥을 가로질러 손바닥 끝까지 쓰다듬는다. 이것을 6회에서 10회 정도 한다.

제17장
머리와 몸을 잇는 7개 목뼈

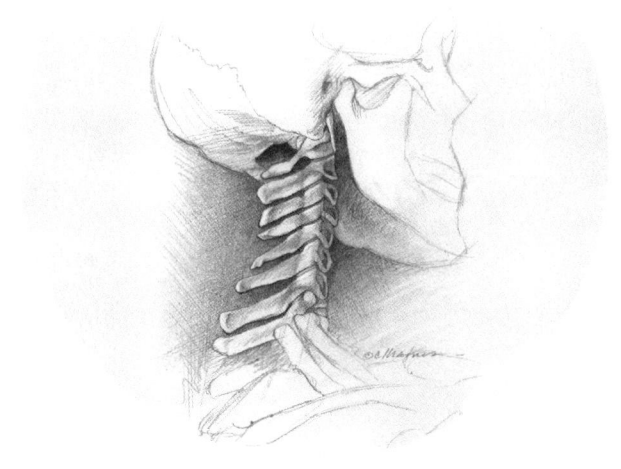

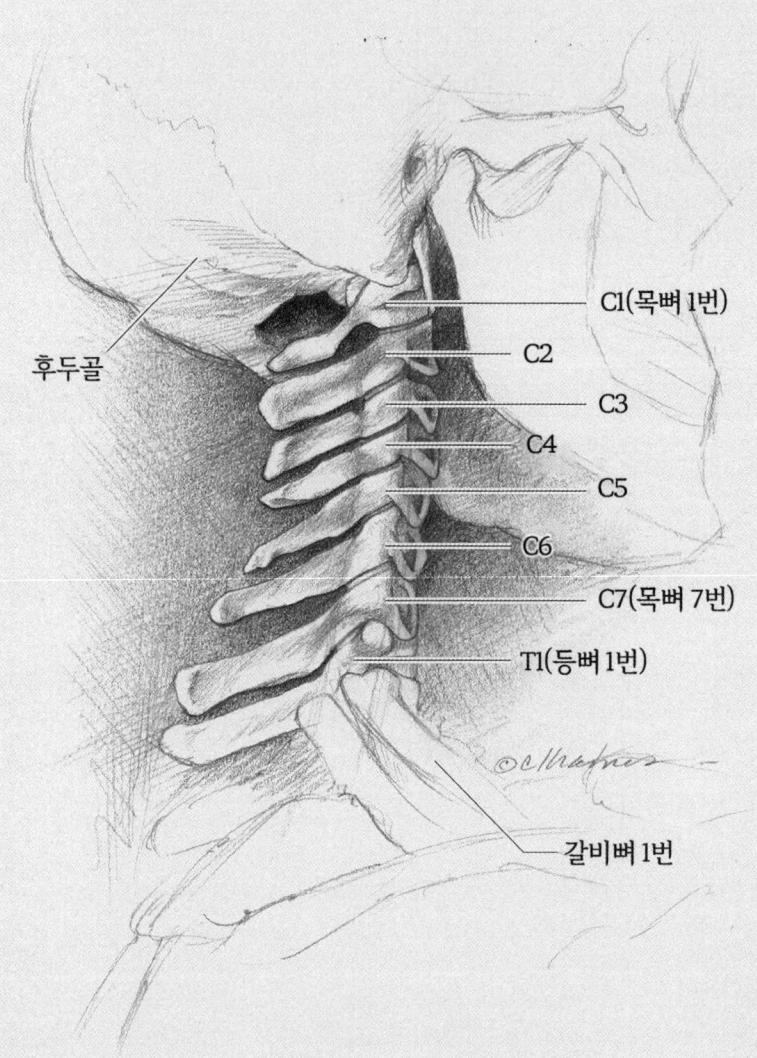

모든 도수치료사들은 제각각 좋아하는 뼈를 가지고 있는 것 같다. 내게 그것은 항상 제1목뼈, 제2목뼈(중쇠뼈)였다. 나는 하나님을 찾거나, 적어도 깨달음을 얻기 위해 보디워크를 공부했다. 1970년대 중반에 있었던 내 롤핑(근막이완술) 시술은 근골격계 통증 치료가 아니라 개인적 성장의 수단이었다. 비록 그것이 고통스러운 명성에 부응했지만, 시술 후에 나는 좀 더 근거 있고 집중적인, 즉 더 구체화된 느낌을 받았다.

나는 1978년 미시간주 앤아버(Ann Arbor)에서 밥 로즈(Bob Rose)라는 젊은 카이로프랙틱 치료사를 통해 카이로프랙틱을 처음 알게 되었다. 밥은 빌 바한(Bill Bahan)박사의 제자였고, 두 사람 모두에게 카이로프랙틱은 정신적 성장의 길이었다. 나는 수업을 듣고 밥과 함께 시술에 참가했는데, 밥은 카이로프랙틱 창시자 D. D. 팔머(Palmer)가 쓴 「카이로프랙틱 치료사(The Chiropractor)」 사본을 빌려주었다. 저자는 그 책에서 자신의 새로운 직업의 목적은 '신과 육체적인 인간을 하나로 묶는 것'(Palmer 2010, p.24)이라고 말했다. 그 직후 나는 카이로프랙틱에서 보수적인 조지아주 소재 라이프 카이로프랙틱 대학(현 라이프 대학)에 입학했다. 이 대학은 '척추만, 손만'을

제17장 머리와 몸을 잇는 7개 목뼈 **225**

실천했다. 우리는 신체의 다른 부분을 치료하거나, 잘못된 정렬을 교정하기보다 증상 치료에 초점을 맞추거나, 전기·물리치료 도구를 사용하는 학교들은 진정한 카이로프랙틱 학교가 아니라고 배웠다. 그런 학교들은 비하의 한 형태로 '메디프랙틱(medi-practic)' 학교라고 불렸다. 우리는 '믹서' 학교와는 대조적으로 '똑바른' 또는 순수한 학교였다. 우리 대학은 대부분의 다른 보수적인 학교들보다 훨씬 더 보수적이었고, 주로 위쪽 목뼈에 집중했다. 우리는 제1목뼈와 제2목뼈를 가장 잘 조정하는 방법을 가르치는 4개의 다른 과정이 있었다.

제1목뼈와 제2목뼈는 둘 다 '비정형 척추'로 간주된다. 둘 다 척추의 어떤 뼈보다도 더 큰 범위의 운동을 할 수 있도록 구조화되어 있다. 제1목뼈의 가장 큰 특징은 배아 발달 과정에서 제2목뼈에게 척추체(척추뼈 몸통)를 희생시켰기 때문에 척추체를 가지고 있지 않다는 것이다. 그때 제1목뼈는 치아돌기 또는 치상돌기(치아를 닮음)라고 불리는 손가락 모양의 돌출부가 되었다. 제1목뼈는 반지 또는 포옹 시 껴안은 팔을 닮았기 때문에 여성 척추, 때로는 '어머니 척추'로 간주된다. 이와 관련된 문제들은 자신을 기를 수 있는 능력을 계발할 필요가 있음을 지적하는 것일 수 있다. 제2목뼈의 약간 음경(陰莖) 같은 모양은 남성적인 (또는 '아버지') 척추로 여겨지게 되었고, 자립에 대한 더 큰 필요성을 시사할 수도 있다. (사회적으로 덜 계몽되고 훨씬 이전 시대로 거슬러 올라가는, 다소 성별을 반영한 이들 설명을 이해하기 바란다.) 후두골과 제1목뼈 사이에는 디스크가 없고, 제1목뼈와 제2목뼈(중쇠뼈) 사이에도 마찬가지다. 이 사실은 제1목뼈의 고리 내부에 위치한 제2목뼈 치아돌기와 결부되어 척추의 이 부분을 특히 스트레스와 손상에 취약하게 만든다. 게다가 뇌간(腦幹)이 이 두 뼈의 내부로 이동하기 때문에, 이 부위는 신경학적으로 매우 중요한 영역이다. 위치나 움직임이 바뀌는 것은 단지 통증을 유발하는 것 이상을 할 수 있고, 그것은 뇌와 신체를 방해할 수 있다. 제1목뼈(atlas)는 세상을 떠받드는 그리스 신과의 연관성 때문에 이름이 지어졌을 뿐 아니라, 그 이름 또한 '가장 높은 곳'을 의미하는 라틴어 단어 alta에서 유래했다. 제2목뼈(axis)는 axle(차축)을 뜻하는 라틴어 단어에서 이름이 지어졌다. 난해한 해부학자들은 제2목뼈를 우주의 중심인 '하늘과 땅 사이의 지점', 그리고 '세상의 배꼽'(이상하다, 그렇죠?)이라고 표현해 왔다. 옛날의 형이상학자들이 얻고 있던 것은 몸속에 토템폴*이나 보리수, 향 막대기 같은 성물(聖物)이 있다는 믿음이라고 나는 생각한다. 상부 목뼈의 뼈들은 많은 근육과 인대로 덮여 있어, 무엇인가가 이 미끄러운 뼈들을 제자리에 고정시켜야 한다. 소후두직근이 뇌간 주위의 '터프한 엄마' 같은 결합 조직인 경막에 부착되어 있다. 이 부위의 긴장은 연조직 중 가장 부드러운 뇌를 기계적으로 변형시킬 수 있다. 히스타민 반응이 자주 발생하여 두통 외에도 분노, 우울증, 불면증, 흥분, 불안, 집중력 저하 등을 경험할 수 있다.

또 경막은 세균과 신체적 외상으로부터 뇌와 척수를 보호한다. 중추신경계 조직은 몸에서 가장 신축성이 크다. 그것은 뇌척수액 속을 떠

---

* 역자주:토템폴(totem pole)은 북아메리카 인디언들 사이에 쓰이는 토템상(像)을 세우기 위한 기둥

다니며, 위치를 유지하고 두개골 바닥을 통해 유출되는 것을 방지하기 위해 내구성이 강한 막들에 의해 보호되고 있다(뇌는 순두부와 같은 농도를 가지고 있다). 하지만 경막은 엉치뼈와 꼬리뼈뿐 아니라 대후두공•, 제2목뼈 등 4곳에만 부착되어 있다. 경막이 짧아지면 척수에 원하지 않는 긴장이 생기며, 그들이 말하듯이 큰 혼란이 생긴다.

권위 있는 신경외과의사 알프 브리그(Alf Brieg) 박사는 이러한 현상의 결과를 확인하고, 그것을 '불리한 기계적 척수 긴장'(AMCT)이라고 명명했다.(Brieg 1978, p.104) 그는 AMCT와 다발성경화증(MS) 사이의 강한 상관관계를 발견했고, 척추 역학을 교정하고 AMCT를 완화하는 것이 많은 경우 MS를 역전시킬 수 있다는 것을 발견했다. 두통, 인지장애, 중추신경 민감화, 척추측만증, 척추곡선 상실 및 관련 통증 같은 증상이 AMCT로 인해 발생하는 것으로 밝혀졌다.

또 다른 유럽 의사 헨리 비더만(Henri Biedermann)박사는 뒷머리 아래의 염좌로 인한 운동학적 불균형을 발견하고, 이를 KISS증후군이라고 불렀다.(Biedermann 2004, p.97) 이것은 후두하근 특히 소두직근의 출생 시 염좌와 관련이 있는데, 상부 목뼈의 기능장애 동작, 척추측만증, 산통에서 귀 감염, 편도염에 이르는 증상을 초래한다.

카이로프랙틱 역사의 전반부 대부분 동안, 카이로프랙틱 치료사들은 제1목뼈와 제2목뼈(일부는 후두부까지)를 종종 매우 부드럽게 교정만 했고, 이를 통해 전신(全身)과 정신건강이 향상될 수 있다고 믿었다. 1920년대부터 1950년대까지 많은 카이로프랙틱 시설들이 정신건강

• 역자 주: 두개골 뒤쪽 아래에 있는 큰 구멍으로, 연수의 아랫부분과 추골 동정맥이 통한다.

장애를 가진 사람들을 수용하고 교정했다. 초창기 시설 중 하나는 아이오와주 대번포트(Davenport)에 있는 포레스트 파크(Forest Park) 요양원이었다. 아이오와주의 또 다른 시설인 클리어 뷰(Clear View) 요양원은 카이로프랙틱 창시자의 아들인 B. J. 팔머(Palmer)박사에 의해 운영되었다. 환자들은 의사들의 진단을 받고, 카이로프랙틱 치료사들의 시술을 받은 뒤 재평가를 받았다. 그 노력은 매우 성공적이었지만, 제2차 세계대전의 지속적인 영향으로 결국 문을 닫았다.

내가 카이로프랙틱 치료사가 됨으로써 신이나 영적 깨달음에 더 가까워졌는지는 잘 모르겠지만, 그 덕분에 나는 동포 남성과 여성에게 도움이 될 수 있었다. 이보다 더 좋을 수는 없다!

- 제프 로크웰

목에서 가장 관심을 끄는 목뼈는 처음의 2개인데, 목의 움직임뿐만 아니라 목과 관련된 머리의 모든 움직임에 필수적이기 때문이다. 후두부, 제1목뼈, 제2목뼈의 관계만을 집중적으로 다루는 도수치료의 분야도 있다.

그러나 목뼈 하나하나가 독특한 아름다움을 지니고 있으며, 그 형태와 기능이 복잡하기 때문에, 전체 목뼈에 관한 이야기는 들려줄 만한 가치가 있다. 이 일곱 미녀들은 모두 그들의 기적적인 움직임과 지지의 춤에 협력하고 있다. 왜 일곱인가? 7일 동안의 창조, 이슬람교와 유대교에 따르면 7개의 하늘, 7명의 천사, 7개의 나팔, 그리고 계시록에 나오는 7개의 별들. 오, 그리고 7개의 차크라!

7은 거의 모든 포유동물에서 목뼈의 일관한 숫자이다. 기린도 각각의 길이가 25cm가 넘을 수 있지만, 7개밖에 가지고 있지 않다. (그리고 기린의 각각의 목 관절은 공과 소켓으로 구성되어, 우아하고 놀라운 동작의 잠재력을 더한다.)

나는 7개 목뼈의 아름다움을 관찰하면서 생리학적, 해부학적 상관관계 그리고 관련 경락 정보를 참고하여 몇 가지 이름을 지었다. (그리고 여러분은 모든 뼈가 살아있다는 것을 기억하라!)

- C1(Atlas): 중국 전통의학의 '바람 연못'(風池)으로, 쓸개경락 20번(이 목뼈의 측면 끝에서 조금 떨어져 있다)에 해당하며, 중심선의 독맥 16번 혈 풍부(風府) 바로 아래에 있고, 후두골 바로 아래에 위치한다.
   - 코 밑과 경구개 수준에 작용한다.
- C2(Axis): '하늘의 기둥'(天柱)으로, 방광경락 10번(가로돌기 끝에서 조금 벗어난 위치) 및 독맥 15번에 해당하며, C1 바로 아래 중심선에 있다.
   - 닫힌 턱의 치아 수준에 위치한다.
   - C2의 피부분절*은 머리 윗부분의 감각을 처리한다.
- C3: 목신경고리의 '고리'로, 설골하근(목뿔아래근육)에 신경을 분포시키는 목신경얼기의 신경 고리이다.
   - 아래턱뼈(하악골)와 설골(목뿔뼈) 수준에 위치한다.

• 역자 주: 단일 척추 신경에 의해 대응되는 피부 영역

- C3의 피부분절은 얼굴의 측면과 뒤통수의 감각을 커버한다.
- 여담이지만, C3는 때때로 C-3PIA로 알려진 상태와 관련이 있다. 제3의 눈, 연뇌막(軟腦膜), 드문 삼중시(三重視) 증상과 관련이 있는데, 매직 아이(magic eye) 사진을 반복해서 볼 때 생기는 만성피로와 명백히 연관된 것으로 보인다.

- C4: '마음의 원천인 2개의 강'은 뇌로 가는 총경동맥의 분기점에 위치해 있다.
  - 심장과 4번째 차크라가 7개 차크라의 가운데 놓여 있듯이, C4는 일곱 미인들의 가운데 또는 '심장'에 있다.
  - C4는 어깨의 상방향 움직임 조절을 돕고 C3, C5와 함께 횡격막에 동력을 공급하는 데 도움을 준다. C4 피부분절은 목, 어깨, 위팔을 커버한다.

- C5: '목의 노래'
  - 후두와 갑상샘을 보호하는 갑상연골 수준에 위치한다.
  - C5는 삼각근과 이두박근을 조절하는 데 도움을 준다. C5 피부분절은 위팔의 바깥 부분에서 팔꿈치까지를 커버한다.

- C6: '기도(氣道) 감싸기'로, 윤상연골이며 기관(氣管) 주위에 있는 유일한 완전 반지형 연골이다.
  - C6은 수근신근 조절을 도우며, 이두박근에 약간의 신경을 연결한다. C6 피부분절은 손의 엄지와 아래팔을 커버한다(그리고 폐 경락의 마지막 혈에 해당한다).

- C7: '어깨 뿌리'(또 '융추'라고도 알려져 있다).
  - 이것은 흉곽 너머로 솟아오른 첫째 척추이다. 그 바로 아래에는 독맥 14번 혈 '대추(大椎)'가 있다.
  - C7은 삼두근과 수근신근의 조절을 돕는다.
  - C7 피부분절은 팔의 뒤쪽으로 내려가 중지 안으로 들어간다(그리고 심포경락의 마지막 혈에 해당한다).
- T1: 일곱 미녀들의 명예 사촌. 그것과 나란히 쓸개경락 21번 혈 견정(肩井)이 C7과 T1의 측면에 있다.
- C8*: C7과 T1 사이를 빠져나가며 손가락의 구부림 조절에 도움이 된다.
  - C8 피부분절은 손과 아래팔의 새끼손가락 쪽을 커버한다(심장 및 소장 경락에 해당).

각각의 목뼈는 위에서 보았을 때, 사순절 전일의 사육제 가면 같은 모양이다.

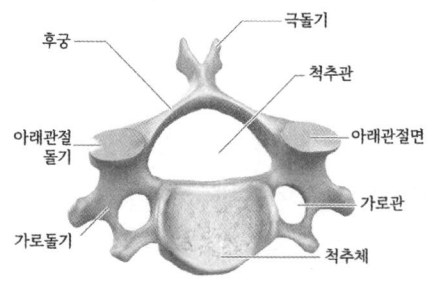

3번 목뼈 단면도

- 역자 주: C8은 뼈가 아니라 C7과 T1 사이를 빠져나가는 신경분절을 가리킴.

우리 모두가 손님으로 가 있는 사순절 전일의 사육제 파티에서 이 일곱 미녀들을 상상해 보자. 우리의 목이 노래하기 위해 열리고 눈이 주위의 거대한 경이로움에 공감하는 것을 볼 때, 일곱 미녀들은 우리가 삶의 음악과 리듬에 맞춰 고개를 좌우, 위아래로 돌리게 도와준다.

목뼈 강화법

이제 목뼈에 초점을 맞추고 앞서 탐구한 다른 뼈들을 다시 살펴보자. 그러면 목의 뼈를 더 잘 알 수 있고, 앞의 다른 뼈들을 확인할 수 있다.

단단한 의자에 편안하게 앉아 좌골융기, 즉 '앉는 뼈'가 좌석에 내려앉게 한다. 천천히 그리고 항상 약간씩, 좌석과 마주한 뼈가 가장 편안한 위치를 찾을 때까지 융기 위에서 앞뒤로 움직인다. 그것이 어떤 느낌인지 주목한다. 팔을 옆으로 뻗고 양팔을 천천히 바깥으로 굴린다. 손의 뼈가 어떻게 외전(外轉)하고 손목이 어떻게 바깥쪽으로 회전하는지, 그리고 노뼈와 자뼈의 외전이 각 위팔뼈의 회전을 어떻게 보완하는지에 주목한다. 숨을 들이쉬면서 갈비뼈의 확장과 복장뼈의 전향적 움직임에 주의를 기울인다. 호흡이 갈비뼈와 복장뼈에 어떤 영향을 미치는가? 이 뼈들이 호흡에 어떤 영향을 미치는가?

천천히 그리고 사려 깊게 머리를 어깨와 일직선으로 만든다. 그렇게 할 때 쇄골이 위로 굴러가는가? 움직이지 않는가?

여러분의 의식을 상부 목뼈로 가져간다. 목 뒤쪽에서 후두부, 제1목뼈, 제2목뼈가 어떻게 서로 약간 떨어져서 열리는지 인식하고, 턱을 부드럽게 집어넣는다. 3초 동안 긴장하지 않고 그 자세를 유지한 다음 손을 뗀다. 여러 번 반복한다. 이렇게 '머리를 끄덕이는('예'를 의미)' 동작을 할 때, 여러분의 삶에서 더욱 확실히 실현하고 싶은 어떤 것, "예."라고 말하고 싶은 것을 생각한다.

   다시 의자에 편안하게 앉는다. 여러분이 인식한 것이 어디에 있든 그것을 인식한다. 천천히 서 있는 자세로 돌아가 문간을 통해 과감하고 자신감 있게 걷는다. 동시에 새로운 미래를 향해 걸어가는 자신을 시각화한다.

제18장
태초에 턱뼈가 있었다

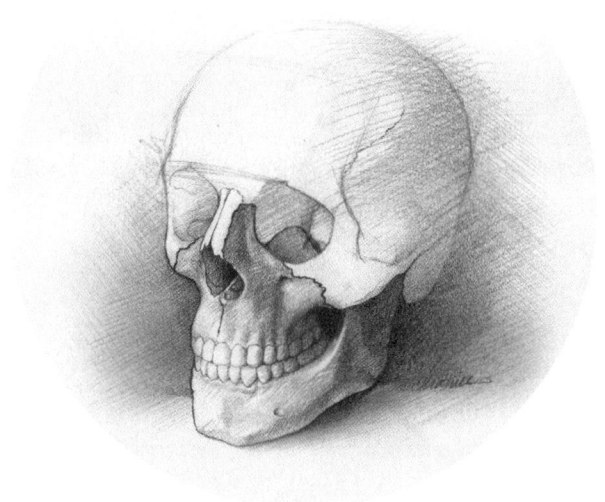

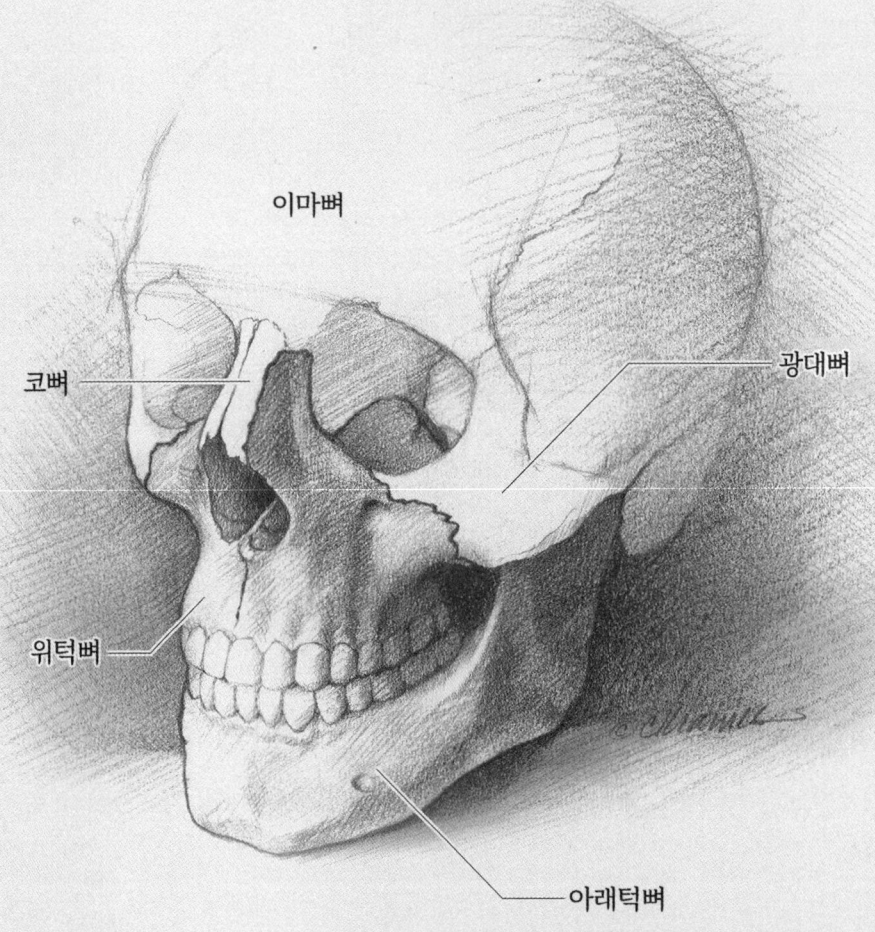

과학은 우리의 표면적 삶의 평범한 세계 속에 존재하는 경험의 영역이다. 그러나 그것은 얕지 않다. 좋은 과학은 시를 암시하고 우리 존재의 다른 실체인 영성(靈性)에 대한 인식을 열 수 있다. 그것들은 다르지만 상호보완적이다. 둘 중 하나는 불완전하다.

영성은 서양 문화권에서 의미가 충만한 용어이지만 그것은 영원하다. 우리가 뼈라고 부르는 우리 안의 야생적이고 생명력 있는 실체를 부정할 수 없다. 그 실체는 우리를 인간답게 만드는 영속적이고 사랑스러운 모든 자질보다 오래 살 것이다. 나는 우리 존재의 이런 중심을 '영혼'이라고 부르는데, 또 다른 의미심장한 단어이다. 뼈는 육체 안에 심어진 불멸의 쐐기와 같다. 영성이 광활한 하늘이라면, 그림을 완성하는 가지는 영혼의 것이다. 유한한 그릇에 담긴 불멸의 씨앗.

최근 에티오피아에서 거의 300만 년 전의 턱뼈가 발견되었는데, 이는 지금까지 발견된 인류 화석 중 가장 이른 것이다. 나는 그 일에 고마움을 느꼈다. 태곳적부터 우리는 이야기를 말함으로써 살아있는 우주의 일원이 되었다. 턱은 다양한 방식으로 움직이며 우리가 보편적인 것을 향하도록 끌어당긴다. 과학자 닐스 보어(Niels Bohr)는 우주는 원자가 아니라 이야기로 구성되어 있다고 말했다.(Charles River

Editors 2018, p.30 인용)

성경은 "태초에 말씀이 있었다."라고 말한다. 말을 말하고, 이야기를 한다는 것은, 말과 함께 음식을 먹고 삼킨다는 것이다.

그래서 아마 이 구절은 "태초에 이야기, 노래를 하고 브론토사우루스(Brontosaurus)˙ 버거를 먹는 아래턱뼈와 위턱뼈가 있었다."가 되어야 할 것이다.

토착문화들은 엘크, 곰, 물소, 말의 턱뼈로 만든 곤봉을 자주 사용했다. 하지만 그들은 이 뼈들을 악기로도 사용했다. 그들의 이야기하기 전통과 결합하여, 이것은 공동체가 공유하는 유대감을 강화하는 역할을 했다. 윈스턴 처칠이 즐겨 말했듯이, "얘기하며 합의하는 것은 항상 싸우고 전쟁하는 것보다 낫다."(Lawrence 1954, p.1 인용) 다시 말해서, 잔인한 무력으로 다른 부족을 짓밟는 것보다 이야기꾼들이 이끄는 마음의 모임을 갖는 것이 더 낫다.

아래턱뼈(하악골)은 얼굴에서 가장 크고, 가장 강하고, 가장 아래에 있는 뼈로 16개의 치아를 고정시킨다. 도수치료사, 특히 정골의사는 치아를 조작하는 것으로 알려져 있다. 치아는 색깔이 하얗고 칼슘을 저장하는 점에서 뼈와 매우 비슷해 보이지만 유사성은 여기서 끝난다. 우리 치아의 외층은 보호용 에나멜이다. 불행하게도 에나멜은 딱딱하지만 살아있는 조직이 아니며 시간이 지남에 따라 닳아 없어진다. 우리 치아는 스스로를 치유할 수 없다.

아래턱뼈는 두개골에서 자유롭게 움직일 수 있는 유일한 뼈이다. 이

• 역자 주: 쥐라기 후기에 살았던 초식 공룡

것은 턱에서 시작하여 양쪽 뒤로 이어져 모서리에서 끝나는 U자형 몸체를 가지고 있다. 그런 다음 각각의 모서리에서 튀어나와 튼튼한 뼈 조각인 오른쪽과 왼쪽 가지로 올라간다. 각 가지는 턱관절(TMJ)에서 각 측두골(관자놀이뼈)과 관절을 이루는 머리 부위에서 끝난다.

TMJ는 몸에서 유일하게 진정한 양쪽 경첩관절이다. 비슷한 방식으로 작동하는 인체 유일의 다른 부위는 골반이다. 골반에서 2개의 천장관절은 매우 강한 인대에 의해 거의 융합되어 있다. 엉치뼈는 턱 끝, 엉치엉덩관절은 턱의 각 부분, 그리고 2개의 엉덩뼈는 아래턱뼈 가지와 유사하다. 우리는 이 두 부위가 소통하는 것을 볼 수 있다. TMJ의 기능 장애가 있을 때 거의 항상 천장관절 중 하나에 비슷한 문제가 발생하고, 그 반대도 마찬가지이다. 통증의 신비한 기원에 관해 아이다 롤프(Ida Rolf)가 즐겨 말했듯이, "여러분이 있다고 생각하는 곳에 그것은 있지 않다."(Still 2014, Rolf를 인용)

바이오텐세그리티 연구자들은 이것을 턱(특히 아래턱뼈가 측두골과 관절을 이루는 부분)이 넓은 해부학적 영역으로 확장되는, 긴장된 네트워크 내에 떠 있는 사례로 생각할 것이다. 그리고 이를 에너지 절약을 위한 진화적 전략일 것으로 간주할 것이다.

TMJ 장애는 도수치료사나 운동치료사들이 가장 흔하게 보는 상태의 하나이다. 일부 연구자들은 부분적으로 인간의 얼굴과 턱이 줄어들고 있기 때문에 이런 문제가 전염병처럼 발생한다고 느낀다. 이것은 우리가 점점 더 부드러운 음식을 먹는 것, 부적절한 호흡 습관, 또는 더 오래 앉아 있는 사회에서 자세가 좋지 않기 때문일 수 있다.

아래턱뼈와 위턱뼈를 촉진하고 치료할 때, 치아가 혀 쪽으로 기울어져 있는지, 혀가 치아에 문질려 부채꼴이 되었는지를 본다. 또 혀가 아래턱뼈의 양옆 사이에 끼어 있는 것처럼 보이는지, 위턱뼈의 양옆이 너무 가깝게 붙어 있는지, 치아가 겹치는지 확인한다. 이 중 어떤 것은 사람의 얼굴 구조에 비해 충분히 크지 않은 턱을 가리킬 수 있고, 치아교정 의사가 필요할 수도 있다.

위턱뼈는 턱의 고정된 윗부분이다. 위턱뼈는 라틴어로 '턱뼈'를 뜻하여, '아래턱뼈'라고도 번역될 수 있다. 많은 동물들에서 위턱뼈는 '상부 위턱뼈'라고 불리는 반면 아래턱뼈는 '하부 위턱뼈'라고 불린다.

위턱굴(상악동)은 구조의 부재라기보다 덜 물리적인 구조이다. 그것은 인체에서 가장 큰 공기 굴이다. 위턱뼈는 움직이지 않는 반면 위턱굴은 거의 모든 운동을 한다. 그것은 공기가 순환하고 외부 입자가 제거되는, 크게 움푹 들어간 부분을 3개 가지고 있다. 또 그것들은 인체에 불필요한 병원균 같은 입자의 배출을 돕는 분비물을 생산한다. 부비강 전체는 점막근막이 늘어서 있고, 비강 쪽을 향하는 섬모가 늘어서 있다.

긴장이나 화를 유지하고 있으면 턱의 근육들이 팽팽해지고 아플 수 있다. 많은 사람들이 스트레스로 인해 밤에 이를 갈아 이들 근육에 무리를 준다. 아래턱뼈의 아래쪽 극인 턱과 관련한 영어 숙어는 체력과 공격성에 관한 것이다.

낙심하지 마라(keep your chin up), 참고 견디라(take it on the chin), 내가 가장 좋아하는 "안 돼. 절대 안 돼(not by the hair of my chinny chin chin)."*이다.

산스크리트어로 턱을 뜻하는 단어는 hanu인데, 힌두교의 원숭이신 하누만(Hanuman)은 여기서 그의 이름을 받았다. 그는 우연히 다른 신을 모욕했고 그 신으로부터 번개로 턱을 맞았다. 그는 이후 신에 대한 봉사의 전형이 되었고, 충직하고 기적을 이루며 힌두교 비슈누신의 10가지 화신(化身) 중 하나인 라마(Rama)의 종복이 되었다.

처음의 불행을 통해 하누만은 자신의 진실, 자신의 영혼을 발견하고 그것에 투철한 삶을 살았다. 우리가 이 뼈들을 곰곰이 생각할 때, 깊은 영혼의 지형을 가로지를 때, 우리의 역경이 우리가 여기에 존재하는 이유를 생각게 만들기 바란다. 존재의 이유는 우리 모두의 안에 있는 최상의 것을 사랑하고, 기억하고, 그것을 위해 봉사하는 것이다.

- 제프 로크웰

람 다스(Ram Dass)는 "여러분이 찾는 모든 곳에서 여러분이 찾는 것을 본다. 여러분이 하나님을 찾을 때, 여러분이 찾는 모든 곳에서 하나님을 본다."(Dass 2017)라고 말한다. 어쩌면 우리가 찾으려는 모든 것은 하나님뿐일지도 모른다. (불가지론자인 나로서는 말하기가 어색하다.)

그렇다면, 우리는 피아노의 상아 건반에서 신을 찾고 찾을 수 있을까? 아래턱뼈는 어떤가? 어디 보자!

두개골의 많은 뼈들 중에서 자유롭게 움직일 수 있는 것은 아래턱뼈

---

* 역자 주: 유럽의 구전 동요 및 동화 「아기 돼지 삼형제(Three Little Pigs)」에 나오는 표현

제18장 태초에 턱뼈가 있었다

뿐이다. 다른 모든 두개골 뼈들은 거의 침묵하는 관절을 통해 속삭이지만, 아래턱뼈는 할 말이 많다. 그것은 노래하고 소리치고, 좌우로 비틀고, 깨물고, 갈며, 키스하고, 떤다. 그것의 연결은 다른 두개골과 얼굴뼈들보다 덜 단단하고, 시간과 공간에 걸쳐 신화, 설화, 고고학에서 역할을 하기 위해 스스로 분리되었다.

아래턱뼈는 분명히 우울함과 다른 모든 감정적인 색깔을 가지고 있었다.「판관기(the Book of Judges)」에서 삼손(Samson)은 "나귀의 새 턱뼈를 발견하고 손을 뻗어 그것을 집어 천 명을 쳐죽였다."(Judges 15:15)라고 썼다. 따라서 턱뼈는 파괴의 역할을 했다. 동물에게는 방어의 최전방이고, 인간에게는 음식을 분쇄하고 분해함으로써 더 쉽게 삼키고 소화하고 동화시킬 수 있다.

아래턱뼈에서 자라는 치아와 위턱뼈에서 내려오는 치아는 저마다의 이야기를 담고 있다. 에나멜 처리(몸에서 가장 단단한 물질)를 한 그것들은 죽음을 뛰어넘어 고고학자들에게 과거 식생활과 습관에 관한 고대의 이야기를 들려준다. 이 튼튼한 뼈는 우리에게 말할 뿐 아니라 청각의 영역에서도 역할을 한다. 아래턱뼈가 되는 연골은 내이(內耳)의 두 뼈, 즉 망치뼈(추골)와 모루뼈(침골)로 발전한다.

아래턱뼈의 각 면은 선미(船尾)가 융기되어 있고 갑판에 8명의 승객(치아)이 배열되어 있는 배 모양이다. 아래턱뼈는 태어날 때 두 부분으로 나뉘어져 있고 생후 1년이 끝날 때까지 턱 중앙에서 융합되지 않는다. 아래턱뼈라는 배의 끈질긴 승객들인 이 치아들은 내게 '8인의 불사신'을 떠올리게 한다. 중국 전설에 따르면 8인의 불사신은 전설적인 존재들의 집단이다. 각자의 힘은 배에 전달되어 생명을 부여하거나 악을 파괴할 수 있다. 그리고 바다의 아래턱뼈에 있는 또 다른 메모가 있다. 향유고래의 아래턱뼈는 5m 길이이다. 그것들은 양쪽에 18~26개의 이빨이 있고 각각의 무게는 1kg까지 나간다.

그래서 우리는 아래턱뼈가 지구에 묻혀 있고, 바다에 살고, 지상에서 활동하고, 불사신의 고속도로를 누비는 것을 본다. 당연히 그것들은 하늘에 자리를 잡았다. 조르지오 데 산틸라나(Giorgio de Santillana)와 헤르타 폰 데켄드(Hertha von Dechend)는 1977년 저서 「햄릿의 맷돌(Hamlet's Mill)」에서 턱뼈에 대해 다음과 같이 말했다.

그 턱은 하늘에 있기 때문이다. 그것은 바빌로니아인들이 히아데스 성단(星團)에 붙인 이름인데, 그 이름은 황소자리에서 '황소의 턱'으로 대체되었다. 삼손보다 앞선 「바빌로니아 창조 서사」에서, 마르두크(Marduk)•는 히아데스 성단을 천상의 괴물 무리를 파괴하는 부메랑 같은 무기로 사용한다고 기록되어 있다. 모든 이야기는 신들 사이에서 전개된다. 인드라(Indra)••의 강력한 무기인 바즈라(Vajra), 즉 말의 머리 모양을 한 다디얀크(Dadhyank)•••의 뼈로 만들어진 벼락은 이 세상에서 나온 것이 아니었다. 황소가 아직 알려지지 않았던 남아메리카에서부터 아라와크족, 투피족, 그리고 '테이퍼

• 역자 주: 고대 메소포타미아의 신으로 도시 바빌론의 수호신이다.
•• 역자 주: 고대 인도신화에 나오는 전쟁의 신
••• 역자 주: 인도 힌두신화에 나오는 인물

(tapir)의 턱'을 말한 에콰도르의 케추아족에 이르기까지 그 이야기는 보편적이다. 이는 위대한 신 우라칸(Hunrakan), 즉 허리케인과도 연결되어 있는데, 그가 수천 명을 죽이는 방법을 알고 있음이 확실하다. 우리의 하늘에서, 천상의 삼손의 이름은 강력한 사냥꾼 오리온이다.

(de Santillana & von Dechend 1977, p.166)

나는 모든 삶에서 아래턱뼈의 역할을 마음으로 느끼고 싶다. 말, 노래, 영양 섭취, 공격성에서 그것의 역할은 높은 가치에 비해 인정받지 못한 아래턱의 역할에 대한 흔치 않은 감사로 이어진다. 우리는 매우 중요한 이 부분에 대해 깊은 감사와, 높아진 인식, 존경이 확산되기를 기원한다. 보디워크(bodywork) 전문가로서, 연인으로서, 평생 친절하게 헌신하는 사람으로서 우리는 인체, 정신, 영혼이 완전히 확장된 범위 내에서 이 부위에, 이 생명의 맥에 우리의 손을 뻗칠 수 있기를 바란다. 만약 내가 이 모든 것을 반영하여 아래턱뼈에서 신을 본다면, 용감하고 강력한 신을 보게 될 것이다. 이는 바다, 땅, 하늘, 그리고 어떠한 이야기의 목소리에도 살아 있는 영혼의 도구이자 그릇이다.

- 데이비드 라우터스타인

• 역자 주: 중남미, 동남아 등지에 서식하는 포유류의 일종. 멧돼지와 유사한 생김새를 가졌다.

아래턱뼈 강화법

턱뼈를 덮고 있는 깨물근(교근)에서부터 출발하여 턱뼈의 양쪽을 부드럽게 마사지하는 것으로 시작한다. 그런 다음 아래턱뼈로 옮겨, 뼈를 따라 위로 올라가고 다시 뒤로 이동한다. 물리적 압력이 아니라 계획된 의도를 가지고 아래턱뼈에 접촉한다. 근육에 접촉하는 것이 뼈 자체까지 뻗어 있다고 상상한다. 열심히 일하는 이 뼈가 어떻게 느껴지는가를 이해하기 시작한다.

다음으로 동시에 입을 벌리고 턱관절에 주의를 기울이면서 위쪽을 바라본다. 긴장하지 말고 편안하고 천천히 움직인다.

아래턱뼈를 시계 방향으로 여러 번 천천히 움직이다가 시계 반대 방향으로 몇 번 반복한다. 그 후 잠시 쉬면서 뼈 전체가 살아있음을 느낀다. 아래턱뼈를 수평으로 움직이다가 수직으로 움직이면서 잠시 아래턱뼈 전체를 감지하며 마무리한다. 왼쪽 턱관절에서 오른쪽 턱관절로 여러 번, 그리고 동시에 양쪽 턱관절로 의식을 바꾼다.

아래턱뼈의 양쪽에 손바닥을 대고, 감사의 의미로 손을 뼈에 얹으면서 마무리한다. 아래턱뼈에 진실하고, 친절하고, 도움이 되고, 필요한 것만 말하도록 도와달라고 부탁한다.

제19장
광대뼈는 어떻게 미소를 만드나

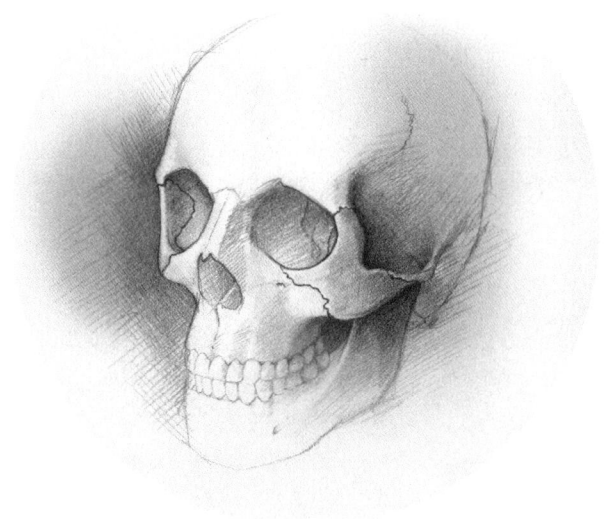

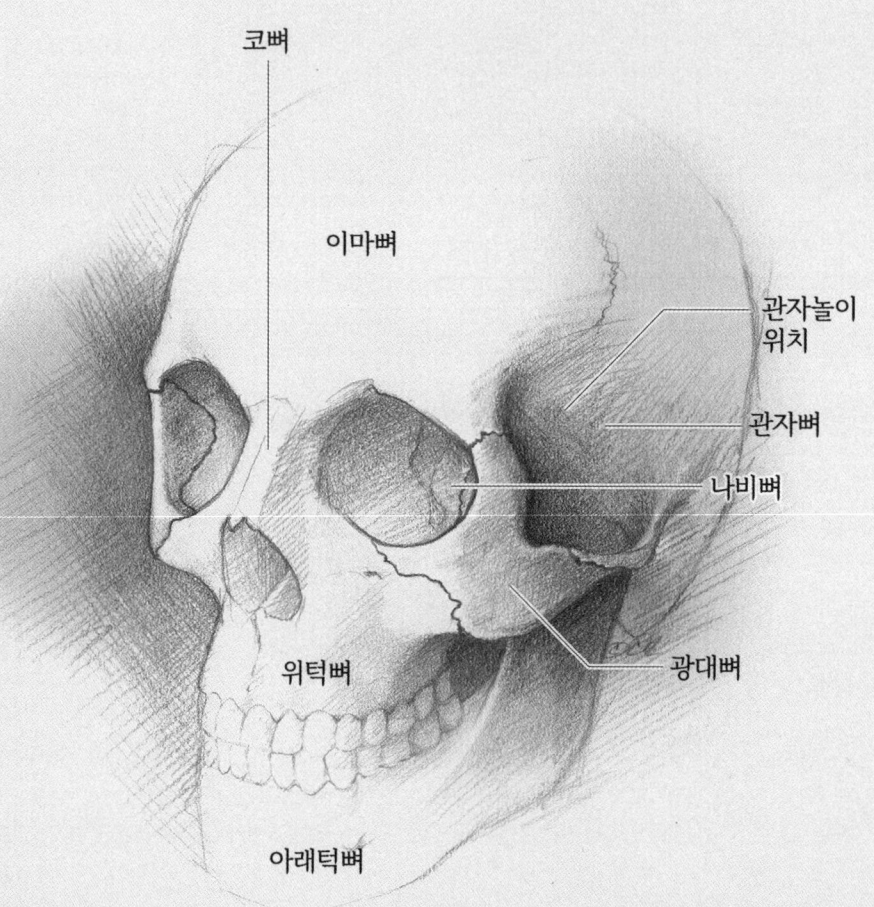

나는 광대뼈(관골: zygomatic)라는 단어를 들으면, 그것이 뉴웨이브 락 그룹인지 아니면 어린이 장난감 광고인지 잘 모르겠다. "얘들아, 이건 광대뼈야!"

Zygomatic의 어원은 훨씬 더 매혹적이다. 그것은 '결합하다'를 의미하는 고대 그리스의 zygon에서 비롯되었고, '가입하다'를 의미하는 인도유럽조어의 어근 yeung에서 비롯되었다. 광대뼈는 얼굴의 뼈와 귀 주위 두개골의 뼈를 결합한다. 흥미롭게도 yeung이라는 단어는 '요가'의 어근인 산스크리트어 yugam(또 yoke)과 연결되어 있다. 문자 그대로 최고 영혼과의 결합이다. 아마도 광대뼈는 인체 부분뿐 아니라 정신의 측면들도 통합할 것이다.

한때 카이로프랙틱 치료사로부터 가장 좋아하는 근육이 무엇이냐는 질문을 받은 적이 있다. 나는 고관절의 구부림을 시작하고 많은 구조적·정력적 기능을 하는 깊은 근육인 엉덩허리근(장요근)이라고 말했다. 내가 그에게 가장 좋아하는 근육을 묻자, 그는 웃으며 "큰광대근(대협골근)이다, 왜냐하면 그것은 나를 웃게 만들기 때문이다!"라고 말했다.

나는 그게 다소 피상적이라고 생각했다. 하지만 지금은 그의 대답에 감사한다. 내가 그 어느 때보다 미소 짓는 얼굴을 사랑하기 때문이다. 그리고 큰광대근이 그 같은 움직임을 크게 책임지기 때문이다.

우리는 물론 그 근육의 이름을 많은 뼈를 하나로 묶는, 그 아래에 있는 광대뼈로부터 도출했다. 이것은 측두골(관자뼈)에 부착되어 있는데, 측두골의 '관자놀이' 입구는 청각의 기적적인 구조와 기능으로 이어진다. 그것은 나비뼈(접형골)에 부착되어 있고, 많은 흥미로운 역할 중에서 시신경이 통과하는 시각의 통로이다. 그것은 위턱뼈에 연결되므로 미소의 골격적 기원이 된다. 그리고 마지막으로 그것은 눈구멍의 위쪽 벽을 형성하는 이마뼈(전두골)의 아래 부분, 난해한 용어로 '제3의 눈'에 연결된다.

볼뼈를 의미하는 malar라고도 알려진, 광대뼈의 모양은 특별한 종류의 아름다움을 만들어낸다. 이 뼈들은 마치 쇄골이 가슴의 꼭대기에 펼쳐져 있는 것처럼 눈의 아래에 펼쳐져 있다. 눈으로 볼 수 있는 그것들의 수평은 수직 방향으로 보이는 인체의 다른 뼈들과 대조된다. 광대뼈의 수평적 전개는 눈의 표정이 확장되는 느낌을 준다.

소위 볼뼈는 광대뼈, 그리고 광대뼈를 만나기 위해 앞으로 나온 측두골(관자뼈)의 얇은 부분이다. 이 광대뼈-측두골 능선 아래로 클린트 이스트우드(Clint Eastwood)를 통해 영원성이 부여된 「더티 해리(Dirty Harry)」 근육인 측두근 힘줄이 흐른다. 그가 긴장할 때 그의 관자놀이가 욱신거리는 장면이 인상적이기 때문이다. 강력한 턱관절과 관련 근육은 볼뼈 바로 아래에 있어, 볼뼈는 다소 돌출된 능선을 형성한다. 산꼭대기 아래 돌출된 능선이 마지막 노력을 요구하는 것처럼, 볼뼈는 우리의 표정에 특별한 힘과 대담함을 더함으로써 정상에 도달하는 것을 더욱 특별하게 만든다.

만약 우리가 목에서 턱까지의 힘든 길을 성공적으로 가로질러 얼굴을 등반한다면, 우리는 광대뼈가 두개골의 정상을 여유롭게 오르기 전에 건너야 할 마지막 능선임을 알게 될 것이다.

아마도, 우리의 마음과 삶의 속도 아래에서, 광대뼈와 광대근은 그저 행복에 대한 더 깊은 감사함으로 계속 미소 짓고, 살아있음에 대한 소박한 감사에 수반될 수 있는 차분함을 계속 유지할 것이다.

- 데이비드 라우터스타인

나는 광대뼈를 생각할 때 볼에 가장 먼저 끌린다. 얼굴 표정 특히 볼, 눈, 입 주변은 일상적인 사회적 상호작용에 큰 영향을 미친다. 우리는 무의식적으로 다른 사람들의 얼굴 표정을 스캔하여 매력을 찾는다. 그것은 부분적으로 우리가 적절한 짝이나 새로운 친구를 찾을 수 있도록 도와주는 신경계의 방식일 수도 있다. 그러나 그것은 또한 우리가 마주친 사람들이 교류해도 안전한지(그들이 타인과 잘 어울리는지)를 인식하는 방법이기도 하다.

자율신경계(ANS)는 우리의 생존을 돕도록 설계되었다. 잘 통제된 ANS는 분리보다 연결을, 두려움보다 사랑을, 생존보다 번영을 허용한다. 복부 미주신경 복합체는 머리, 목, 얼굴에 신경을 통하게 하는 5개 뇌신경의 집합이다. 신경은 종종 신경가지 구멍을 통해 뼈를 빠져

나간다. 이 부위들은 종종 부드럽게 만져지는 것을 좋아한다. 광대뼈와 관련된 신경가지 구멍은 내가 가장 좋아하는 부위 중 하나이다. 그것은 아름다운 이름을 가지고 있는데, 빠져나가는 신경이 꽃을 닮았다고 해서 붙여진 안와하(眼窩下) 부케이다. 이 신경들은 3차 신경(뇌신경 V)의 위턱 구역의 안와하 가지이다. 이것은 사람들이 키스를 하거나 뺨에 키스 받는 것을 즐기는 이유를 설명할 수 있다. 또 그것은 뺨을 꼬집히는 것과 관련 있을 수 있다. 즉, 행동하지 않으면 사회적 유대감을 깨뜨릴 위험이 있다는 책망이다.

볼과 광대뼈에 관한 내 기억은 케네디(JFK) 전 대통령이 암살되던 날 아버지의 볼에 흐르는 눈물을 지켜본 것, 조 프레이저(Joe Frazier)의 얼굴을 강타하는 모하메드 알리(Mohammed Ali), 눈보라 속에서 오랜 논 날 볼이 얼어붙은 것, 첫 여자친구와 입술과 볼을 자동차 창문에 대었다가(그녀는 창 안쪽에, 나는 창 바깥쪽에 대고) 결국 입술과 입술, 뼈와 뼈를 직접 대고 키스한 것을 포함한다.

나는 어렸을 때 왕따를 당했고, 많이 두들겨 맞았지만, 다행히 얼굴을 한 번도 맞은 적이 없다. 만약 우리가 성장하는 동안, 진정으로 있는 그대로의 우리를 보고 사랑해 주는 사람이 한 명이라도 있다면, 트라우마로 인해 우리 안에 생긴 틈에서 회복력과 근성이 싹틀 것이라고 들어 왔다. 내게 그 사람은 내 할머니 이사벨 디 무로(Isabel Di Muro)였다. 내 가족은 거의 매주 일요일 미사 후 차를 타고 뉴저지주 캠든(Camden)으로 할머니를 보러 가곤 했다. 그녀는 70대 후반이었지만, 내가 아는 어느 누구보다도 생명력이 넘쳤다.

우리는 돈독한 가족이었고 많은 이모, 삼촌, 그리고 사촌들도 역시 그곳에 있곤 했다. 그녀는 음식을 만들고 대접하느라 아무리 바빠도, 현관에서 나와 내 가족을 맞이하곤 했다. 그때마다 내 여형제들과 부모님은 다른 사람들과 함께 하러 갔지만 할머니는 "제프리, 뼛속까지 사랑해."라며 내 양볼에 세게 키스를 하곤 했다. 나는 위턱뼈와 광대뼈의 해부학적 측면에 대해 말할 수 있지만, 그런 키스와 말들로부터 내가 그 뼈와 근육들에 대해 알아야 할 모든 것을 배웠다.

나는 머리뼈에 매료되었다. 아마도 그것이 우리가 머릿속에서 사는 경향이 있는 문화에서 자란 필연적인 결과일 것이다. 시간이 지나면서 운이 좋으면, 우리는 사고하는 마음이 우리 자신의 모습이 아니라, 생각을 지각하는 감각기관이라는 것을 알게 된다. 내 몸 속으로 느끼고 들어보니, 어떤 생각은 우리가 배운 것에서 나오고, 많은 생각들은 잠재의식에 의해 반복되고, 어떤 생각은 우리 외부의 축복에서 나온다는 것을 알게 되었다. 그것이 볼뼈의 목적이다. 축복하기 위해, 키스하기 위해, 우리가 사랑하는 사람들이 말 그대로 그리고 비유적으로 그들의 삶에 직면하는 것을 돕기 위해, 그들이 충분한 용기를 가지고 그들의 삶과 사랑에 빠지는 것을 돕기 위해서.

광대뼈는 우리를 큰 해악으로부터 보호해주는 방패이다. 동시에 가장 부드러운 살로 덮여있고, 공공연한 취약성으로 인해 용기와 항복의 토템이다. 그것들은 우리가 보호받게 되었고, 우리를 걱정하는 사람들이 우리를 완전히 볼 수 있게 하는 것이 안전하다고 속삭인다. 그것들은 우리에게 생존과 번영이라는 이중의 선물을 제공한다.

몇 년 전 내가 쓴 시의 구절을 소개한다.

> 우리는 실제로 몸이다,
> 지금은.
> 요즘 나는 주장한다
> 근육들
> 그리고 뼈들의
> 신학을 위해.

능선을 형성하여 그 아래에서는 우리가 미소 짓고, 그 위에서는 우리가 볼 수 있게 하는 광대뼈처럼, 인체 각 부위는 우리가 공부하는 신학의 일부이다. 영혼, 신성(神性), 뼈와 근육은 우리가 만물을 보고, 미소 짓고, 그것이 정말로 매우 좋다고 생각하게 하는 도구 전체라는 주장의 일부분이다.

- 제프 로크웰

광대뼈 강화법

마더 테레사는 "웃는 것이 사랑의 시작이기 때문에 항상 웃으며 서로 만나자."라고 말했다.(Mother Teresa 2019, p.214)

광대뼈와 광대근은 모두 미소의 기본이다. 미소의 힘은 때때로 간과된다. 진정한 미소는 그 자체가 지렛목이다! 우리는 입꼬리를 뒤로 젖히고, 느슨함을 뺀 다음, 그것들을 끌어 올리고, 여유를 취한다. 그러고 나서 미소를 짓고, 미소를 잡고, 미소를 유지한다. 그리고 부드럽게 미소를 완화한다. 미소의 행동과 형태는 자연스럽게 기쁨, 호흡, 움직임의 벡터를 결합시킨다.

우리는 우리 안의 어떤 장소나 과정에도 미소의 느낌과 형태를 가져올 수 있다. 호흡을 사용하여 숨을 들이마실 때 깊어지는 미소와 숨을 내쉴 때 부드럽게 이완되는 미소를 시각화할 수 있다. 의식적으로 인체의 특정 부분, 마음, 영혼으로 숨을 쉬면 활기가 생긴다. 게다가 부드러운 곡선의 이미지, 미소의 느낌에 더하면 이 지렛목에 긍정적인 느낌을 준다. 내면의 미소는 여러분이 관심 끌고 싶은 모든 것에 시각화, 느낌, 호흡, 미소를 가져다준다.

실험적으로 여러분의 심장에 호흡과 미소의 이미지와 느낌을 주입한다. 최대 3번 숨 쉴 동안 심장의 긴장을 푼다.

프랑스의 활동가이자 저자인 시몬느 베이유(Simone Weil)은 "관심은 관대함의 가장 희귀하고 순수한 형태"라고 말했다.(Pétrement 1976, p.462 인용) 우리 안의 중요한 장소와 과정에 관심을 가짐으로써 우리 자신에게 가장 희귀하고 순수한 형태의 관대함을 경험하게 된다.

다음과 같은 여러 가지 방법으로 내면의 미소 연습을 할 수 있다.

- 내면의 미소를 여러분 안에서 일어나는 감정으로 옮긴다. 여러분이 느끼는 감정에 더 편안함을 느낄 때까지 몇 번의 호흡 동안 내면의 미소를 가져 온다. 더 평화로

울 때, 여러분은 주어진 감정과 상황에 어떻게 반응할지에 관해 더 사려 깊은 결정을 내릴 수 있다.

- 내면의 미소를 사용하여 인체 한 부위의 고통이나 긴장을 완화시킬 수 있다.
- 또 다른 내면의 미소 연습은 중국 전통의학의 오행론에서 끌어온 것이다. 내면의 미소를 가져와 각 장기 즉, 금속(폐와 대장), 물(신장과 방광), 나무(간과 담낭), 불(심장과 소장), 흙(비장과 위)에서 호흡과 미소를 머물게 한다.

(여러분이 내면의 미소에 관한 더 정교한 설명을 알고자 하면 https://zbtouch.org/stream-meditation를 방문하여 프리츠 스미스[Fritz Smith]박사의 명상 지도를 들어보라.)

제20장
쉼 없이 움직이는 두개골

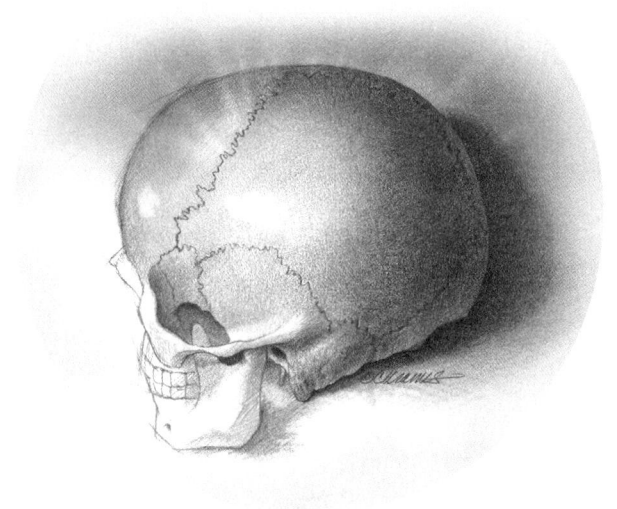

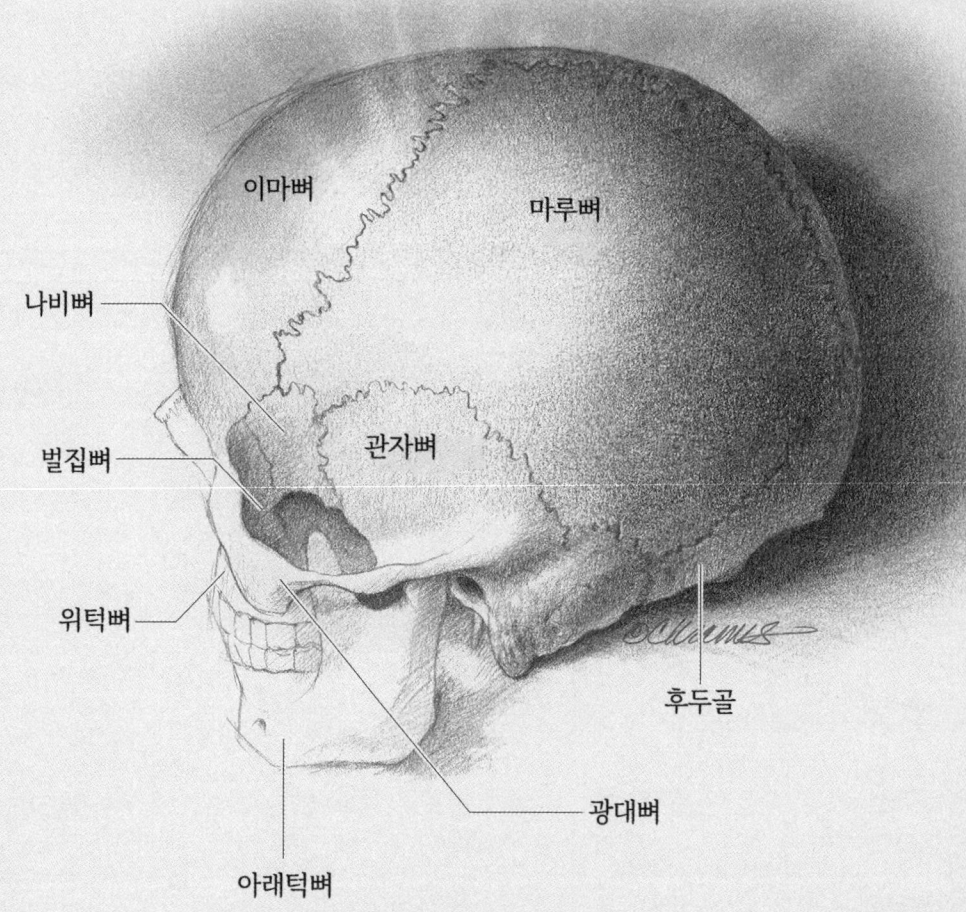

내가 어렸을 때, 아버지는 아리조나주에서 코요테 두개골을 가져왔다. 이 두개골은 내게 일종의 친구가 되어 서재의 책장에서 살았다. 나는 이 두개골의 신비한 형태, 복잡한 곡선, 불규칙성이 아주 좋았다. 왜냐하면 그것을 그 자연적인 고향에서 이 믿기 힘든 거주지로 가져왔기 때문에, 나는 이민자 조부모의 자손으로서, 유대인으로서, 그리고 내 가족과 문화에 어울리지 않는다고 느낀 사람으로서 이 두개골에 동류의식을 느꼈다.

나는 두개골을 방문해 묻곤 했다. "형제여, 여기서 뭐하는가?" 뼈와 해부학에 대한 나의 깊은 유대감은 이 코요테 두개골에서 시작되었다. 내게 보디워크의 세계와 이 전체 지구에 대한 더 넓고 더 깊은 지식을 알려준 것에 대해 나는 코요테에게 감사한다.

플라톤의 '동굴의 우화'에서, 소크라테스는 동굴에 앉아 벽들 중 하나에 투영된 움직이는 그림자들을 응시하며, 그것을 현실로 착각하는 사람들에 관해 설명한다. (영화, TV, 인터넷 이미지의 영향이 2,000년 이상 미칠 것으로 예상!) 동굴에서 나와 더 밝은 빛과 바깥의 실제 세계를 보는 사람은 드물다.

우리의 두개골 속에서, 우리는 그 동굴 속 우리의 뇌를 발견한다. 만약 우리가 안쪽에서 본다면, 이들 뼈를 통해 희미한 빛이, 봉합부를 통해 조명이 들어오는 것을 볼 수 있을지도 모른다.

우리 마음의 동굴은 우리가 본다고 생각하는 것에 관해 말을 하고 이름을 짓고 개념과 이야기를 갖다 붙인다. 마음의 빛은 우리가 그곳에 있다고 생각하는 것을 비추지만, 아마도 그것은 우리 마음의 동굴 벽에 투영된 것일 뿐이다. 마음의 귀와 목소리는 소리를 내는 것처럼 보이지만, 만약 우리가 진정으로 듣는다면 마음속의 목소리는 볼륨이 없고 실제 소리도 없다.

이 모든 것은 특정한 겸손함으로 귀결된다. 그것은 현실과 진정한 제정신에 대한 인식에는 '안'과 '밖'을 조정하는 평생의 작업이 수반된다는 것을 아는 것이다.

독일 시인 라이너 마리아 릴케(Rainer Maria Rilke)는 학생 시절 과학 선생님으로부터 음향 녹음을 소개받았다. 원통형 구조, 양초 왁스, 그리고 바늘 역할을 하는 뻣뻣한 털을 사용하여, 그들은 소리가 나면 원통을 회전시키고 뻣뻣한 털이 목소리의 진동을 부드러운 왁스에 표시하게 했다. 왁스가 응고되었을 때, 그들은 바늘을 이 홈들에 놓았고 소리는 재생되었다. 15년 후 프랑스 조각가 오귀스트 로댕(Auguste Rodin)의 제자일 때, 릴케는 해부학을 공부하기 시작했고 두개골, 특히 전두골(이마뼈)과 두정골 사이의 관상 봉합에 매료되었다. 그는 만약 이 봉합부 위에 바늘을 놓으면 어떤 놀라운 소리들이 들릴지 궁금했다. 그는 그것을 '원초적인 소리'라고 불렀다. 고전 문학은 이것을 '천체의 음악' 또는 '천상의 교향곡'으로 묘사한다.

물론 바늘을 봉합부에 놓을 때, 소리가 앞뒤가 맞지 않고 긁혀 깨진 레코드처럼 재생되기도 하지만 가끔은 정신이 그렇게 하기도 한다. 의식의 깨진 레코드는 쓸모없는 생각을 반복해서 재생한다.

그럼에도 불구하고 만약 우리가 귀를 기울인다면 이 봉합부들은 우리에게 많은 것들을 가르쳐 준다. 그것들은 신성한 그림 조각 맞추기의 조각들처럼 서로 결합되어 있다. 가끔 간단히 두 갈래로 갈라지는 연결 조직들이 봉합부를 달리고 있다. 이 갈래에는 봉합골(보름뼈)이라고 불리는, 인체에서 가장 작은 종자골들이 떠다닌다. 나는 두개골의 신성한 강들 안에 떠있는 이 작은 섬들을 좋아한다.

우리는 앞 장에서 제로 밸런싱이 두개골, 손발의 작은 뼈, 그리고 영치엉덩관절과 같은 뼈들 사이의 특정 관절을 '기초 관절'로 식별한다고 언급했다. 이런 관절들은 움직임이 매우 작고, 한쪽 뼈에서 다른 뼈로 연결되는 근육이 없기 때문에 고유감각(固有感覺)이 거의 없다. 이 관절들 사이의 움직임은 자발적이지 않고 의식적이지 않다.

기초 관절의 목적은 이동이 아니라, 힘과 에너지를 분배하고 전달하는 것이다. 두개골은 각각의 관절이 약간의 '양보'를 함으로써 뇌를 보호한다. 따라서 머리를 때리는 힘은 여러 방향으로 분산되어 부상의 가능성을 줄인다. 이것은 분명히 험프티 덤프티(Humpty Dumpty)•와 금이 간 다른 달걀들의 문제였다. 그것들은 봉합부가 없었다!

얼마나 많은 생명체들이, 얼마나 많은 산들이, 얼마나 많은 바위와 뼈와 구름들이 우리와 동행하고 있을까? 대개는 조용히, 우리가 우리

• 역자 주: 루이스 캐럴의 동화 「거울 나라의 앨리스」에 등장하는 달걀 캐릭터의 이름이다.

의 삶이라고 부르는 것을 통해서. 이 모든 동행에 감사하고, 이런 연결들의 은혜에 감사하자. 이것들은 마치 우주를 통해 흐르는 시간과 공간의 피와 같다. 지구와 우리 인체의 뼈를 관통하고 있으며, 빛이 들어오는 방법을 너무나도 다양한 방식으로 가르쳐 준다.

- 데이비드 라우터스타인

나는 동물학자로서 모든 것이 지각 있고 신성한 것으로 가득 차 있다고 믿는다. 대량학살을 저지른 유럽인들이 오기 전에 이 대륙을 자유롭게 걸었던 미국 원주민들은, 창조물 모두(아마도 특히 바위들)가 지각이 있다는 것을 알고 있었다. 내가 하이킹 하기에 가장 좋아하는 '영혼의 장소'는 미국 남서부이다. 흔히 폐허라고 잘못 부르는 석당(石堂)이 숨 막히는 땅의 구석구석을 채우고 있다. 거대한 암석층들이 그곳에서 토착민들의 이름을 가지고 있고, 신성한 관습들이 행해진다.

돌이 지구의 연장자로서 깊은 지혜를 담고 있다고 생각해 보라. 마찬가지로 뼈는 인체의 연장자이다. 지혜, 희망, 힘이 필요할 때 우리는 뼛속에까지 가서 살아있는 지혜, 그들의 이야기와 교훈을 간단히 들어볼 수 있다. 그것은 양육에 관한 부드러운 호기심이며, 돌·뼈를 가진 '빈 컵'이다. 듣지도 않고 인내심과 존경심을 보이지도 않고 "뼈는 콜라겐 섬유와 미네랄 소금의 혼합물이다."라고 말하는 것은 환원주의이다. 환원주의에서 탈피함으로써 또는 그렇게 됨으로써, 우리는 그것들에게서 살아남는 방법이 아니라 번성하는 방법을 배울 수 있다.

20년 전 나는 가장 친한 하이킹 친구 2명과 함께 유타주 남부의 파리아 캐년(Paria Canyon)에서 일주일 동안 트레킹을 했다. 샴페인, 간 쇠고기, 차가운 맥주를 포함한 우리의 보급품을 나르는 데 인부 4명과 라마 10마리가 있었다. 어느 날 아침 내 친구 제이미(Jaime)는 딱딱하고 붉은 점토에 거의 묻혀 있는 무언가를 가리켰다. 우리는 오랫동안 그곳에 있었을, 완벽하게 온전한 사슴 두개골을 발견했다. 우리는 교대로 그것을 들고, 경외심에서 그것을 어루만졌다. 제이미는 내게 그것은 지구가 준 선물이고 내가 뼈를 가지고 일하며 생계를 꾸리니, 그것을 가져가라고 말했다.

나는 겸손하게 남은 하루의 대부분을 그 두개골과 함께 앉아 있었다. 당시 나는 두개골 치료에 대해 조금밖에 알지 못했지만, 살아있는 인간의 두개골은 조금씩 움직인다는 내용을 읽은 기억을 떠올렸다. 사슴의 두개골이 천천히 팽창하고 수축하는 것을 느꼈을 때의 내 놀라움을 상상할 수 있을 것이다. 얼마나 오랫동안 땅에 묻혀 있었는지 어느 누구도 알 수 없지만, 내게 그것은 아직 살아 있다고 느껴졌다. 그리고 나는 그것과 사랑에 빠졌다. 뼈는 "제자리에 갖다 두라."라고 말하기를 중단하고, 대신 무한하고 부드러운 생명력의 스승이 되었다.

도수치료의 한 분야인 두개정골요법은 1900년 정골(整骨)요법과 1학년인 젊은 윌리엄 가너 서덜랜드(William Garner Sutherland)가 해부학 실험실에서 두개골이 말하는 것을 들은 뒤 시작되었다. 이 학교(이 전문 분야)의 설립자인 A. T. 스틸(Still) 박사는 탈구된 인간의 두개골

제20장 쉼 없이 움직이는 두개골 **263**

을 실험실에 두었다. 서덜랜드가 퇴근하려던 중, 그 두개골이 그에게 "생선의 아가미처럼 비스듬하고, 기초 호흡을 위해 고안된 것이다."라고 말하는 것을 들었다. 그의 눈은 물고기의 아가미를 닮은 측두접형골 봉합부에 끌렸다. 스틸 박사는 나중에 그에게, 그 뼈가 정말로 움직였는지에 관해 질문하기 위해 적절한 학생을 기다리고 있었다고 말했다.(Sutherland 1967, p.87)

두개골에는 두 부분이 있다. 뇌 상자 또는 뇌 접시로 알려진 신경두개는 뇌 주위에 보호 상자를 형성하는 두개골의 위쪽 앞면과 뒷면이다. 두개골의 나머지 부분은 얼굴 골격이라고 불린다. 인간의 경우, 신경두개는 8개의 뼈로 구성되어 있다. 마루뼈(두정골)와 관자뼈(측두골)가 각각 2개씩, 나머지는 각각 1개인 이마뼈(전두골), 후두골(뒤통수뼈), 나비뼈(접형골), 벌집뼈(사골)로 구성된다.

벌집뼈는 비강을 뇌로부터 분리하는 코의 지붕에 위치한다. 또 그것은 눈구멍의 벽을 구성하는 뼈들 중 하나로 가볍고 해면질이다. 벌집뼈(ethmoid bone)의 ethmoid는 '체'를 의미하지만, 그것은 체를 닮은 것의 꼭대기에 있는 체판이다. 우리가 코를 통해 숨쉬는 공기가 뇌척수액(CSF)과 상호작용하여 CSF에 전하를 공급하는 것을 돕는 것은 이 구조를 통해서이다.

일부 새들과 다른 이주 동물들은 벌집뼈에 지구의 자기장을 감지할 수 있게 해주는 생물학적 자기 물질을 가지고 있다. 인간들도 비슷한 자기 물질을 가지고 있다. 이런 자기 물질은 단순히 흔적으로 남아 있는 것이 아니라, 지구 자기장이 인체로 들어가도록 돕고, 그곳에서 축

방향 골격을 통과하여 그 주위를 돌면서 신경총, 내분비선, 차크라(인체에서 기가 모이는 부위)를 발생시킨다고 일부 임상의들(주요 인물은 고 로버트 풀포드 정골의학 박사)은 믿는다.

전두골은 두 부분으로 구성되어 있다. 하나는 이마를 만들고 다른 하나는 뼈로 된 안와강의 형성을 돕는다.

후두골은 대뇌의 후두엽 위에 있다. 후두골의 기저부에는 척수가 통과하는 대후두공이라고 불리는 큰 타원형의 구멍이 있다. 대후두공에는 연수(숨뇌)와 그 막, 부속 신경, 추골동맥, 전·후방 척수동맥, 그리고 덮개막과 날개인대(익상인대)가 통과한다. 이들 각각은 상부 목뼈의 매우 중요한 구성 요소이다.

마루뼈는 두개골의 측면과 지붕을 형성하기 위해 합쳐지는데, 그 이름은 라틴어로 '벽'을 뜻하는 단어에서 따왔다.

나비뼈는 후두골의 기저부 앞에 위치하며, 날개를 뻗은 나비나 박쥐를 닮았다. 이 뼈는 두개골의 기저부와 측면, 그리고 눈구멍의 바닥과 벽을 형성하는 데 도움이 된다. 그 곳에는 많은 저작 근육이 부착되어 있다. 상안와열(안신경이 지난다), 정원공(위턱신경이 지난다), 그리고 난원공(아래턱신경이 지난다) 등 머리와 목의 신경·혈관이 지나가는 나비뼈에는 수많은 구멍과 틈이 존재한다. 나비뼈의 중앙 내부에 뇌하수체가 있다.

관자뼈는 두개골의 측면과 기저부, 대뇌피질의 측두엽 측면에 위치한다. 그것은 관자놀이로 알려진 머리의 측면에 겹쳐져 있고 귀의 구조를 수용한다. 하부 7개의 뇌신경, 뇌를 오가는 주요 혈관들은 관자뼈를 가로지른다. 정확한 어원은 알 수 없지만 관자뼈(temporal bone)의 이름은 '지구(地球)의'를 의미하는 고대 프랑스어 temporal에서 유래한 것으로 생각된다. 그것 자체는 '늘어난'을 의미하는 고대의 어근 temp-os에서 기원한 것으로 보인다. 음파는 우리에게 시간의 지속과 템포의 감각을 준다. 매우 흥미롭게 청각을 시공간의 거리와 연결한 것은 인도 음악가 라비 샹카르(Ravi Shankar)의 말을 상기시킨다.

"늘어났을 때 음파는 음악이다. 늘어났을 때 움직임은 춤이다. 늘어났을 때 마음은 명상이다. 늘어났을 때 삶은 축하이다." (Shankar 2021, p.50)

뼈 자체만큼이나 중요한 것은 즉흥적인 접촉의 미묘한 춤으로 그것들을 분리하고 연결하는 봉합이다. 메리엄-웹스터 사전에 따르면, '봉합'이라는 단어는 두 가지 의미를 가진다. (1) 상처의 가장자리를 하나로 묶어 꿰맨 것 또는 꿰맨 줄. (2) 두개골의 뼈처럼 2개의 뼈 사이의 움직일 수 없는 접합부.

이 뼈들과 봉합부들은 움직이지 않는다는 개념을 잠시 잠재우자. 첫 번째 정의는 중요한 점을 숨기면서도 드러낸다. 머리 지향적인 문화에서 우리는 모두 봉합에 의해 함께 붙들린 상처를 지니고 있다. 내 마음에서 그 상처는 분리의 신화이다. 우리는 상호 연결되어 있지 않기 때문에 자연과 그 거주자들보다 어떻게든 위에 있거나 우월하다.

"사는 것과 꿈꾸는 것 사이에 세 번째 것이 있다. 추측해 보라."라고 스페인 시인 안토니오 마차도(Antonio Machado)가 썼다.(Machado 1983, p.143.)

봉합이 바로 '세 번째 것'인데, 인생의 세 단계(삶의 시작, 중간, 끝)에서 미세한 부분뿐 아니라 거시적으로도 반복되는 패턴이다. 현대 물리학은 시간은 선형적인 것이 아니라 과거, 현재, 미래가 모두 하나의 것이라고 말한다. 2개의 뼈와 그것들을 하나로 묶는 봉합부를 접할 때, 나는 표면적으로 분리된 서로 다른 2개의 연결을 축하한다. 과거와 미래가 현재로 치유되고, 이 '꿰맨 줄'이 반응하여 새로운 존재 방식이 가능해지는 포탈로 열린다.

움직임은 삶에 필수적인 것으로, 특히 그것이 가장 미묘할 때 더욱 그렇다. 그 움직임에는 표현적인 몸짓과 이에 앞선 세계의 리듬으로 말하는 언어가 있다. 초기의 분리된 죄악이 정신병의 한 형태로 여겨져 초기의 순수함과 연결의 정신 건강으로 대체되는 곳, 이것은 창조에 의해 우리에게 불어넣어진 긴 노래이다. 이 노래는 끝이 없는 것이다.

- 제프 로크웰

두개골 강화법

이 실행은 누워서 할 수 있지만, 우리는 앉은 자세를 선호한다. 그 자세가 명상이나 마음챙김 실행에 더 적합하다. 팔이 피로해지지 않도록 팔꿈치를 지탱할 베개가 필요하다. 이 실행의 목적은 두개골을 움직이거나 정렬하는 것이 아니라, 각 뼈와 관련된 질감, 의식, 메시지를 경험하는 것임을 명심한다. 이를 위해 여러분은 각 뼈가 어떤 느낌인지 자문해야 한다. 또 여러분은 "이 뼈는 내가 알았으면 하는 것이 있는가? 그것은 무엇이고, 어떤 느낌이거나, 어떤 모습일까?"라고 물어볼 수 있다. 틀린 답은 없다. 그것은 마치 여러분이 고요한 물속으로 조약돌을 부드럽게 떨어뜨리는 것과 같다. 잔물결은 시간이 지남에 따라 자신을 드러내는 답이다.

이마의 뼈로 시작한다. 이마뼈의 양쪽에는 눈썹의 옆쪽 가장자리와 거의 일직선인 능선이 있다. 각 능선 뒤에 검지를 놓는다.

이 뼈를 앞으로 움직이려고 하지 않는다. 이 방향으로 가장 부드러운 압력을 가하는 것을 상상해 본다. 스스로에게 "이 뼈는 어떤 느낌인가?"라고 물어본다. 1분 동안 기다렸다가 손가락을 천천히 떼어내고 뼈가 지금 어떤 느낌인지 주목한다.

다음은 머리의 측면에 있는 관자뼈로 이동한다. 집게손가락을 각각의 귀 위에 있는 조금 튀어나온 부위를 찾아, 위로 들어 올리는 것을 상상해 본다. "이 뼈는 어떤 느낌인가?"라는 질문을 반복한다. 1분간 접촉을 유지한 뒤 천천히 손가락을 떼고, 뼈가 어떻게 느껴지는지 주목한다.

나비뼈는 뇌가 쉬는 해먹과 같다. 이 뼈를 만질 수 있는 두 부위는 귀 앞 관자놀이에 있다. 집게손가락으로 각 관자놀이의 중앙에 있는 움푹 들어간 곳을 접촉한다. 어떤 압력도 가하지 않고 호기심만 갖는다. 위에서와 같이 질문을 하고 육체적 정신적 주의를 기울인다.

귀의 입구가 두개골로 들어가는 관자뼈로 넘어간다. 두 귀에 집게손가락을 대고 각 어깨 뒤쪽에 압력을 가하는 것을 상상한다. 여러분이 감지하는 것이 무엇이든 탐구하고, 느끼고, 즐긴다.

두개골 뒤쪽의 대부분을 형성하는 후두골로 마무리한다. 후두골의 가장자리를 찾고 움푹 들어간 곳의 양쪽 가장자리 아래에 엄지를 놓는다. 이 부분에서 미주신경이 두개골 밖으로 나오기 때문에, 깃털처럼 가벼운 압력으로 움푹 들어간 곳을 만지면서 "미주신경은 어떤 느낌인가?"라고 묻는다. 또 후두골을 가벼운 압력으로 60초 동안 들어 올리면서 "이 뼈는 어떤 느낌인가?"라고 물을 수 있다. 1분 후 천천히 손가락을 떼면서 "지금은 어떤 느낌인가?"라고 묻는다.

이 실행은 어느 1개의 뼈만 가지고 수행할 수 있지만 전체 과정을 모두 수행하는 것이 좋다. 그것이 두개골을 스스로 관리하는 훌륭한 방법이다.

제21장
이마뼈, 외부 세계로의 연결 통로

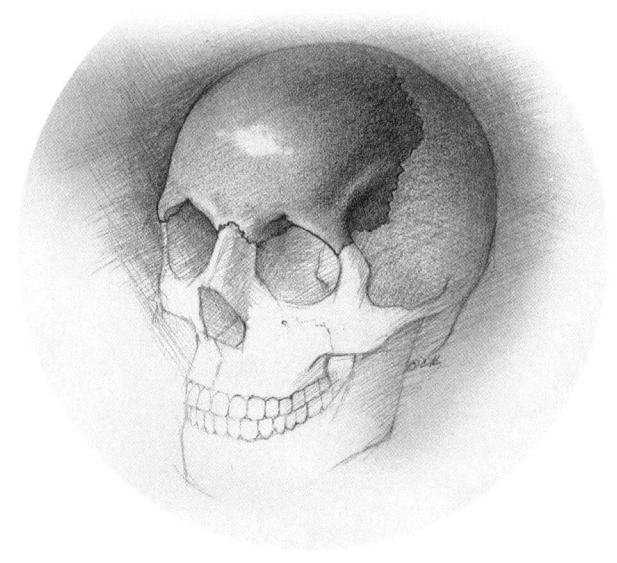

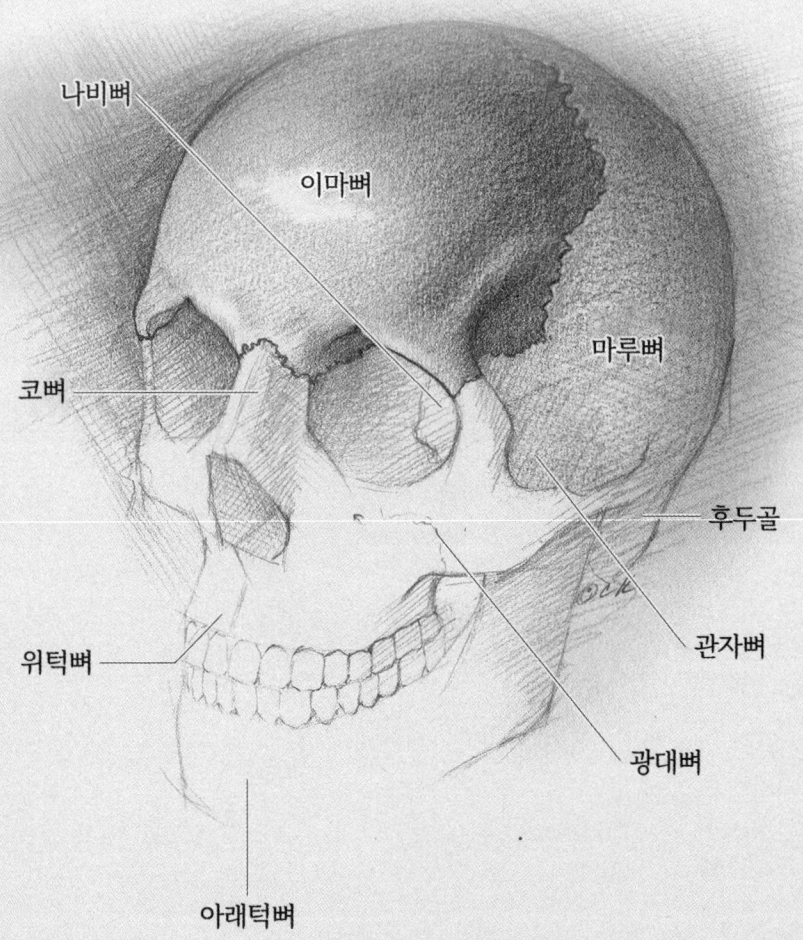

이마뼈(전두골)는 흔히 '제3의 눈'이라고 불리는 부위와 차크라의 전통적 고향이다. 제3의 눈은 때때로 뇌 깊숙한 곳에 위치한 송과선과 동일시되며, 송과선은 밤과 낮의 리듬에 따라 멜라토닌을 생성하여 생체 리듬을 지원한다. 이마뼈는 또한 눈과 밀접한 관련이 있으며, 눈구멍의 지붕(또는 제3의 눈의 바닥)을 형성한다. 이마뼈는 두개 속으로 깊게 그리고 뒤로 잠수하여 나비뼈(접형골)와 관절 연결로 끝난다. 이 깊은 잠수는 후두골의 앞쪽 잠수와 평행한데, 후두골 잠수 또한 나비뼈의 뒤쪽과 관절로 연결된다.

이마뼈와 뇌의 기저 전두엽은 놀랍기도 하고 끔찍하기도 한 연관성을 불러일으킨다. 성경에서 하나님은 카인이 형을 살해했다는 이유로 추방하여 놋의 땅*으로 보내면서 표식으로 그의 이마에 상처를 만들었다.

힌두교에서 여성들은 두 눈썹 바로 위의 가운데 이마에 고동색 또는 빨간 점인 빈디(bindi)를 찍는다. 그것은 우리와 '빈디 여성'에게 지혜는 눈이 보는 것 너머에서 유래한다는 점을 상기시킨다. 이 점은 또한 '인상의 전당'이라고 번역되는, 인당(印堂)으로 알려진 침술의 강력한

---

* 역자 주: 카인이 살았던 땅

침자리에 해당하며, 종종 불안을 줄이기 위한 치료가 시행된다.

이마뼈의 기저에는 뇌의 전두엽이 있다. 이 영역은 기억, 감정, 충동 조절, 사회적 상호작용, 자발적인 운동 활동 등 고등 인지 기능과 연결되어 있다.

특히 충동 조절에 초점을 맞춘 것은 야만적인 전두엽 뇌엽절리술 시행이었다. 수천 년 동안 인류는 악령을 방출하기 위해 두개골에 구멍을 뚫는 일을 해 왔다. 하지만 20세기에 들어 이런 시술은 비정상적인 행동을 다루기 위한 '의학적' 접근법의 형태를 취했다. 두개골 앞에 바늘을 삽입하고 전두엽과 뇌의 나머지 부분 사이의 연결을 끊는 것이다. 다행히도, 1950년대 중반부터 이러한 전두엽 뇌엽절리술은 더 효과적인 정신 활동성 약물과 심리 치료로 대체되었다.

눈 위에는 눈썹이 있다. 이마에는 잔잔한 표면이 자주 나타나지만 눈썹은 놀라움에서 의심, 분노, 연민에 이르기까지 사람의 생각과 감정을 깊이 반영하는 극도로 표현적인 얼굴 부위이다.

모나리자처럼, 사람의 얼굴에서 가장 빛나는 부분은 이마뼈의 넓고 매끄러운 표면과 그 위에 놓인 피부이다. 우리가 느낌, 행동, 기억, 성찰을 위한, 통상적으로 고요한 이 은신처에 감사를 표할 수 있기를 바란다.

- 데이비드 라우터스타인

석가모니를 화장했을 때, 뼛조각 형태의 성스러운 유물들이 남아 있었다. 화장에서는 전형적인 모습이지만, 이것은 결국 석가모니였다. 뼛조각들은 뼈보다는 보석에 더 가까운 특이한 둥근 모습이었다. 이런 현상은 깨우침을 얻은 다른 불교 스승들에게서도 일어나는데, 수행자들은 이것을 깊은 내면에서 솟아난 축복의 결과로 돌리며, 뼈가 연금술적으로 보석으로 변했다고 본다. 그리고 그것들은 아시아 전역, 그리고 최근에는 북미 지역에 걸쳐 큰 사리탑 또는 사당에 열정적인 축복으로 모셔져 있다. 그것들의 모든 중요성을 생각할 때, 우리는 모두가 잠재적인 부처라는 것을 알게 되어 기쁘다. 사랑스러운 친절과 사려 깊은 체화(육체적 충만함?)의 삶을 실천함으로써, 우리는 이것을 표출할 가능성이 더 커진다.

이마뼈는 세상으로 향하는 우리의 정문으로 생각할 수 있다. 우리는 말 그대로 이 뼈의 일부를 통해 물리적인 세계를 보고, 만약 우리가 에너지 해부학에 열려 있다면, 세 번째 눈은 우리가 내면세계로 들어가서 그것과 마주할 수 있게 해준다.

이마뼈의 주요 기능은 뇌의 전두엽과 전전두엽을 보호하고 후각신경, 비강 통로, 눈 같은 머리의 구조를 지지하는 것이다. 이마뼈의 중앙은 스폰지 같은 밀도를 가지고 있고, 결국 혈류로 분배되는 적혈구, 백혈구, 혈소판을 형성하는 줄기세포로 가득 차 있다. 이마 봉합의 잔존물인 이 부위는 도수치료사의 관심을 받을 만하다.

이마뼈에는 눈썹 안쪽 아래에 2개의 작은 구멍이 있다. 그것들은 뇌신경 V(삼차신경)의 안과 부위 중 안와(眼窩) 위쪽 가지가 통과하는 구멍이다. 이는 자율신경계에 중요한 영역이다. 삼차신경의 세 부위 모두는 앞쪽 미주신경과 상승작용을 하며 사회적 관계 유지에 도움을 준다. 그것들은 같은 뇌신경핵을 공유한다. 연구에 따르면 우리가 사회적 유대감을 갖고 타인과 연결하고 진정할 때 뇌신경 V, VII, IX, X(앞쪽과 뒤쪽), XII가 함께 불을 뿜고, 두려움(교감신경계의 스트레스 반응)에 의한 움직임이 촉발되었을 때에는 불을 뿜지 않는다.

우리 문화에서는 머릿속에서 살아가는 것이 너무 정상적이어서 종종 이런 섬세한 신경섬유의 기능에 영향을 미치는 긴장이 발생한다. 이 부위의 주름은 보톡스 주사로 치료하는 경우가 흔한데, 그것은 근육 수축을 억제할 뿐 신경조직에 별 도움이 되지 않는다.

그리스 신화에서 아테나는 아버지 제우스의 이마에서 태어났다. 아테나는 영웅적인 노력의 수호 여신으로 지혜, 수공예, 용맹과 연관되어 있다. 고대 신화의 의미를 우리의 골격 해부에 적용하면, 우리는 이마(세상을 향한 우리의 정문)가 이러한 특성의 정수를 담고 있다고 말할 수 있다. 결국 세상을 마주하고 세상과 관계를 맺으려면(그리고 세상이 우리와 관여하려면) 용기, 지혜, 힘이 필요하다.

올바른 사고와 온전한 삶의 힘을 공유하기 위해, '세상으로 통하는 정문'을 축하하고 최상의 이마를 내밀자.

> 아쉽다
> 그들은 그것을 평범한 것이라고 부를 것이다.
> 내 말은, 예수님을 보라
> 그리고 우물가에 있는 여자.

그는 그녀의 애정 생활에 관해 알고 싶어 한다.

우리의 몸은 하나님도 소중히 여긴다.
기도하는 사람들뿐 아니라.
다음에 당신이 사랑을 나누게 되면,
그것이 마치 당신의 영혼인 양
당신의 몸을 대하라.
그것이 당신의 몸인 양
당신의 영혼을 대하라.

당신을 축복하기 위해
신이 나타나면
당신의 이마를 만져라
완전히
그리고 나아가라
망설임 없이.

- 제프 로크웰

이마뼈 강화법

비록 우리의 많은 교육과 많은 일상적인 사고 과정이 마음을 포함하지만, 실제 뇌는 종종 관심이나 사랑을 거의 받지 못한다. 앉거나 누워서, 먼저 이마의 피부와 아래에 있는 이마뼈에 주의를 기울인다. 시간이 지남에 따라 여기에 쌓였을지도 모르는 긴장을 놓아 버리는 것을 상상해 본다. 눈썹을 이완시킨다. 종교적 예술과 영적 영상에서 부처님과 다른 성인들의 여러 가지 표정으로 매우 아름답게 묘사된 이마의 중심에 있는 '세 번째 눈'을 이완시키는 것을 상상해 본다.

이제 뇌의 전두엽에서 편안한 모습을 시각화하고 상상해 본다. 전두엽의 기능은 자발적인 움직임, 언어 표현, 고차원적인 인지를 포함한다. 몸의 움직임이 휴식을 취하고, 내면의 목소리가 작아지는 것을 느낀다. 흔하지 않지만 생각이 더 느리고, 더 편안해지는 것을 느껴본다.

이름을 붙이지 말고 뇌의 다른 모든 중요한 부위를 상상해 본다. 여러분이 가진 놀라운 능력에 감사한다. 인식, 합리적인 생각, 의사 결정, 감정, 기억에 대한 접근, 그리고 의식과 무의식 모두에 연결할 수 있는 능력 등. 여러분 안의 이 기적을 감상하는 시간을 가진다.

그런 다음 온 마음을 편안하게 하고, 모든 일에 경의를 표하며, 생각과 충동을 조용히 하고, 마땅히 휴식을 위해 뇌를 안정시킨다. 기적적인 뇌에 대해 사랑과 감사를 느끼는 것의 긍정적인 이점을 맛본다.

이제 이마뼈에 대한 여러분의 인식으로 돌아간다. 그것이 부드럽게 빛나고, 미소 짓는 것을 상상하고, 그것이 활짝 열려 여러분 마음의 아름다운 현관문이 되는 것을 즐긴다.

제22장
두개골 속 나비 한 마리, 나비뼈

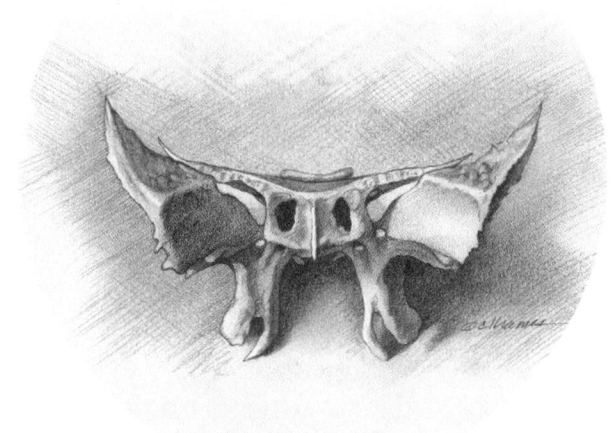

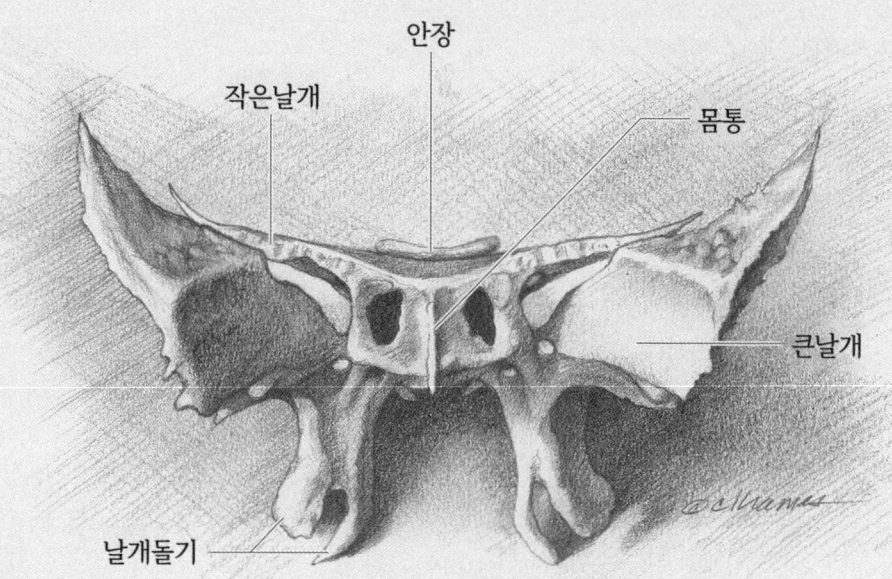

(앞에서 본 나비뼈)

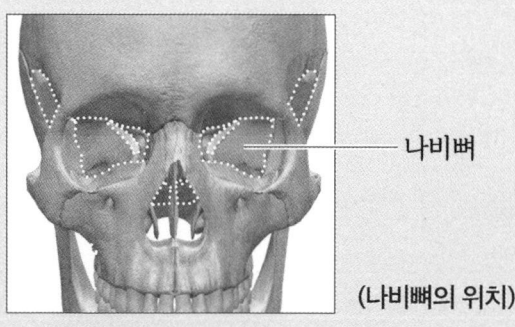

(나비뼈의 위치)

미개한 나비—조상

하늘로부터—

지구 착륙

- 제프 로크웰

얼굴 두개(頭蓋)와 반대로, 나비뼈(접형골)는 뇌를 둘러싸고 보호하는 두개의 윗부분인 신경두개 위에 있으며 짝을 이루지는 않는다. 그것은 두개골의 가운데에 위치하며 접형골기저접합부에서 후두부의 기저와 관절을 형성한다. 이 점은 두개정골요법*과 두개천골요법**의 시술자들에게 가장 중요하다. 나비뼈는 나비를 닮았고 눈구멍을 형성하기 위해 연결되는 7개의 뼈 중 하나이다. 이것은 두개골의 다른 모든 뼈들과 관절을 형성하기 때문에 두개골의 초석이라고 불린다.

저자들은 깊은 의식을 접촉·계발할 수 있는 보디워크(bodywork)와

---

* 역자 주: 정골의학의 일종으로 정밀한 손 기술을 사용하여 두개골 뼈의 미세한 움직임을 감지하고 조정하는 치료법
** 역자 주: 중추신경계의 기능 극대화를 위해 손 기술로 두개골, 척추, 뇌척수액의 흐름 등을 조절하는 치료법

운동치료의 잠재력에 비전을 가지고 있다. 역사를 통틀어 인체는 생명의 나무, 하나님의 성전, 의식적 진화를 위한 요가의 수단으로 언급되어 왔다. 이 모든 비유에서 우리 실행자들은 인체에 대해 고통의 부재(不在)보다 더 많은 것을 기대한다는 사실을 알 수 있다. 우리는 우리의 가정들(사물의 틀을 잡는 방식)이 결과를 결정한다고 믿는다. 나비뼈를 만질 때 우리는 역사를 통틀어 많은 사람들이 영혼의 자리라고 여겼던 것과 접촉하게 된다. 그리고 우리가 환자들에게 그것의 존재를 환기시킬 수 있는 것은 행운이다. 여러분은 아마 체세포 지도에 익숙할 것이다. 우리가 가장 좋아하는 것 중 하나는 우리가 '중심축 지도'라고 부르는 것이다. 그것들은 전세계에 걸쳐 발견되는데, 예를 들어 롤프라인(Rolf Line)*, 카발라(Kabbalah)**의 생명의 나무, 두개천골의 중심선, 차크라 시스템 등이 있다.

  차크라는 의식의 중심으로 여겨지고, 각각 독특한 수준의 의식을 가진 내부 분비샘·신경총(神經叢)들과 일치한다. 나비뼈를 생각해 보라. 카이로프랙틱 치료사와 정골의사들이 또 다른 척추로 인식하는데, 그것은 배아에서 나타나는 최초의 구조물 중 하나이다. 그것과 후두부와의 연결(접형골기저접합부)은 발생학적 발달에 중요한 역할을 하는 유체의 흐름을 이끌며, 뇌하수체(호르몬 상호 연결의 해부학적 중심)를 수용한다. 인체의 모든 것은 뇌하수체의 적절한 위치·기능의 혜택을 누린다. 우리가 인생에서 아무리 많이 쓰러질지라도, 그것은 마치 우리를 보

---

* 역자 주: 롤핑(Rolfing)의 핵심 개념 중 하나로, 몸의 중력선, 즉 중력에 의해 지지되는 가상의 선
** 역자 주: 중세 유대교의 신비주의

호하는 어머니처럼 다시 일어나 전진하도록 돕는다. 이 뼈를 만질 때, 우리는 이 '천상의 집'에 관한 환자의 인식을 건드리는 것이고 환자들은 그것의 안내와 지혜를 얻을 수 있다.

전 세계의 신화 속에 많은 나비들이 나온다. 그것들의 가장 흔한 상징은 부활, 재생, 변형, 희망이다. 나비뼈에서 우리가 물리적으로 만질 수 있는 부위는 2개의 큰 날개인 '관자놀이'이다. 이 부위는 4개의 두개골 뼈 즉, 나비뼈, 관자뼈, 이마뼈, 마루뼈가 만나는 곳으로 두개골에서 가장 섬세한 영역이다. 이것은 그리스 신화에서 신들의 사자(使者)인 헤르메스의 날개가 생겨난 부위이다. 많은 고대 문명들은 나비가 인간의 영혼을 나타낸다고 믿었다. 극성(極性) 요법*의 개발자인 랜돌프 스톤(Randolph Stone) 박사와 유럽의 과학자, 철학자, 기독교 신비주의자이자 스웨덴보그 기독교**의 창시자인 에마누엘 스웨덴보그(Emmanuel Swedenborg)는 둘 다 뇌척수액이 사람의 영혼 또는 그 본질의 매개체이고, 나비뼈·후두골과 그 막의 움직임에 의해 움직인다고 느꼈다.(Lachman 2012, p.104; Stone 1999, p.230)

우리는 이것이 얼마나 진실인지는 결코 알지 못하지만, 그 뼈를 부드럽게 만짐으로써 환자와의 관계를 더 강력하게 증진시킬 수 있다고 믿는다. 우리는 그들이 북극성, 즉 존재의 중심에 있는 그들의 진정한 고향을 재발견하도록 변화시킬 수 있다.

- 제프 로크웰

● 역자 주: 인체 에너지의 균형 잡힌 배분을 중시하는 대체 의료의 일종
●● 역자 주: 신비주의적인 경험과 직접적인 영적 교훈을 통해 개발된 기독교의 한 분파

단테는 "자연은 신의 예술이다."라고 말한 것으로 추측된다. 우리는 어디에서나 그것을 볼 수 있다. 그리고 나비뼈에 관해서라면, 예술은 또 다른 차원으로 격상된 것이다. 놀라운 복잡성, 비행을 위해 만들어진 느낌, 그리고 우리의 삶에서 차지하는 많은 역할들, 그것은 한 마디로 장관이다. 신이 존재한다면, 이 뼈는 신이 위대한 상상력을 가지고 있다는 증거이다!

나비뼈의 꼭대기에는 안장 또는 '터키 안장'이라고 불리는 부위가 있는데, 중요한 내분비계인 뇌하수체가 자리 잡고 있다. 나비뼈는 눈구멍의 바닥이며, 그 뒤쪽을 통해 시신경이 흐른다. 또 위에 섬세한 '작은 날개'가 있고 아래에 '큰 날개'가 있는데, 그 부위에 아래턱뼈를 좌우, 상하로 움직일 수 있는 근육 부착물이 돌출되어 있다. 그것은 경막의 아름다운 소뇌천막이 부착된 돌기들을 가지고 있고, 벌집뼈의 볏돌기와 가깝다. 그리고 그 돌기들에는 대뇌겸(대뇌를 두 개의 반구로 나누는 경막 주름)이 부착되어 있다.

그것은 단지 분명한 해부학일 뿐이다. 하지만 아름답고 놀라운 눈 뒤에는 또 다른 위대하고 놀라운 아름다움이 있다는 것을 알 수 있다.

나비뼈는 원래 '말벌을 닮은 뼈'라는 뜻의 오스 스페코이데일(os sphecoidale)이라고 불렸는데, 나중에 필사(筆寫) 오류로 스페노이데일(sphenoidale)이 되었다.

할로윈에 여러분은 인체의 가장 이국적이고 아름다운 뼈인 나비뼈를 밖으로 드러내 보이고 싶을지도 모른다. 그것의 그림을 복제하고 하단에 여러분의 이름을 써라. 결국 13세기 페르시아 시인 루미

(Rumi)가 인체 전신에 관해 말한 것처럼 "우리는 세포 단위로 인체를 만들었다."(Bly 1983, p.6)

나비뼈를 위한 시

오, 너 나비뼈
스핑크스 같은
하나님의 예술성의 증거

큰 날개와
작은 날개.
익상돌기를 통해
매달린 턱까지 연결되다

터키식 안장
내분비계의 카우보이,
뇌하수체를 위해.
시신경을 위한 구멍
이 시각의 창에서
나비 모양으로,
빛이 쏟아진다
그 날개들 사이로.

내 눈은 네게 달려있다.
그리고 너의 비행은
당신의 동료들
이마뼈, 후두골,
관자뼈, 마루뼈와 함께

뼈와 마음의
기도를 부드럽게 노래하며

관자놀이를 쭉 따라서,
우리의 눈 뒤에서.
상상 속에서 산다.

나는 너를 본다.
나는 너를 본다.

- 데이비드 라우터스타인

나비뼈 강화법

바닥에 등을 대고 편안하게 눕는다. 숨을 몇 번 쉬고 얼굴, 턱, 목을 이완시킨다. 이완이 두개골 전체와 머리 꼭대기까지 퍼지는 것을 느낀다.

이제 여러분의 내면의 초점이 눈 안에서 부드럽게 쉬도록 한다. 여러분이 반듯이 누울 때, 눈이 부드럽게 뒤로 가라앉는 따뜻한 액체의 웅덩이라고 상상한다. 그것들은 당신이 보고 느낄 수 있는 산 속의 따뜻한 샘과 같다. 여러분의 눈의 웅덩이는 사실 나비뼈에 있다.

두 손 사이에 열이 생기는 것을 느낄 때까지 손을 격렬하게 비벼준다. 손바닥 중심이 눈높이가 되게 얼굴 표면에 손을 올려놓으며 눈을 감싼다. 손을 부드럽게 들기 전에 잠시 동안 따뜻함과 편안함을 느낀다.

이제 여러분이 살면서 본 모든 것들에 대해 생각해보고 이 능력에 대해 감사를 느끼는 시간을 가져본다. (만약 시각적으로 장애가 있다면, 여러분이 느끼는 사물의 모양과 관련된, 독특한 내면의 보기 방식을 자유롭게 사용한다.) 그래서 종종, 우리의 눈은 세상을 바라보고 세상에 손을 뻗는다. 대신 여러분의 눈(그리고 다른 감각들)이 손을 뻗는 것을 멈추고, 마치 해저나 따뜻한 수영장의 바닥에 있는 것처럼 그냥 쉰다. 그 편안함의 깊이를 느낀다.

마지막으로 살아 있는 나비뼈가 날개를 쭉 편 것을 시각화한다. 나비뼈의 이웃으로, 두개골의 살아 있는 유기체인 이마뼈, 마루뼈, 벌집뼈, 광대뼈, 관자뼈, 후두골, 입천장뼈(구개골), 그리고 보습뼈(서골)를 시각화한다.

그리고 시각의 기적, 다른 방법의 시각, 그리고 마음의 눈에 대한 긍정의 마음을 가지고 그 이미지를 떠나보낸다.

제23장
귓속뼈, 인체 속 작은 바다

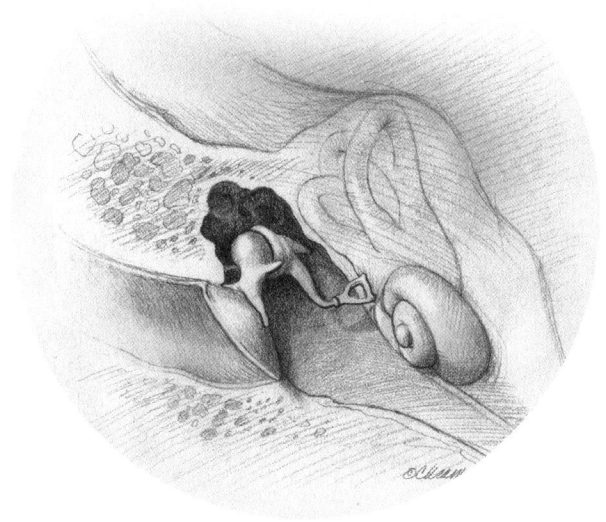

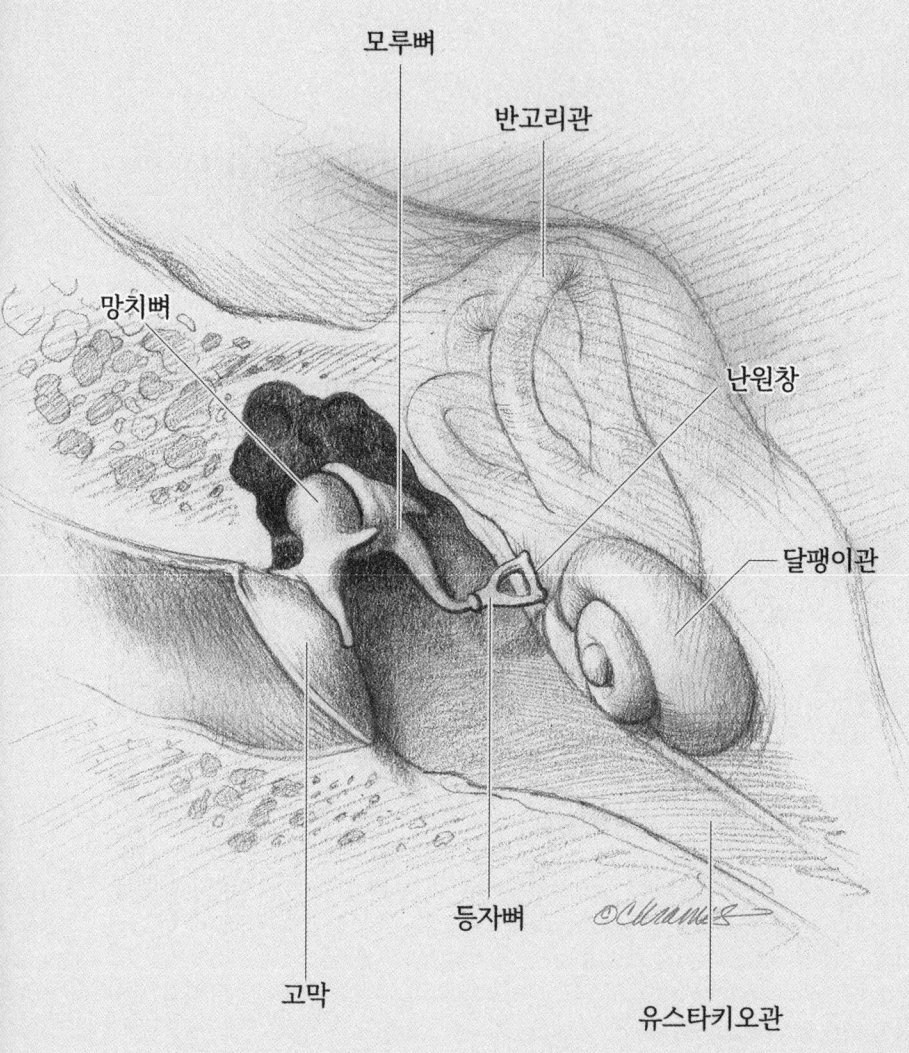

등자뼈(등골)는 인체에서 가장 작은 뼈이다. 그러나 그것은 귀의 다른 구조물들과 함께 소리의 전체 세계를 만든다.

나는 소리의 놀라운 지형을 볼 때 쥘 베른(Jules Verne)이 떠오른다. 먼저, 「지구 중심으로의 여행」이 있다. 그것은 공중의 음파가 외이(귓바퀴)를 따라 빙글빙글 돌면서 외이도를 따라 내려가는 순환 경로이다. 그리고 「해저 2만 리」가 있고, 중이(中耳)와 내이(內耳)의 내부 바다 경치가 환기시키는 상상이 있다.

중이와 내이에는 공기 중의 진동과 우리 자신의 움직임을 전기적 신호로 변환시키는 살아있는 해저 구조물이 있다. 전기적 신호는 시시각각 모여 우리의 청각, 그리고 청각의 쌍둥이인 균형 감각이 된다.

모양이 불규칙하면서 서로 연결되어 있는 인체의 가장 작은 뼈 3개가 거대한 청각을 책임진다는 것은 얼마나 비현실적인가? 물론 그것들은 이 감각에서 단 하나의 뼈대적인 측면을 보여주는, 가장 작고 매우 아름다운 대표적 사례일 뿐이다. 청각 장애인에 의해 입증되듯이, 청각은 전신에 느껴지는 진동과 더 광범위하게 연결되어 있다. 그 진동은 전신을 통해 느껴지고 사물들이 움직이고 떠는 것을 동시에 보는 시각적인 규모의 도움을 종종 받는다.

궁극적으로 우리는 내부의 모든 것을 가지고 듣는다. 인체의 모든 뼈와 동작 감지 센서를 통해 우리 안팎의 환경은 우리를 바람, 줄, 타악기처럼 연주한다.

그렇기는 하지만, 중이뼈는 소리가 북 치고, 연주하고, 춤추는 아주 작은 기적의 한 측면이다. 망치뼈(추골), 모루뼈(침골), 등자뼈(등골)는 외이에 의해 활기를 띠는 청각 도구이다. 외이는 음파를 고막(귀청)으로 흘려보낸 후 중이액에 떠있는 소이골(청소골)˙로 보낸다.

- 망치뼈(추골)는 3개의 뼈 중 가장 바깥쪽에 있는 것으로 고막의 안쪽 표면에 붙어 있다.
- 모루뼈(침골)는 귀뼈의 가운데 부분으로, 망치뼈에 의해 종처럼 울린다.
- 라틴어에서 '발'을 뜻하는 등자뼈(등골)는 세 뼈 중 가장 안쪽에 있다. 그것은 막으로 싸인 작은 구멍(난원창)에 맞서 기적적인 춤을 춘다. 난원창은 내이로 이어지는 깊은 고막과 같은 결합 조직의 막이다.

중이는 유체로 가득 차 있다. 바깥 고막에 부딪힌 공기 파동이 유체 파동으로 변환되어 중이에 떠다니는 이 뼈들에 영향을 미치는 것을 상상해 보라. 중이의 유체 압력을 조절하는 통로는 유스타키오관인데, 이것은 위쪽 목과 코 뒤쪽의 구멍으로 이어진다.

- 역자 주: 내이에 있는 3개의 작은 뼈를 지칭하며 고막 쪽에서부터 망치뼈, 모루뼈, 등자뼈의 순이다.

중이골을 통해 전달된 진동은 이제 내이의 유체로 가득 찬 방으로 이어지는 타원형 창(이것은 우리에게 「이상한 나라의 앨리스」뿐 아니라 쥘 베른을 터치하게 한다)인 난원창에 영향을 미친다. 여기서 중요한 부분은 뼈, 즉 달팽이관이다. 달팽이관은 달팽이 껍질처럼 보인다. 그 이름은 달팽이 껍질의 나선형 모양을 가리키는 것이 확실하며, 나아가 해저 이미지로 확대된다. 달팽이관 안에는 '춤추는' 작은 털들이 있고, 그 털들은 바다 암초의 부드러운 산호와 같다. 여기서 털들은 기저부의 신경 말단과 연결되는데, 이곳에서 음파의 움직임은 전기적 신호로 변환되어 뇌의 측두엽으로 이동한다.

또한 내이에는 아주 미세한 털로 채워져 있는 반원형의 운하가 있지만, 이것들은 소리 대신에 몸의 움직임에 반응하여 진동한다. 그것들은 주로 우리의 균형 감각을 책임진다.

전반적으로 귀는 특히 중간 부분과 안쪽 부분은 특이한 해저 생물체의 모습을 보여준다. 외이는 고막 너머 두 개의 방으로 이어지는 살아 있는 미로이다. 그 방 안에는 뼈, 막, 액체, 털, 혈관(미로동맥을 포함), 제8뇌신경(내이신경)이 있는 작은 바다가 살고 있다.

인체에서 가장 작은 뼈인 등자뼈(등골)로 돌아가서, 그것을 각 귀에 있는 연주자의 두 발이라고 느끼고 그 발이 무한한 변형으로 타원형 창문을 두드린다고 시각화해 보자. 그것들이 마치 지구 위에 있는 발인 양 코끼리처럼 신호를 보낸다. 코끼리들은 발로 땅을 두드려 그들의 위치, 주변 소리의 의미, 주변의 상대적인 안전과 위험에 대해 서로 소통한다. 마찬가지로 우리는 이런 것들을 시바(Shiva)신의 춤에서 볼 수 있는데, 이는 흔히 인도 춤의 우아하고 힘찬 안무로 구현된다.

우리는 삶의 모든 순간에서 우리 안의 가장 깊은 곳에서, 가장 작은 무용수들로부터 소통과 음악을 듣고 있다.

- 데이비드 라우터스타인

2년 전 나는 샤스타(Shasta) 산이 있는 캘리포니아 북부의 작은 마을을 방문했다. 샤스타 산은 장관을 이루는 산과 주변 숲, 자연 그대로의 호수로 유명하다. 수정 가게, 심령술사들, 그리고 산 속에 사는 것으로 알려진 극소수 사람들 하고만 교류한다는 현지인과 외지인들 때문에 유명하다. 어느 날 아침, 나는 보석·광물 가게에 들렀는데, 가게 주인은 내가 만난 사람들 중 가장 외계인 같은 사람이었다. 비전(秘傳) 지식의 백과사전인 그는 돌, 그리고 이른바 돌에 치유성이 있다는 주장에 강하게 집착했다. 그의 외모와 사투리가 이상하기는 했지만 나는 매료되었다.

보석 원석들은 내게 말을 걸지 않았지만, 나는 하늘에서 떨어진 것처럼 보이는 돌에 흥미를 느꼈다. 아마도 운석의 한 조각이었을 것이다. 가게 주인은 그것이 고래의 귀뼈 중 하나이며 수백만 년 전의 것이라고 알려주었다. 그는 그것의 치유 특성에는 두개천골요법 과정이 포함되어 있다고 말했다. 음, 나는 그것을 구입했다. 그것의 힘을 시험해 본 적은 없지만, 그것은 약사여래상과 히말라야 핑크색 소금 등이 옆에 있는 치료실에 두었다. 인체 중이뼈와 비교하면 그것은 꽤 거대하다.

나는 그 모습에서 얼마나 분명하게 물이 그것의 형성에 영향을 미쳤는가, 또는 심지어 구동시켰는가에 매료되었다. 무술인이자 스승, 철학자, 배우인 이소룡은 "우리는 자유를 갈망하는 물과 물이다."(Lee 2021, p.92)라고 말했다. 컨티뉴엄 무브먼트의 개발자인 고 에밀리 콘래드(Emilie Conrad)는 "우리는 육지로 가져온 움직이는 물이다."(Conrad 2007, p.239)라고 썼다. 그것은 전체가 물로 쓰여 있고, 그 위에 나선형을 그리고 접혀 있다. 여러분이 그것을 손으로 쥐면 바다를 거의 느낄 수 있다.

연구 결과에 따르면 포유류 배아의 귀뼈는 턱에 붙어있는 연골이 골화(骨化)한 것이라고 한다. 그것들과 아래턱뼈의 초기 연관성 때문에 나는 '샤스타 산의 작은 인간'이라는 의식으로 들어가 이 뼈를 인터뷰하기로 결정했다. 이 뼈의 본질에 대해 더 깊은 통찰력을 얻기 위해서이다. 다음은 그 대화록이다.

Q. 지금 세계에서 당신의 가장 큰 관심사는 무엇인가?
A. 평화의 가능성이 줄어드는 것이다. 지금은 화석이고, 단단하고, 건조하지만, 과거 나는 30%의 물이었고 더 큰 물 속에서 수영했다. 나는 적응력 있고 반응력 있으며 회복력이 뛰어나, 전체성과 연결을 촉진하는 복합적인 존재였다. 유체는 무엇보다도 포괄적이다. 내 관심사이자 내 메시지는 이것이다. 물처럼 그냥 움직이지 말고, 물의 안내

를 따라 여러분의 세상을 평화로 바꿔라.

Q. 무엇이 당신에게 가장 큰 영향을 주는가?

A. 여러분의 생각, 신념, 관점, 관심, 기대이다. 현명하게 선택하라.

Q. 어떻게 하면 내가 당신과 가장 잘 연결될 수 있는가?

A. 쉬운 일이다. 여러분의 조상들은 모두 말 그대로 여러분의 귀 안에 있다. 조용히 하고 바다만큼이나 오래된 지혜에 참여하라. "여러분이 지금 이 자리에 있어야 할 이유가 항상 존재했다."라고 속삭이는 것을 들으라.

Q. 당신이 하는 일을 어떻게 설명하겠는가?

A. 나는 비종파적이고 비교조적인 영적 스승이다. 사실 몸 전체가 그렇지만, 나는 조금 더 크게 말한다.

Q. 당신은 일에서 어떻게 긴장을 푸는가?

A. 여러분이 긴장을 풀 때 나도 긴장을 푼다. 그러니 제발 나를 좀 쉬게 해달라. 패배, 경쟁, 비교를 느끼지 않는 방법을 찾으라. 차를 마시는 기술을 마스터하라. 강과 친구가 되고 낮잠을 자라. 사랑에 빠져보라. 무엇보다 동정심을 가져라.

Q. 당신의 일이 언짢거나 도전적이라고 생각하는가?

A. 화가 나 수렁에 빠지는 것은 내가 누리는 호사가 아니다. 나는 물속 생활을 통해 회복력을 유지하는 방법을 끊임없이 생각한다.

Q. 지금 내가 알았으면 하는 가장 중요한 것은 무엇인가?

A. 오직 사랑만이 진정한 것이다. 비현실적인 것에 충성하지 말고 여러분의 삶에 사랑을 쏟아 부으라.

중이의 3개 뼈에는 실제로 생체역학이 있다. 이소골(청소골)은 지렛대 작용을 통해 기계적으로 증폭된 움직임을 전한다. 그리고 소리 진동을 바꿔 소리의 수신과 전달을 향상시킨다. 우리는 작업에 지렛대와 지렛목을 사용하며 이것들은 보통 적은 노력으로 더 많은 것을 할 수 있게 한다. 인체는 '작을수록 더 낫다'는 원칙 위에 만들어진다. 그것은 왜 힘이 없는 몸놀림이 힘이 있는 기술보다 더 효과적일 수 있는지, 사랑하는 사람에게 부드럽게 말하는 것이 고함보다 더 선호되는 이유를 설명한다.

이 떠다니는 뼈들은 모든 생명체들처럼 독립적이지 않다. 그것들은 서로 연결된 관절 시스템의 일부이다. 침추관절은 모루뼈(침골)와 망치뼈(추골) 사이에 있는 작은 윤활관절이다. 그것의 기능은 중이의 이소골 사이에 진동을 전달하는 것이고, 그 후에 그것은 소리로 인지된다. 그것의 움직임이 매우 제한적이기 때문에 우리는 그것을 일종의 기초관절로 간주할 수 있다. 어쨌거나 그것에 효과적인 지렛목 역할을 수행하기 위해서는 매우 작은 손가락을 가져야 한다. 청각의 기적을 사랑한다면 그렇게 해야 할 것이다.

침등관절은 모루뼈(침골)와 등자뼈(등골) 사이의 또 다른 작은 윤활관절이다. 놀랍게도, 비록 움직임이 매우 제한적이지만 구상관절(절구관절)이다.

이 3개의 뼈는 인체에서 가장 작은 뼈로 여겨지며 아마 실제로도 그럴 것이다. 하지만 나는 이석에 관해 언급하고 싶다. 이석은 우리가 수평·수직의 움직임을 정확하게 인식할 수 있도록 해주는 내이의 탄산칼슘 구조물이다.

테오도르(Theodor)와 볼프람 슈벤크(Wolfram Schwenk)는 그들의 책 「물-생명의 요소(Water: The Element of Life)」에서, "의식이 미치는 한 먼 과거를 돌아보면, 우리는 물이 인간 숭배의 대상이었다는 것을 알게 된다."라고 썼다.(Theodor & Schwenk 1984, p.55) 완벽한 경청 및 기술의 적절한 적용과 함께, 모든 도수치료에서 내 출발점은 경외심이다. 우리가 인체라고 부르는, 이 걷고 말하는 바다의 자기 치유적인 특성에 대한 무한한 존경심이다.

- 제프 로크웰

귀뼈 강화법

우리가 머리에서 인지하는 가장 큰 소리는 대개 생각 내면의 목소리이다. 여러분의 내면의 목소리가 말하는 것에 주목한다. 이제 여러분의 뼈, 따뜻한 유체, 그리고 청각·균형에 연결된 이 해저 부분의 막을 시각화한다. 여러분의 관심을 생각에서 다른 유형물로 옮길 때, 그 내면의 목소리가 어떻게 조용해지는지 주목한다. 정말 상쾌하다!

또 눈, 콧구멍, 얼굴 근육, 또는 두개골 뼈에 여러분의 의식을 가져갈 수 있다. 이 모든 관심의 대안 장소는 일시적으로 여러분을 생각의 집중으로부터 해방시킨다.

이것을 환자 치료 환경에 포함시키기 위해 잠시 시간을 내어 환자의 양쪽 귀의 바깥쪽 연골을 귀의 반쯤 아래와 접촉하게 하고, 엄지와 검지 또는 중지 사이에 연골을 잡고 인식을 유도한다.

이제 느슨해진 부분을 빼고 부드럽게 주무른다. 그리고 환자의 주의를 끌면서 좀 더 단단히 주무른다. 숨을 1~3회 정도(최대 10초) 참는다.

이것은 흔히 환자가 생각으로부터 벗어나 잠시나마 반가운 휴가를 보내는 데 도움을 줄 것이다. 우리 마음의 칠판은 주기적으로 지워져야 한다. 눈, 코, 턱, 두피, 귀 등 우리의 생각을 경험하는 곳 근처에서 지속적으로 감각을 입력하는 것은 마음의 휴식을 제공한다. 이 특별한 지렛목은 휴식, 그리고 명상·선(禪) 수행이 장려하는 약간의 '마음 비움'을 불러일으킨다.

제24장
영혼의 요람, 후두골

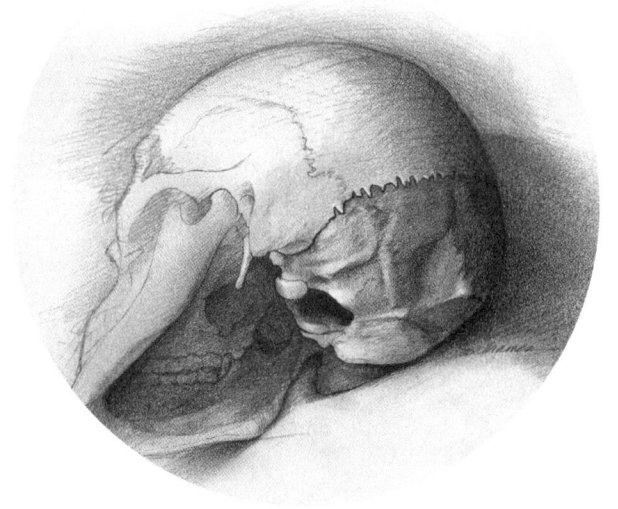

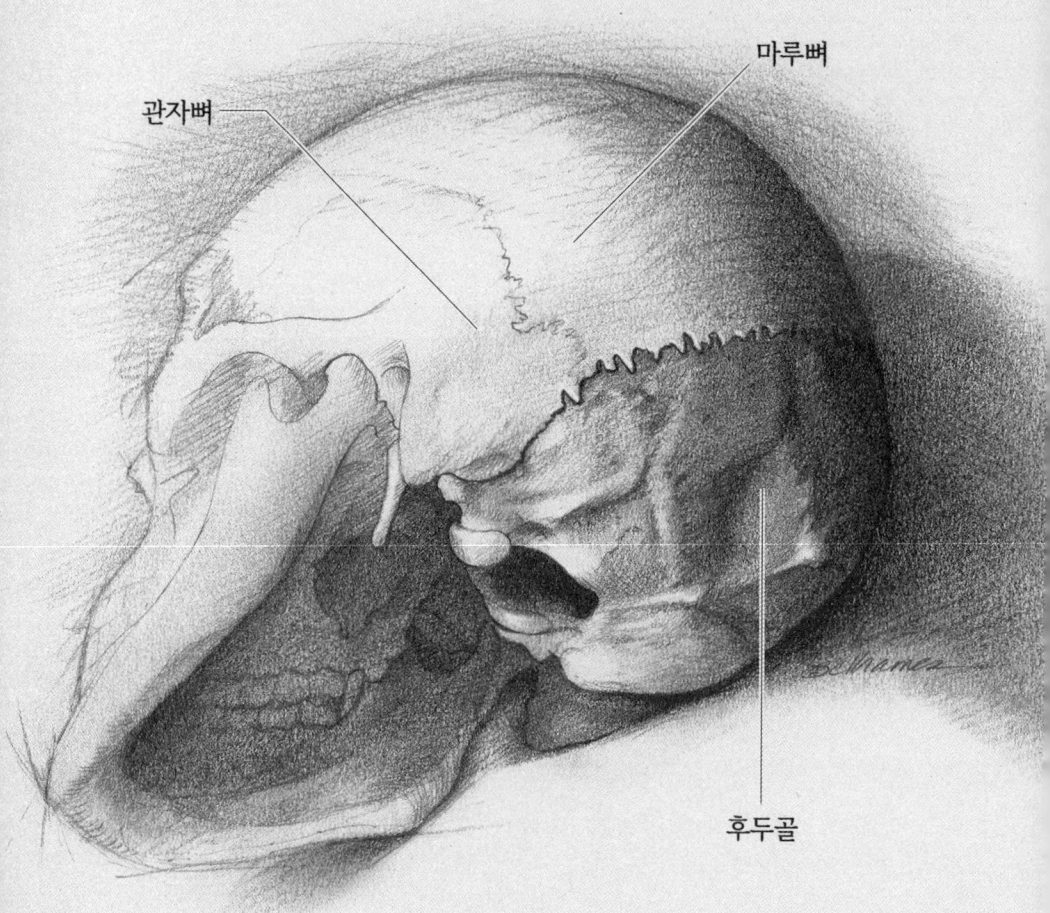

내 멘토 중 한 명인 마빈 탈스키(Marvin Talsky) 박사는 도(道)·영혼·하나님이 우리에게 인간의 모습을 취한 데에는 두 가지 이유가 있다고 가르쳤다. 그것은 하나님이 주시는 대로 베푸는 법을 배우는 것, 그리고 노력을 통해 받는 것에 관한 것이다. 노력과 투쟁이 동의어가 아니라는 점을 깨닫기 전까지, 나는 그 두 번째 부분이 마음에 들지 않았다. 우리는 후두골(뒤통수뼈)을 연구할 때 이것을 본다. 후두부의 곡선 부위는 측면에서 보면 시각적으로 우아하게 놓인 지렛목, 즉 전혀 투쟁하지 않는 노력을 닮았다. 이 경우 우리는 후두엽뿐만 아니라 연수와 뇌교, 그리고 자율신경계의 다미주신경부를 구성하는 뇌신경 다섯 쌍의 핵들을 쓰다듬고 어루만진다. 우리가 부드러운 노력(그럼에도 불구하고 노력)을 통해 몇 번이고 반복해서 거기에 주의를 기울이면, 그 노력의 결실을 체화된 감각으로 인식할 수 있다. 그것은 안전, 연결, 그리고 편안함이다.

후두골
뼈로 위장된
영혼의 요람

우리가 생각하는 우리의 종,
우리 열망과 소속감의 종.

손잡고 있는 것처럼
우리가 가진 모든 것은 소중하고 일시적이다
뇌의 열대 우림에서.
신과 같은 입, 천국을 가리키는
축의 손가락, 그리고
아틀라스의 결혼반지,
우리를 이 세상과 결혼시켜 다오.
기적 창조에 도움 되는 기도용 휠.

  18세기 신비주의자 에마누엘 스웨덴보그(Emmanuel Swedenborg)의 글은 두개정골요법 개발자 윌리엄 가너 서덜랜드에게 큰 영향을 주었다. 스웨덴보그는 인류 역사상 한때 하나님이 우리의 세 번째 눈을 통해 우리에게 말씀할 정도로 우리는 순수했고, 하나님의 지혜는 대후두공*을 통해 척추 아래로 이동했다고 느꼈다. 수 세기가 지난 후, 서덜랜드는 이런 경험을 했다. 정골요법 치료 도중 "가만히 있으라. 내가 있다는 것을 알아라. 나는 네 몸을 통해 강처럼 흐른다."라고 그에게 말하는 목소리가 있었다.(Sutherland 1967, p.322) 또 스웨덴보그는 일찍이 천사들이 우리의 귀에 안내의 말을 속삭였고 그들의 말이 인

• 역자 주: 두개골 뒤쪽 아래에 있는 큰 구멍으로, 연수의 아랫부분과 추골동정맥이 통한다.

체 아래로 흘러내려갔다고 상정했다.(Fuller 2012, p.226)

인도의 위대한 신비주의자 요가난다(Yogananda)는 학생들에게 생명의 원래 핵인 '씨앗 세포'는 대후두공의 강가에서, 후두골의 요람에 싸여, 연수(숨골)가 되는 곳에서 태어났다고 가르쳤다.

성스러운 구멍,
영혼의 자리.
가만히 있으라
그리고 내가 있다는 걸 알라.

(Yogananda 1982, p.327)

후두골 아래 부위의 통증을 경험하는 것은 과거의 어떤 일이 용서받지 못한 채 남아 있다는 것을 의미할 수 있다. 이 부위의 통증은 너무나 흔한 것이고, 너무 고질적이어서(만성 편두통 환자들을 대상으로 한 이집트의 시체 해부에서 혈관이 막힘으로 인한 긴장에 의해 후두골 내부에 새겨진 홈이 드러났다), 나는 용서받아야 할 것은 하나님이 우리로서 우리 안에 계시다는 점을 망각하는 것이라고 생각하고 싶다. 내게 이것은 단순하고 비극적인 '원죄'이다.

나는 반달 모양의 지렛목으로 두개골에 보디워크 시술을 시작하고 끝마칠 때 이 모든 것들을 생각한다. 우리 자신의 인간적 어리석음을 용서하고, 그리고 우리 몸 전체에 흐르는 전기적인 순수함을 항상, 항상 기억할 수 있기를 바란다. 우리 자신을 아름답고 웅장하다는 점을 뼛속까지 알기를 바란다.

- 제프 로크웰

나는 내 후두골(뒤통수뼈)이 아니다. 아니면 나인가? 그것은 내 입술, 손, 내 생각만큼이나 나이다. 모든 뼈는 '나' 또는 '그것'이다.

그래서 나는, 후두골은, 무엇보다도, 뇌의 바닥이다. 여러분은 내 내부를 볼 수도 없고, 뇌 안을 볼 수도 없다. 하지만, 아기들과 노는 부모들의 말처럼, "나는 너를 보고 있어!"

이 바닥은 인체 앞쪽으로 뻗어 있다. 내 앞쪽 끝 근처에는 대후두공이 있다. 이것은 쥘 베른(Jules Verne)의 「지구 중심으로의 여행」의 입구처럼 몸의 나머지 부분으로 이어지는 거대한 구멍이다. 그 아래로 척수와 그에 관련된 유체가 인체와 뇌의 지능·지혜를 연결한다.

조금 더 앞으로 가면 나비뼈와 연결되는데, 그것은 우리 눈 뒤에 살고 있는 놀라운 나비 모양의 뼈이다. 시신경은 나비뼈를 통과해 뇌의 후두엽으로 시각을 운반하는 운명을 수행한다. 그래서 내가 그 집이다. 내 안에서 시각이 창조된다. 눈은 빛을 받아들이고, 내가 정리하여 투사하는 신호를 내게 보낸다. 그래서 여러분은 '저기 밖'에 있는 것을 본다고 생각하지만, 그것은 '여기 안'에 있는 것과 동일하거나 오히려 그 이상으로 안에 있다. 또 우리는 "뒤통수에 눈이 있다."거나 "뒤쪽 시력이 최상"이라는 이야기를 한다. 우리의 비전은 영화 영사기와 같은 것으로, 강당 뒤에 있다. 우리의 시각은 영화 프로젝터처럼 극장의 뒤쪽에 있다.

내 아래에 놓여 있는 것은 전설적인 아틀라스, 즉 첫 목뼈이다. 뇌가 스스로를 신적으로 과대평가함으로써, 그것은 우주의 무게를 어깨에 짊어지고 있는 신과 같은 노동자로 묘사된다.

한 친구는 나를 '내 머리를 잡아주는 아름다운 그릇'이라고 말했다. 나는 그 말에 감사한다. 그리고 내가 이 문서를 처음 저장했을 때, 컴퓨터는 그것을 '후두골 크림'이라고 읽었다. 그래서 여러분은 두개골 그릇에 크림이나 우유를 넣기 원하는가?

뇌는 두개골의 배와 그릇의 선미에 떠 있다. 그것이 바다의 파도와 뇌척수액의 조류에 떠 있을 때, 우리는 후두골의 꿈을 상상할 수 있을까? 우리는 몸과 마음 전체를 가지고 꿈을 꾼다. 모든 뼈는 꿈을 꾸고, 살아있는 모든 인체 부위도 꿈에 동참한다. 모든 부위는 휴식공간이고, 즐기면서 연결과 노래를 위한 일시정지가 필요한 곳이다.

휴식을 취하라. 후두골을 쉬게 하라. 시력, 눈, 팔다리, 입술을 쉬게 하라. 자아, 지친 상태를 내려놓고, 전체 자신을 쉬게 하라.

— 데이비드 라우터스타인

후두골 강화법

이 실행의 첫 부분은 여러분이 스스로 할 수 있다. 둘째 부분은 제로 밸런싱에서 나온 지렛목으로 환자를 치료하는 것이다.

개인의 경우: 편안한 평면 위에 누워 숨을 몇 번 쉰다. 두 손의 손가락을 서로 맞물리게 하여 후두골 뒤, 두개골 뒤쪽에 둔다. 손가락으로 머리를 감싼 채 잠시 쉬고, 손가락을 여러분 아래의 표면에 넣는다. 머리를 들지 않고 손으로 머리 뒤쪽을 잡아 머리 꼭대기 쪽으로 이동시킨다. 그리고 표면 위의 두개골을 위로 당겨 목을 부드럽게 늘인다.

손의 각도를 약간 바꾸고 머리를 들지 않은 채 후두부 위 마루뼈의 뒷면을 누른다. 길이가 조금 길어지고 목 위의 머리가 약간 구부러지는 느낌을 받는다. 자발적으로 숨이 더 찰 때까지 참는다. 이제 여러분 내부에 그리고 마음과 몸 사이에서 조금 더 편안하고 숨 쉴 공간이 더 생길 것이다.

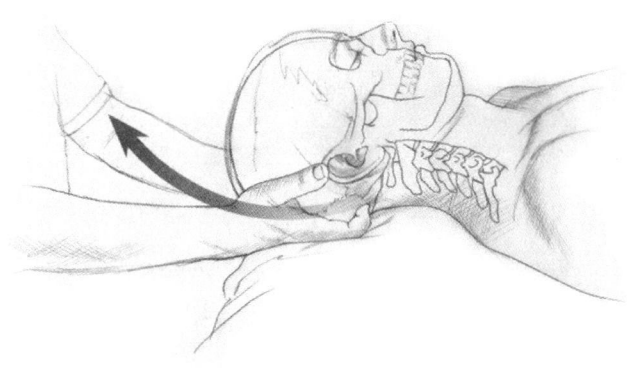

치료사의 경우: 환자를 똑바로 눕게 하고 침상 맨 위에 앉는다.

중앙에 자리 잡는다. 양손을 환자의 머리 아래에 놓고, 손가락 끝을 이용하여 후두골의 아래쪽 표면을 접촉하여 감싼다. 몸을 살짝 뒤로 기울여 부드럽게 목과 상체를 느슨하게 한다. 이제 손가락 끝을 여러분 쪽으로 살짝 내밀고, 견인력을 가해 환자의 턱이 약간 아래로 끄덕이게 한다. 곡선(제로 밸런싱에서는 '반달'이라고 불리지만, 사실은 얕은 초승달이다)으로 머리 뒤쪽을 여러분 쪽으로 당긴다. 짧은 시간(3~5초) 동안 유지하며 환자가 안에서 밖으로 나갈 수 있는 시간을 준다. 시간이 적절하다고 생각되면 반달을 놓고 머리와 목을 길게 아래로 놓는다. 각 단계의 지렛목을 멈출 때마다 음악 조각 속의 음표처럼 각 단계가 명확하지만 연속적으로 진행될 수 있도록 돕는다.

참고문헌

서문

- Bloomer, K. and Moore, C. (1977) Body, Memory and Architecture. New Haven, CT: Yale University Press.
- Lauterstein, D. (1984) Putting the Soul Back in the Body: A Manual of Imagination Anatomy for Massage Therapists. Chicago, IL: self-published.
- Lyndon, D. and Moore, C. (1994) Chambers for a Memory Palace. Cambridge, MA: MIT Press.
- Yates, F. (1966) The Art of Memory. Chicago, IL: University of Chicago Press.

제1장 발이 체중 97%를 지탱하는 원리

- Berger, J. and Christie, J. (1999) I Send You This Cadmium Red. New York: Actar.
- Blake, W. (1975) The Marriage of Heaven and Hell. Oxford, UK: Oxford University Press.
- Hanh, T. N. (2003) No Death, No Fear. New York: Riverhead.
- Hillman, J. (2017) The Soul's Code. New York: Ballantine Books.
- Lawrence, D. H. (1930) Nettles. London, UK: Faber.
- Oschman, J. (2016) Energy Medicine: The Scientific Basis (2nd edition). Edinburgh, UK: Elsevier.
- Rossi, W. (1993) The Sex Life of the Foot and Shoe. Malabar, FL: Krueger
- Tedlock, B. (2006) The Woman on the Shaman's Body: Reclaiming the Feminine in Religion and Medicine. New York: Bantam Books.

제2장 노래하는 정강이뼈·종아리뼈

- Doyle, B. (1997) Credo: Essays on Grace, Bees, Kneeling, Saints, Strong Women, Epiphanies, a Wake, and the Haunting Thin Energetic Dusty Figure.
- Winona, MN: St. Mary's Press.
- Halifax, J. (2012) Practicing G.R.A.C.E.: How to Bring Compassion into Your Interactions with Others. HuffPost. Accessed on 6/30/2022 at www.huffpost.com/entry/compassion-_b_1885877.
- Whitman, W. (2007) Leaves of Grass: The Original 1885 Edition. Mineola, NY: Dover.

제3장 슬개골과 무릎관절

- Kabir (2004) Kabir: Ecstatic Poems. Trans. Robert Bly. Boston, MA: Beacon Press.
- Lipton, B. (2016) The Biology of Belief: Unleashing the Power of Consciousness, Matter and Miracles. Carlsbad, CA: Hay House.
- Rolf, I. P. (1977) Lecture recording: session two. Boulder, CO: Rolf Institute. Unamuno, M. (1993) The Rag and Bone Shop of the Heart: A Poetry Anthology.
- Trans. Robert Bly. New York: Harper Perennial.

제4장 가장 길고 큰 뼈, 대퇴골

- Berger, J. (2014) Collected Poems. Grewelthorpe/Ripon, UK: Smokestack Books.
- Rolf, I. P. (1989) Rolfing: Reestablishing the Natural Alignment and Structural Integration of the Human Body for Vitality and Well-being. Rochester, NY: Healing Arts Press.
- Still, A. T. (1992) The Philosophy and Mechanical Principles of Osteopathy.
- Phoenixville, PA: Read and Company Sciences.

제5장 골반, 뼈들의 기하학

- Kram, G. (2011) Transformation through Feeling: Awakening the Felt Sensibility. No place: CreateSpace.
- Murdoch, D. (1989) Niels Bohr's Philosophy of Physics. London, UK: Cambridge University Press.
- Rolf, I. (1990, first published 1985) Rolfing and Physical Reality. Rochester, VT: Healing Arts Press.

제6장 인체의 정중앙, 엉치뼈·꼬리뼈

- Dowd, I. (1995) Taking Root to Fly. No place: self-published.
- Fuller, B. (1981) Personal communication with Jeff Rockwell, June.
- Hext, A. (2019) Quoted with permission from personal correspondence with David Lauterstein.
- Jaspers, K. (2011) The Origin and Goal of History. London, UK: Routledge.
- Lennard, J. (2019) Quoted with permission from personal correspondence with David Lauterstein.

제7장 요통의 오해와 진실, 허리뼈

- Osho (2006) This Very Body—The Buddha. Mumbai, India: Jaico.
- Owens, C. (2017) James Joyce's Painful Case. Gainesville, FL: University Press of Florida.
- Schwartz, D. (1967) Selected Poems: Summer Knowledge. New York: New Directions.

제8장 심장을 닮은 12개의 등뼈

- Anon. (2022) "Scarborough Fair / Canticle by Simon & Garfunkel." Songfacts, n.d. Accessed on 9/12/2022 at https://www.songfacts.com/facts/simon-garfunkel/scarborough-fair-canticle.
- Byrne, D. (2010) Bicycle Diaries. London, UK: Penguin.
- Pert, C. (1999) As quoted by Donau Epstein. Lecture: "Neurospinal Dysfunction." San Francisco, CA.
- Stevens, W. (2001, first published 1919) Harmonium. London, UK:

Gardners Books.

제10장 호흡을 조종하는 미세 칼돌기

- Conrad, E. (2007) Life on Land: The Story of Continuum. Berkeley, CA: North Atlantic Books.
- Fuller, R. B. (2019, first published 1972) Interview, Playboy, February. Kindle. Saint-Exupéry, A. (2000). The Little Prince. Boston, MA: Mariner Books.

제11장 90개 관절, 24개 뼈로 구성된 갈비뼈

- Ayurwiki (n.d.) "Meaning of mudras." Accessed on 7/28/22 at https://ayurwiki.org/Ayurwiki/Meaning_of_Mudras.
- Conrad, E. (2004) Class lecture on Continuum Movement and Neuroplasticity. Santa Monica, CA, May.

제12장 어깨뼈, 공중에 떠 있는 삼각형

- Bratcher, J. (2019) Quoted with permission from personal correspondence with the authors.
- Gumenick, N. (2004) "Using the spirits of the points: the small intestine meridian, Part Two." Acupuncture Today 5, 8. Accessed on 7/28/22 at https://www.acupuncturetoday.com/.
- Neruda, P. (2001) Memoirs. New York: Farrar, Straus and Giroux.
- Sexton, A. (1999) The Complete Poems: Anne Sexton. New York: Ecco/First Mariner Books.

제13장 쇄골, 유일하게 긴 수평 뼈

- Bristow, L. (2021) Quoted with permission from personal correspondence with David Lauterstein.
- Griaule, M. and Dieterlen, G. (1986) The Pale Fox. Baltimore, MD: Afrikan World Book.
- Gumenick, N. (2007) "Using the spirits of the points: the lung official." Acupuncture Today 8, 3 (March).
- Larre, C.S.J. and Rochat de la Vallée, E. (1995) Rooted in Spirit. Barrytown,

NY: Station Hill Press.
- Schmidt, Hendrik et al. (2005). "Autonomic nervous system dysfunction predicting mortality in patients with Multiple Organ Dysfunction Syndrome of different age groups." Journal of Critical Care Medicine 33, 9.

제14장 말보다 더 언어적인 위팔뼈
- Johnson, J. W. (1927) The Autobiography of an Ex-Colored Man. New York: Alfred A. Knopf.
- Melvill, H. (2017) The Golden Lectures, Sermons Delivered at St. Margaret's Church, Lothbury, 1853(-56). Selected From The Penny Pulpit. Miami, FL: HardPress.
- Reich, W. (1980) The Massage Psychology of Fascism. New York: Farrar, Straus and Giroux.
- Schucman, H. (1975) A Course in Miracles. Novato, CA: Foundation for Inner Peace.

제15장 아래팔의 회전 원리, 자뼈·노뼈
- Hammarskjöld, D. (2006) Markings. Trans. L. Sjöberg and W. H. Auden. New York: Random House.
- Levin, S. (2018) Bone is Fascia. Berlin, Germany: Research Gate.
- Still, A. T. (2012) The Philosophy and Mechanical Principles of Osteopathy. London, UK: Forgotten Books.
- Tolle, E. (2004) The Power of Now—A Guide to Spiritual Enlightenment.
- Novato, CA: New World Library.

제16장 창조력을 위한 손뼈·손목뼈
- Meade, M. (2009) Live workshop: "Fate and destiny: the two agreements in life." Santa Fe, NM.
- Neruda, P. (1998) Full Woman. Fleshly Apple. Hot Moon. Trans. S. Mitchell.
- New York: Harper Perennial.
- bibliograPhy

제17장 머리와 몸을 잇는 7개 목뼈

- Biedermann, H. (2004) Manual Therapy and Children. Amsterdam, Netherlands: Elsevier.
- Brieg, A. (1978) Adverse Mechanical Tension in the Central Nervous System. Hoboken, NJ: Wiley and Sons.
- Palmer, D. D. (2010) The Chiropractor. Whitefish, MT: Kessinger.

제18장 태초에 턱뼈가 있었다

- Charles River Editors (2018) Niels Bohr: The Life and Legacy of the Influential Atomic Scientist. Cambridge, MA: Charles River Editors.
- Dass, R. (2017) "Here and Now," Ep. 107 – The True Revolution. Podcast. Accessed on 7/28/2022 at https://beherenownetwork.com/ ram-dass-ep-107-true-revolution/. de Santillana, G. and von Dechend, H. (1977) Hamlet's Mill: An Essay on Myth and the Frame of Time. Boston, MA: Godine.
- Lawrence, W. (1954) "Churchill urges patience in coping with red dangers." New York Times, June 27.
- Still, W. (2014) "Aphorism 1: Where you think it is, it ain't." Structural Integration with Wayne Still, May 8. Accessed on 7/04/2022 at www.siguy.ca/where-you-think-it-is-it-aint/.

제19장 광대뼈는 어떻게 미소를 만드나

- Anon. (2021) "Inner smile meditation." Zero Balancing Touch Foundation,
- n.d. Accessed on 7/04/2022 at https://zbtouch.org/stream-meditation/.
- Brown, J. (2014) Quoted from personal Facebook post to Jeff Rockwell, July 29.
- Mother Theresa (2019) Do Something Beautiful for God: The Essential Teachings of Mother Theresa. North Palm Beach, FL: Blue Sparrow Books.
- Pétrement, S. (1976) Simone Weil: A Life. New York: Pantheon Books.

제20장 쉼 없이 움직이는 두개골

- Kimberly, P. (1987) The Cranium and its Sutures. Cham, Switzerland: Springer.
- Machado, A. (1983) Times Alone: Selected Poems of Antonio Machado. Trans. R. Bly. Middletown, CT: Wesleyan University Press.
- Rilke, R. M. (1960) Rainer Maria Rilke: Selected Works, Vol. 1: Prose. New York: New Directions.
- Schweppe, M. (2016) Taking a Stand: 25 Insights to an Incredible Life. San Diego, CA: Balboa Press.
- Shankar, R. (2021) Celebrating Silence. Budapest, Hungary: Acktos Media.
- Sutherland, W.G. (1967) Contributions of Thought. Fort Worth, TX:
- Sutherland Cranial Teaching Foundation.

제22장 두개골 속 나비 한 마리, 나비뼈

- Bly, R. (1983) When Grapes Turn To Wine. Cambridge, MA: Yellow Moon Press.
- Conrad, E. (2007) Life on Land: The Story of Continuum. Berkeley, CA: North Atlantic Books.
- Lachman, G. (2012) Swedenborg: An Introduction to His Life and Ideas. New York: Tarcher.
- Lee, B. (2021) Be Water, My Friend. New York: Flatiron Books.
- Stone, R. (1999) Polarity Therapy: The Collected Works, Volume One.
- Summertown, TN: Book Publishing Company.

제23장 귓속뼈, 인체 속 작은 바다

- Schwenk, T. and Schwenk, W. (1984) Water: The Element of Life. New York:
- Steiner Books.

제24장 영혼의 요람, 후두골

- Fuller, D.B. (2012) Osteopathy and Swedenborg: The Influence of Emanuel Swedenborg on the Genesis of Osteopathy. Bryan Athyn, PA:

Swedenborg Scientific Association.
- Sutherland, W.G. (1967) Contributions of Thought. Fort Worth, TX: Sutherland Cranial Teaching Foundation.
- Yogananda, P. (1982) Man's Eternal Quest: Collected Talks and Essays, Volume One. Encinitas, CA: Self-Realization Fellowship Books.

뼈·관절 힐링의 비밀

초판 1쇄 인쇄   2024년 7월 11일
초판 1쇄 발행   2024년 7월 15일

지은이	데이비드 라우트스타인, 제프 로크웰
옮긴이	김창기
발행인	김창기
편집·교정	김제석, 김연수
디자인	김경민
펴낸 곳	행복포럼
신고번호	제25100-2007-25호
주소	서울 광진구 아차산로 452(구의동), 다성리버텔 504호
전화	02-2201-2350
팩스	02-2201-2326
이메일	somt2401@naver.com
인쇄	평화당인쇄(주)
ISBN	979-11-85004-05-1

값은 뒤표지에 있습니다.
잘못된 책은 바꾸어 드립니다.